国家卫生健康委员会"十三五"规划教材

全国中医药高职高专教育教材

供康复治疗技术专业用

作业治疗技术

第 3 版

主　编　吴淑娥

副主编　孙晓莉　肖燕平

编　委　（按姓氏笔画排序）

马　可（滨州医学院）

刘　样（湖南中医药高等专科学校）

刘亚妃（江西中医药高等专科学校）

许明高（皖西卫生职业学院）

孙晓莉（宝鸡职业技术学院）

杨和艳（保山中医药高等专科学校）

肖燕平（赣南医学院第一附属医院）

吴淑娥（江西中医药高等专科学校）

韩　平（福建中医药大学康复医学院）

曾　妙（湖北中医药高等专科学校）

人民卫生出版社

图书在版编目（CIP）数据

作业治疗技术／吴淑娥主编.—3版.—北京：
人民卫生出版社,2019
ISBN 978-7-117-28629-9

Ⅰ.①作…　Ⅱ.①吴…　Ⅲ.①康复医学－高等职业教育－教材　Ⅳ.①R49

中国版本图书馆 CIP 数据核字（2019）第 133879 号

| 人卫智网 | www.ipmph.com | 医学教育、学术、考试、健康，购书智慧智能综合服务平台 |
| 人卫官网 | www. pmph. com | 人卫官方资讯发布平台 |

作业治疗技术
第 3 版

主　　编：吴淑娥
出版发行：人民卫生出版社（中继线 010-59780011）
地　　址：北京市朝阳区潘家园南里 19 号
邮　　编：100021
E - mail：pmph @ pmph. com
购书热线：010-59787592　010-59787584　010-65264830
印　　刷：中农印务有限公司
经　　销：新华书店
开　　本：787×1092　1/16　印张：19
字　　数：438 千字
版　　次：2010 年 6 月第 1 版　　2019 年 7 月第 3 版
　　　　　2025 年 7 月第 3 版第 10 次印刷（总第 18 次印刷）
标准书号：ISBN 978-7-117-28629-9
定　　价：55.00 元

《作业治疗技术》数字增值服务编委会

主　　编　吴淑娥

副 主 编　孙晓莉　肖燕平

编　　委　（按姓氏笔画排序）

马　可（滨州医学院）

刘　样（湖南中医药高等专科学校）

刘亚妃（江西中医药高等专科学校）

许明高（皖西卫生职业学院）

孙晓莉（宝鸡职业技术学院）

杨和艳（保山中医药高等专科学校）

肖燕平（赣南医学院第一附属医院）

吴淑娥（江西中医药高等专科学校）

韩　平（福建中医药大学康复医学院）

曾　妙（湖北中医药高等专科学校）

修 订 说 明

为了更好地推进中医药职业教育教材建设,适应当前我国中医药职业教育教学改革发展的形势与中医药健康服务技术技能人才的要求,贯彻落实《国家中长期教育改革和发展规划纲要(2010—2020年)》《医药卫生中长期人才发展规划(2011—2020年)》《中医药发展战略规划纲要(2016—2030年)》精神,做好新一轮中医药职业教育教材建设工作,人民卫生出版社在教育部、国家卫生健康委员会、国家中医药管理局的领导下,组织和规划了第四轮全国中医药高职高专教育、国家卫生健康委员会"十三五"规划教材的编写和修订工作。

本轮教材修订之时,正值《中华人民共和国中医药法》正式实施之际,中医药职业教育迎来发展大好的际遇。为做好新一轮教材出版工作,我们成立了第四届中医药高职高专教育教材建设指导委员会和各专业教材评审委员会,以指导和组织教材的编写和评审工作;按照公开、公平、公正的原则,在全国1 400余位专家和学者申报的基础上,经中医药高职高专教育教材建设指导委员会审定批准,聘任了教材主编、副主编和编委;确立了本轮教材的指导思想和编写要求,全面修订全国中医药高职高专教育第四轮规划教材,即中医学、中药学、针灸推拿、护理、医疗美容技术、康复治疗技术6个专业83门教材。

第四轮全国中医药高职高专教育教材具有以下特色:

1. **定位准确,目标明确** 教材的深度和广度符合各专业培养目标的要求和特定学制、特定对象、特定层次的培养目标,力求体现"专科特色、技能特点、时代特征",既体现职业性,又体现其高等教育性,注意与本科教材、中专教材的区别,适应中医药职业人才培养要求和市场需求。

2. **谨守大纲,注重三基** 人卫版中医药高职高专教材始终坚持"以教学计划为基本依据"的原则,强调各教材编写大纲一定要符合高职高专相关专业的培养目标与要求,以培养目标为导向、职业岗位能力需求为前提、综合职业能力培养为根本,同时注重基本理论、基本知识和基本技能的培养和全面素质的提高。

3. **重点考点,突出体现** 教材紧扣中医药职业教育教学活动和知识结构,以解决目前各高职高专院校教材使用中的突出问题为出发点和落脚点,体现职业教育对人才的要求,突出教学重点和执业考点。

4. **规划科学,详略得当** 全套教材严格界定职业教育教材与本科教材、毕业后教育教材的知识范畴,严格把握教材内容的深度、广度和侧重点,突出应用型、技能型教育内容。基础课教材内容服务于专业课教材,以"必须、够用"为度,强调基本技能的培养;专业课教材紧密围绕专业培养目标的需要进行选材。

5. 体例设计,服务学生 本套教材的结构设置、编写风格等坚持创新,体现以学生为中心的编写理念,以实现和满足学生的发展为需求。根据上一版教材体例设计在教学中的反馈意见,将"学习要点""知识链接""复习思考题"作为必设模块,"知识拓展""病案分析(案例分析)""课堂讨论""操作要点"作为选设模块,以明确学生学习的目的性和主动性,增强教材的可读性,提高学生分析问题、解决问题的能力。

6. 强调实用,避免脱节 贯彻现代职业教育理念。体现"以就业为导向,以能力为本位,以发展技能为核心"的职业教育理念。突出技能培养,提倡"做中学、学中做"的"理实一体化"思想,突出应用型、技能型教育内容。避免理论与实际脱节、教育与实践脱节、人才培养与社会需求脱节的倾向。

7. 针对岗位,学考结合 本套教材编写按照职业教育培养目标,将国家职业技能的相关标准和要求融入教材中。充分考虑学生考取相关职业资格证书、岗位证书的需要,与职业岗位证书相关的教材,其内容和实训项目的选取涵盖相关的考试内容,做到学考结合,体现了职业教育的特点。

8. 纸数融合,坚持创新 新版教材最大的亮点就是建设纸质教材和数字增值服务融合的教材服务体系。书中设有自主学习二维码,通过扫码,学生可对本套教材的数字增值服务内容进行自主学习,实现与教学要求匹配、与岗位需求对接、与执业考试接轨,打造优质、生动、立体的学习内容。教材编写充分体现与时代融合、与现代科技融合、与现代医学融合的特色和理念,适度增加新进展、新技术、新方法,充分培养学生的探索精神、创新精神;同时,将移动互联、网络增值、慕课、翻转课堂等新的教学理念和教学技术、学习方式融入教材建设之中,开发多媒体教材、数字教材等新媒体形式教材。

人民卫生出版社医药卫生规划教材经过长时间的实践与积累,其中的优良传统在本轮修订中得到了很好的传承。在中医药高职高专教育教材建设指导委员会和各专业教材评审委员会指导下,经过调研会议、论证会议、主编人会议、各专业编写会议、审定稿会议,确保了教材的科学性、先进性和实用性。参编本套教材的近 1 000 位专家,来自全国 40 余所院校,从事高职高专教育工作多年,业务精纯,见解独到。谨此,向有关单位和个人表示衷心的感谢! 希望各院校在教材使用中,在改革的进程中,及时提出宝贵意见或建议,以便不断修订和完善,为下一轮教材的修订工作奠定坚实的基础。

人民卫生出版社有限公司
2018 年 4 月

全国中医药高职高专院校第四轮
规划教材书目

教材序号	教材名称	主编	适用专业
1	大学语文(第4版)	孙 洁	中医学、针灸推拿、中医骨伤、护理等专业
2	中医诊断学(第4版)	马维平	中医学、针灸推拿、中医骨伤、中医美容等专业
3	中医基础理论(第4版)*	陈 刚 徐宜兵	中医学、针灸推拿、中医骨伤、护理等专业
4	生理学(第4版)*	郭争鸣 唐晓伟	中医学、中医骨伤、针灸推拿、护理等专业
5	病理学(第4版)	苑光军 张宏泉	中医学、护理、针灸推拿、康复治疗技术等专业
6	人体解剖学(第4版)	陈晓杰 孟繁伟	中医学、针灸推拿、中医骨伤、护理等专业
7	免疫学与病原生物学(第4版)	刘文辉 田维珍	中医学、针灸推拿、中医骨伤、护理等专业
8	诊断学基础(第4版)	李广元 周艳丽	中医学、针灸推拿、中医骨伤、护理等专业
9	药理学(第4版)	侯 晞	中医学、针灸推拿、中医骨伤、护理等专业
10	中医内科学(第4版)*	陈建章	中医学、针灸推拿、中医骨伤、护理等专业
11	中医外科学(第4版)*	尹跃兵	中医学、针灸推拿、中医骨伤、护理等专业
12	中医妇科学(第4版)	盛 红	中医学、针灸推拿、中医骨伤、护理等专业
13	中医儿科学(第4版)*	聂绍通	中医学、针灸推拿、中医骨伤、护理等专业
14	中医伤科学(第4版)	方家选	中医学、针灸推拿、中医骨伤、护理、康复治疗技术专业
15	中药学(第4版)	杨德全	中医学、中药学、针灸推拿、中医骨伤、康复治疗技术等专业
16	方剂学(第4版)*	王义祁	中医学、针灸推拿、中医骨伤、康复治疗技术、护理等专业

教材序号	教材名称	主编	适用专业
17	针灸学(第4版)	汪安宁　易志龙	中医学、针灸推拿、中医骨伤、康复治疗技术等专业
18	推拿学(第4版)	郭翔	中医学、针灸推拿、中医骨伤、护理等专业
19	医学心理学(第4版)	孙萍　朱玲	中医学、针灸推拿、中医骨伤、护理等专业
20	西医内科学(第4版)*	许幼晖	中医学、针灸推拿、中医骨伤、护理等专业
21	西医外科学(第4版)	朱云根　陈京来	中医学、针灸推拿、中医骨伤、护理等专业
22	西医妇产科学(第4版)	冯玲　黄会霞	中医学、针灸推拿、中医骨伤、护理等专业
23	西医儿科学(第4版)	王龙梅	中医学、针灸推拿、中医骨伤、护理等专业
24	传染病学(第3版)	陈艳成	中医学、针灸推拿、中医骨伤、护理等专业
25	预防医学(第2版)	吴娟　张立祥	中医学、针灸推拿、中医骨伤、护理等专业
1	中医学基础概要(第4版)	范俊德　徐迎涛	中药学、中药制药技术、医学美容技术、康复治疗技术、中医养生保健等专业
2	中药药理与应用(第4版)	冯彬彬	中药学、中药制药技术等专业
3	中药药剂学(第4版)	胡志方　易生富	中药学、中药制药技术等专业
4	中药炮制技术(第4版)	刘波	中药学、中药制药技术等专业
5	中药鉴定技术(第4版)	张钦德	中药学、中药制药技术、中药生产与加工、药学等专业
6	中药化学技术(第4版)	吕华瑛　王英	中药学、中药制药技术等专业
7	中药方剂学(第4版)	马波　黄敬文	中药学、中药制药技术等专业
8	有机化学(第4版)*	王志江　陈东林	中药学、中药制药技术、药学等专业
9	药用植物栽培技术(第3版)*	宋丽艳　汪荣斌	中药学、中药制药技术、中药生产与加工等专业
10	药用植物学(第4版)*	郑小吉　金虹	中药学、中药制药技术、中药生产与加工等专业
11	药事管理与法规(第3版)	周铁文	中药学、中药制药技术、药学等专业
12	无机化学(第4版)	冯务群	中药学、中药制药技术、药学等专业
13	人体解剖生理学(第4版)	刘斌	中药学、中药制药技术、药学等专业
14	分析化学(第4版)	陈哲洪　鲍羽	中药学、中药制药技术、药学等专业
15	中药储存与养护技术(第2版)	沈力	中药学、中药制药技术等专业

续表

教材序号	教材名称	主编	适用专业
1	中医护理(第3版)*	王 文	护理专业
2	内科护理(第3版)	刘 杰 吕云玲	护理专业
3	外科护理(第3版)	江跃华	护理、助产类专业
4	妇产科护理(第3版)	林 萍	护理、助产类专业
5	儿科护理(第3版)	艾学云	护理、助产类专业
6	社区护理(第3版)	张先庚	护理专业
7	急救护理(第3版)	李延玲	护理专业
8	老年护理(第3版)	唐凤平 郝 刚	护理专业
9	精神科护理(第3版)	井霖源	护理、助产专业
10	健康评估(第3版)	刘惠莲 滕艺萍	护理、助产专业
11	眼耳鼻咽喉口腔科护理(第3版)	范 真	护理专业
12	基础护理技术(第3版)	张少羽	护理、助产专业
13	护士人文修养(第3版)	胡爱明	护理专业
14	护理药理学(第3版)*	姜国贤	护理专业
15	护理学导论(第3版)	陈香娟 曾晓英	护理、助产专业
16	传染病护理(第3版)	王美芝	护理专业
17	康复护理(第2版)	黄学英	护理专业
1	针灸治疗(第4版)	刘宝林	针灸推拿专业
2	针法灸法(第4版)*	刘 茜	针灸推拿专业
3	小儿推拿(第4版)	刘世红	针灸推拿专业
4	推拿治疗(第4版)	梅利民	针灸推拿专业
5	推拿手法(第4版)	那继文	针灸推拿专业
6	经络与腧穴(第4版)*	王德敬	针灸推拿专业
1	医学美学(第3版)	周红娟	医疗美容技术等专业
2	美容辨证调护技术(第3版)	陈美仁	医疗美容技术等专业
3	美容中药方剂学(第3版)*	黄丽萍 姜 醒	医疗美容技术等专业

教材序号	教材名称	主编	适用专业
4	美容业经营与管理(第3版)	申芳芳	医疗美容技术等专业
5	美容心理学(第3版)*	陈 敏　汪启荣	医疗美容技术等专业
6	美容外科学概论(第3版)	贾小丽	医疗美容技术等专业
7	美容实用技术(第3版)	张丽宏	医疗美容技术等专业
8	美容皮肤科学(第3版)	陈丽娟	医疗美容技术等专业
9	美容礼仪与人际沟通(第3版)	位汶军　夏 曼	医疗美容技术等专业
10	美容解剖学与组织学(第3版)	刘荣志	医疗美容技术等专业
11	美容保健技术(第3版)	陈景华	医疗美容技术等专业
12	化妆品与调配技术(第3版)	谷建梅	医疗美容技术等专业
1	康复评定(第3版)	孙 权　梁 娟	康复治疗技术等专业
2	物理治疗技术(第3版)	林成杰	康复治疗技术等专业
3	作业治疗技术(第3版)	吴淑娥	康复治疗技术等专业
4	言语治疗技术(第3版)	田 莉	康复治疗技术等专业
5	中医养生康复技术(第3版)	王德瑜　邓 沂	康复治疗技术等专业
6	临床康复学(第3版)	邓 倩	康复治疗技术等专业
7	临床医学概要(第3版)	周建军　符逢春	康复治疗技术等专业
8	康复医学导论(第3版)	谭 工	康复治疗技术等专业

* 为"十二五"职业教育国家规划教材

11

前　言

随着我国康复事业的蓬勃发展,康复治疗技术专业人员队伍不断壮大,社会对康复治疗专业化服务需求不断增加,康复治疗教育也有向专业化发展的趋势。作业治疗技术是康复治疗类专业的主干课程,旧版教材的修订势在必行。

新版教材遵循"十三五"期间国家中医药高职高专人才培养战略和中医药高职高专建设指导原则;遵循全国中医药高职高专第四轮规划教材(国家卫生健康委员会"十三五"规划教材)的编写原则和总体思路;根据中医药高职高专医学教育发展的客观实际编写,坚持充分体现教材的"三基"(基础理论、基本知识、基本技能),突出专科特点(实用性、可操作性)。根据教材适用对象的特点及康复治疗专业培养目标,教材编写内容在确保系统性和完整性的基础上,重点把握临床实用性、操作规范性,增加专业实践中的人文关怀内容。

本教材共分十四章,第一、二章介绍作业治疗的基本概念和工作方式;第三章至第八章是基础作业治疗技术;第九章至第十四章,是作业治疗临床运用部分。修订重点如下:

章节方面:新版教材由上版的十二章增加到十四章,将"常见疾病的作业治疗"内容扩展为"中枢神经系统疾患的作业治疗""肌肉骨骼疾患的作业治疗""儿童疾患的作业治疗""老年疾患的作业治疗""烧伤的作业治疗""精神疾患的作业治疗"六个章节,将上版"感觉障碍的训练""认知、知觉障碍的训练""压力治疗"内容分别融入"肌肉骨骼疾患的作业治疗""中枢神经系统疾患的作业治疗""烧伤的作业治疗"等章节中。

内容方面:增加访谈、作业活动分析、任务分析的内容;儿童、老年疾患的作业治疗、手功能障碍的作业治疗内容;"日常生活活动能力训练"加入社区活动训练的内容。

教材涵盖了作业治疗的整个范畴,系统介绍了作业治疗的基础理论和实际操作方法。本教材适合高职高专康复治疗类专业学生使用,也可供临床医师继续教育以及康复专业和社区康复人员参考。

康复医学在发展,作业治疗理论、知识和技术日益专业化,我们在不断探索和完善中,如编写中有遗漏或不当之处,敬请同仁专家和读者指正。同时,对在教材编写、审定和出版过程中给予支持和帮助的专家和同行们深表谢意!

《作业治疗技术》编委会

2019 年 2 月

目　录

第一章

绪　　论

PPT 课件
01章PPT

扫一扫
知重点

学习要点

作业、作业活动及作业治疗的概念；作业治疗的内容及临床应用；作业治疗的相关理论模式。

人们对作业治疗的理解，始于人们对作业活动的理解。作业治疗成为一门专业学科始于 20 世纪初，如今作业疗法已取得了令人瞩目的发展，与物理疗法并驾齐驱，成为康复治疗的重要组成部分。

第一节　作业治疗的基本概念

一、作业

"作业"一词译自英文 occupation，指工作、职业、消遣、日常事务，是指与时间、能量、关心与注意目标指向性有关的活动，也指为达到某一目的而进行的一系列身体活动。在治疗学里，"作业"是指人们为了生存要进行的诸多方面的活动，是作业活动的总称。可以说作业是人们生活的重要构成部分，通过作业活动者进行身体与精神方面的作业活动，从而在物理、生理、心理、社会适应以及文化方面产生出相应的成果。

作业没有特定的形式，任何活动只要符合人类"有意义"的定义，就可以视为作业。

二、活动

"活动"英文名称是 activity，是作业治疗中经常用到的一个词，指活跃、活动性、行动、行为。根据人类活动理论，活动是指一个人为达到预定目标，利用其身心能力、时间、精力、兴趣及注意力的过程，是提高人的适应能力和参与社会必不可少的条件，贯穿于人生的始终，渗透于工作、生活、娱乐、学习等各个方面。在治疗学里，活动意指占有或填充患者的时间与空间，使之参与、忙碌。

活动是作业治疗过程的核心，强调积极性和主动性，患者通过活动可以获得种种体验，并掌握各种技能。

1

三、作业活动

"作业活动"的英文名称是 occupational activity,指从事的活动或事件。在治疗学里,"作业活动"是指作业治疗中所使用的活动。随着作业治疗实践活动的不断开展,作业活动的含义也随着作业科学的发展不断被赋予许多新的内涵。目前,作业治疗所使用的活动包括现实生活中必需的日常生活技能、工作、职业活动、家务劳动、教育、社会活动等,其中还包含有一些创造性技能(如陶艺、木工、纺织、金属工艺)和社会性活动(如游戏、体育运动、话剧、园艺)等。

作业活动是作业治疗的核心。作业活动既是作业治疗的治疗手段,又是作业治疗康复的目标。

四、作业治疗

作业治疗最早称为 occupation therapy,由被誉为"作业治疗之父"的美国医生 William Rush Dunton 命名,1914 年美国医生 George Barton 将其修改为 occupational therapy,简称 OT,这一名称被学界广泛接受并沿用至今。随着作业疗法内涵的不断发展,其定义也随之更新、演变和不断完善。

美国治疗师协会 1986 年通过的定义为:采用自我照顾、工作、游戏等活动,以增加独立活动的能力,促进发育,防止疾病,包括改变任务或环境在内,达到最大限度的独立和提高生活质量。

世界作业治疗师联合会(World Federation of Occupational Therapists,WFOT)1989 年 5 月通过的定义为:作业治疗是通过特殊的活动治疗躯体和精神疾患,目的是帮助人们在日常生活中所有方面的功能和独立均达到其最大水平。1994 年,WFOT 修订出新的定义:作业治疗是让人们通过具有某种目的性的作业和活动,来促进其健康生活的一种保健专业。其目的是通过促进患者必需的日常生活能力,发展、恢复、维持其功能,预防残疾。作业治疗最重要的目的是在作业治疗过程中使患者积极地参与活动。

2001 年,世界卫生组织(World Health Organization,WHO)颁布新的《国际病损、活动和参与分类》第 2 版(ICIDH-2),并且将其定名为《国际功能、残疾和健康分类》(ICF)。随后,WHO 将作业治疗的定义修改为:协助残疾者和患者选择、参与、应用有目的和意义的活动,以达到最大限度地恢复躯体、心理和社会方面的功能,增进健康,预防能力的丧失及残疾的发生,以发展为目的,鼓励他们参与及贡献社会。

总之,作业治疗是通过有目的性、有选择性的作业活动,对身体上、精神上、发育上有功能障碍或残疾,以致不同程度地丧失生活自理能力和职业能力的患者进行治疗和训练,使其恢复、改善和增强生活、学习及工作能力,使之作为家庭和社会的一员过上有意义的生活。

第二节　作业治疗的发展及现状

一、作业治疗的起源与发展

远在人类文明早期的旧石器时代,人们为了果腹采集食物,双手起着十分重要的作用;继而又发明了工具,制造工具本身就是一项作业。于是,人们在生产实践中通过适当的工作、劳动和文娱活动等来调节某些患者的身心状况,并获得治疗的效果。

作业治疗成为一门专业学科始于 20 世纪初的美国,当时作为美国约翰霍普金斯大学医学院主管的 Dr. Meyer 对作业治疗的发展有着重要的启蒙影响,他主张有意义地利用时间及使用有目的性的活动去治疗精神疾病患者。第一次世界大战后,作业疗法取得较大发展,尤其在美国。1917 年 3 月由 Barton、Dunton 等人倡导成立了全国作业治疗促进会(1921 年更名为美国作业治疗协会),目的在于振兴作业治疗,扩大作业对人的影响,普及有关作业的科学知识等;波士顿、费城等地于 1919 年创办了世界上第一批作业疗法学校,培养作业疗法人才。但此时作业疗法的主要治疗对象仍是精神病患者。第二次世界大战后,作业疗法的工作重点由对精神病的治疗发展到对残疾的康复治疗上,着眼于身体功能的恢复及职业和劳动能力的恢复。1952 年,WFOT 成立。自此,作业治疗得到了飞速发展,在世界各地广泛发展起来,许多国家相继成立了作业治疗学校,为培养作业治疗师建立了专业机构,作业治疗更加规范化、全球化,成为康复治疗的一个重要组成部分。

知识链接

世界作业治疗师联合会(WFOT)

WFOT 成立于 1952 年,是作业治疗领域唯一的全球性组织,最早由来自美国、加拿大、丹麦、英国、南非、瑞典、澳大利亚、新西兰、以色列、印度十个国家的作业治疗协会或组织联合发起成立。1959 年 WFOT 与 WHO 建立了正式关系,1963 年 WFOT 被联合国认定为非政府组织(NGO)。WFOT 的使命是促进全球作业治疗协会、治疗师和其他相关专业团体之间的国际合作;推动作业治疗的实践与标准;帮助维护道德规范,增进行业权益;促进治疗师与学生的国际交流与就业;促进治疗师的教育与培训和主办国际性会议;出版专业杂志等。从 2010 年起,WFOT 将每年的 10 月 27 日设定为"世界作业治疗日"(World Occupational Therapy Day)。

如今,作业疗法作为一门学科,在基础理论、作业的分析和选择、新的治疗性理论和计划的开拓、作业治疗的纵向分科,以及保健和康复中的应用等方面,都有了显著的进展,已与物理疗法并驾齐驱,成为康复治疗的重要组成部分,是联系患者与家庭和社会的纽带,也是患者由医院走向社会的桥梁。

二、我国作业治疗的发展

在我国,台湾省的作业治疗始于 1945 年左右,称为"职能治疗"。香港的作业治疗在 20 世纪 50~60 年代起步,称为"职业治疗"。而内地的作业治疗则是在 20 世纪 80 年代康复医学引进后才开始发展的。随着现代康复医学在我国的兴起,我国作业治疗也逐渐得到了发展。

目前,我国的作业治疗是根据 WFOT 的有关章程,参照美国、日本、加拿大等国家的操作方法来开展。2006 年,首都医科大学 OT 教育率先达到国际康复课程标准,并通过 WFOT 认证,首都医科大学康复医学院成为国内首家作业治疗通过国际认证的高等院校。之后昆明医科大学、四川大学、上海中医药大学、福建中医药大学的康复治疗学(作业治疗方向)专业相继通过 WFOT 认证,为我国 OT 事业与国际接轨搭建了沟通的桥梁。2018 年 5 月 18 日在南非开普敦举行的 WFOT 理事会会议上,通过中国康复医学会作业治疗专委会成为其正式会员。这是中国作业治疗专业发展史的一个重要里程碑,标志着中国作业治疗专业开始登上世界舞台。

第三节　作业治疗的内容及分类

一、作业治疗的内容

作业治疗的治疗项目很多,强调在患者进行作业活动时要对其进行教育、指导和训练,必要时用辅助器具帮助。主要包括下列治疗方法、训练或处理:

1. 日常生活活动(ADL)能力训练与指导　训练患者用新的活动方式、方法或利用辅助器具及合适的家用设施完成日常生活活动(穿脱衣物、使用餐具进食、个人卫生、移动、如厕等)、家务活动(烹调、备餐、洗熨衣服、家具布置、居室清洁整理、家用电器使用、幼儿的喂养和抚育、照顾老人)及社区活动(购物、交通),并指导患者在活动中如何省力、如何节约体能、如何对家用物品进行改造、如何订购和使用自助具等,以达到生活的完全自理。

2. 治疗性作业活动　包括手工艺类作业活动(编织、剪纸、十字绣、粘贴)、艺术类作业活动(音乐、舞蹈、绘画、书法)、生产类作业活动(木工、金工、皮革、制陶)、体育类作业活动(篮球、乒乓球、飞镖)、园艺类作业活动(花木种植、花木欣赏)、治疗性游戏类作业活动(棋类、牌类、智力拼图、电脑游戏)、其他治疗性作业活动(砂磨板作业、滚筒作业)。治疗性作业活动可防止患者功能障碍和残疾的加重,促进人体身心健康,维持或改善功能,从而提高患者生活质量,并能帮助患者学习一定的生产技能,为将来重返生产岗位作准备。

3. 辅助技术服务　对有运动障碍的患者提供订制或购买自助器具的咨询,并指导患者使用这些器具,以使患者在器具的帮助下完成日常生活的一些动作,如梳洗、剪指甲、穿脱鞋袜、备餐、进食、洗澡、步行等。

4. 感觉、认知功能训练　进行触觉、实体觉、运动觉、感觉运动觉、注意力、记忆力、理解力、复杂操作能力、解题能力等方面的训练。

5. 环境咨询与指导　根据瘫痪或其他严重功能障碍的情况,为患者提供有关出院后住宅条件的咨询(包括进出通路、房屋建筑布局、设备等),提出必需的改造意见。

6. 职业技巧训练　根据患者的年龄、性别、技能、专长、兴趣、目前的功能状况及预后、就业的可能性等,向患者提供有关的就业意见和建议,并选择适合患者情况的作业活动进行训练,以帮助患者恢复基本的劳动和工作技巧,改善和提高职业能力,促进其回归社会。

7. 其他　矫形器和假肢的应用与训练、压力治疗、卫生教育等。

二、作业治疗的分类

作业治疗的治疗项目因研究的出发点不同而分类不同,目前尚未建立起一致公认的框架结构,比较赞同的分类法有以下几种:

1. 按实际要求分类　分为维持日常生活所必需的基本作业、能创造价值的作业活动、消遣性的作业活动或文娱活动、教育性作业活动、矫形器和假肢训练等。

2. 按作业名称分类 分为木工作业、编制作业、黏土作业、手工艺作业、电气装配与维修、文书类、计算类操作、日常生活活动、治疗性游戏、认知作业、书法、绘画、园艺等。

3. 按作业活动的对象和性质分类 分为功能性作业治疗、心理性作业治疗、精神疾患作业治疗、儿童作业治疗、老年人作业治疗等。

4. 按治疗目的和作用分类 分为用于增强肌力的作业、改善关节活动范围的作业、减轻疼痛的作业、增强耐力的作业、改善灵活性的作业、改善平衡协调性的作业、调节精神和转移注意力的作业、改善认知知觉功能的作业、提高 ADL 能力的作业、提高劳动技能的作业等。

第四节 作业治疗的作用及适用对象

一、作用

作业治疗着眼于帮助患者恢复或取得正常的、健康的、有意义的生活方式和能力。具体治疗作用包括以下几个方面：

1. 促进机体功能的恢复 包括肌力、耐力、关节活动度、柔韧性、协调性和灵活性等身体素质，以及知觉、认知等心理功能的恢复。

2. 促进职业能力的恢复 伤残者、慢性病患者和急性病恢复期患者正常生活和工作能力的恢复，必须经过一段时间的调整和适应，作业治疗是恢复他们适应能力的最好方式。

3. 促使残余功能最大限度地发挥 患者利用残余功能参与作业活动，可以预防肌肉萎缩、减轻或预防畸形发生，提高对疼痛的忍受能力。

4. 有助于改善精神状况 通过作业治疗可以调节患者情绪、放松精神，减轻残疾者和患者的抑郁、恐惧、愤怒、依赖等异常心理和行为，帮助他们树立康复的信心，更好地配合康复治疗，提高康复疗效。

5. 增加就业机会 就业前功能探测与评定，帮助患者确定适合的工种，根据患者实际情况进行技能训练，增加就业机会。

总之，作业治疗是从患者的需要和个人功能的潜力出发，经过作业的训练和治疗，使之逐步适应家庭和社会环境，通向回归社会的彼岸。作业治疗是联系患者与家庭、社会的纽带，是患者由医院走向社会的桥梁（图 1-1）。

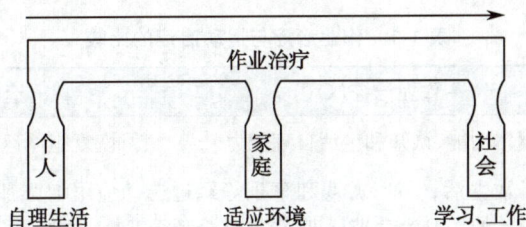

图 1-1 作业治疗的意义

二、适用对象

（一）临床应用

作业治疗在临床应用得十分广泛,适用于所有因疾病或创伤而导致的在自理、工作或休闲娱乐活动等方面存在能力障碍的患者,包括中枢神经损伤、周围神经损伤、帕金森病以及老年性认知功能减退等神经系统疾患;类风湿关节炎、骨折后、骨质疏松、软组织损伤等运动系统疾患;冠心病、糖尿病、慢性阻塞性肺气肿等慢性疾患;精神分裂症康复期、焦虑症、强迫症、抑郁症、情绪障碍、器质性精神病等精神疾患;小儿脑瘫、小儿发育迟缓、小儿麻痹后遗症、学习困难或残疾、肌营养不良等儿科疾患;外科手术后瘢痕、烧伤后瘢痕及关节挛缩、功能受限等外科疾患。凡需要改善肢体的运动功能、身体的感知觉功能及认知功能,需要改善情绪及心理状态,需要适应家庭、社区、社会环境及职业条件的患者,都可以采用作业疗法进行训练。

（二）作业治疗的禁忌证

作业治疗虽然应用广泛,但严重精神、意识障碍,且不能合作的患者,急、危重症及病情不稳定的患者,或需要绝对休息的患者,均属于作业治疗的禁忌证。

（三）作业治疗的应用原则

作业治疗是重要的康复治疗技术之一,目的是增强肢体尤其是手的灵活性,改善眼手协调性,增加功能活动的控制能力和耐力,调节患者心理状态,改善和提高患者的日常生活和工作能力,提高其生存质量,使之早日回归家庭、重返社会。治疗时需综合考虑患者基本情况(性别、年龄、文化、职业)、功能障碍情况、身体基本状态、本人的康复意愿和所处的环境等诸多因素,并遵循下列原则:

1. 选择的作业治疗内容和方法需与治疗目标相一致。
2. 根据患者的康复愿望和兴趣选择作业活动。
3. 选择患者能完成80%以上的作业活动。
4. 作业治疗在考虑局部效果时要注意对全身功能的影响。
5. 作业治疗的选择需与患者所处的环境条件相结合。
6. 充分发挥患肢的功能。

三、作业治疗与运动治疗的区别

作业治疗与运动治疗同是康复医学的重要组成部分,在康复治疗中有着同等重要的作用和价值。但作为独立的专业,它们各自又有着完整而独立的学科体系,从工作重点、所采取的治疗手段和康复目标方面,二者均有着根本的区别(表 1-1)。

表 1-1 作业治疗与运动治疗的比较

	作业治疗（OT）	运动治疗（PT）
目的	恢复躯体功能、认知和生活自理能力	恢复躯体运动功能
方法	应用日常生活、生产、游戏和享乐等经过选择和设计的作业活动进行训练,并结合矫形器、辅助器具的使用和环境改造	应用增强肌力、耐力、关节活动度、协调平衡和心肺功能的活动进行训练

续表

	作业治疗（OT）	运动治疗（PT）
训练特点	认知和感知觉训练比重大 精细运动比重大,粗大运动比重小 与自理和生产技能的关系密切 注重操作和认知能力	认知和感知觉训练比重小 精细运动比重小,粗大运动比重大 与自理和生产技能的关系不密切 注重活动能力
训练工具	日常生活用具、生产性工具、游戏用具、文娱工具、自行设计制作的矫形器、辅助器具等	增强肌力、耐力、关节活动度、增强平衡能力和心肺功能的器械
介入早晚	一般比运动治疗晚	较早,多急性期就介入
负责者	作业治疗师	运动治疗师

第五节　作业治疗的基本理论

一、作业治疗的理论基础

理论是基本的学说及原则,是关于客观世界规律的理解和论述。作业治疗的理论源于对作业活动的解释及作业活动对人类健康的影响。

（一）作业活动与生活的关系

作业是人的属性,人类的生活主要由作业活动构成,作业活动对于人类来说就像食物和水一样,是人们每天重复做的所有赋予价值与意义的活动。自理、工作、休闲（休息）形成了日常生活的主要内容,人们在日常生活中保持良好的作业平衡。在不同的人生阶段有不同的演变和作业取向,如婴儿期、学龄前后儿童、青年期、成年期、老年期。

（二）作业活动与个人角色的关系

人类通过作业活动建立个人的社会地位,角色通过个人活动与努力而获得,个人通过共同的活动找到认同感和归属感,通过在活动中的成就显示身份与地位。

（三）作业活动与健康的关系

人类具有作业的本能,通过作业活动可以增进自己的健康,如果作业本能不能够得到满足,人类自身就会在精神方面及躯体方面出现问题,有损于健康。

（四）作业活动与环境的关系

环境（environment）分为人类环境、非人类环境及文化环境,每个人身处同一环境中的表现都会有所不同,即使同一个人身处同一环境都会因时间不同而有不同的表现,这就是所谓处境（context）,是影响作业的重要外在因素。

（五）作业活动与社会文化素质的关系

社会文化素质表明了个人的生活模式及其附加的意义、理念,作业活动者的文化背景及社会背景也会影响到其作业活动的进行情况。

二、作业治疗的理论模式

把解决某类问题的方法总结归纳到理论高度,就是模式。作业治疗在其漫长的发展过程中,逐步形成了许多理论模式,这些模式在实际治疗过程中指导着 OT 的实施,融合了作业治疗的理念与精髓。

(一) 作业能力模式

作业能力模式(occupational performance model,OP)最早由 Reilly、Mosey 等于 20 世纪 60 年代初提出。据此模式,作业能力指人从事某作业活动时的表现,是作业治疗的根本目标;作业范围包括日常生活活动、工作及生产活动、休闲活动;作业技能是作业活动的基本组成部分;作业能力会根据个人在不同情景、不同环境下有所改变;作业表现力受政治(political)、经济(economic)、空间(space)、时间(time)、心理(psychological)、躯体(physical)、认知(cognitive)、感知觉(sensory)、社会(social)、文化(cultural)等因素的影响。

(二) 人类作业模式

人类作业模式(model of human occupation,MOHO)于 20 世纪 80 年代由美国的 Kielhofner 教授提出。它提供了一个人类的作业适应和治疗的过程。这个模式考虑到推动作业的动机(motivation)、保持作业的日常习惯(routine)、熟练技巧能力(skilled performance)的性质,以及环境对作业的影响。在 MOHO 模式中,人是一个开放式系统,该系统包括输入、处理、输出及反馈四个环节;人的作业行为与外界环境形成互动,互动结果的信息会形成反馈,进一步推动这个互动过程,形成循环。MOHO 模式强调人的技巧不同于能力,能力被视为基本的东西,技巧则被视为构成功能的个别动作,技巧分为动作技巧、处理技巧和沟通/社交技巧三类。能力和技巧构成职业行为,职业行为构成职业角色参与。

(三) 人、环境与作业模式

人、环境与作业模式(person-environment-occupation model,PEO)于 1994 年由加拿大的 Law 博士等人提出。PEO 模式认为人有一种探索、控制及改变自己及环境的天性,人的完整性包括心灵、情感、身体结构及认知能力四方面;在日常生活中的"生活"被视为是人与环境的互动,这互动过程是透过日常作业而进行;作业表现是人、环境及作业的相互结果,物理环境和心理特质影响着个体的行为,作业表现会随人生不同阶段而改变,这种动态变化持续在人的整个生命周期;人、环境、作业模式在人不同的发展阶段有不同的改变,在指导作业实践时,要把人(患者)作为中心,充分发挥人的主观能动性,根据其心灵、情感、身体结构及认知能力,在其所处环境中选择自认为有意义、有作用的作业。

(四) 人—环境—职业行为模式

人—环境—职业行为模式(person-environment-occupational performance model,PEOP)于 2005 年由 Christiansen、Baum 等提出。PEOP 模式把行为定义为"从事作业时的实际行动",良好的作业行为是"个人及群体目标和特质,与阻碍或促进参与的环境特质间相互作用的结果",能力、环境和所选活动间的相互作用形成了作业行为和参与,作业行为可按作业类型和复杂程度描述。该模式的中心是作业行为和参与,由人、职业、环境和行为的重叠部分表示。作业行为是"参与的核心部分,要求理解作业和行为,并使二者有机结合"。

（五）河川模式

Kawa（日语，指"河流"）模式于 2006 年由 Michael Iwama 等提出。Kawa 模式引用熟悉的自然事物来比喻对自我的主观认识、生活、健康和作业的意义，认为生命如同一条河流，它有几个基本概念：环境因素（物理的、社会的）、生命条件和问题、个人因素和资源、生命的运行及健康，这四个概念是相互联系、密不可分的。作业是特定时间和特定地点下，人物、环境和具体情况间多方面动态作用的产物。河流中任何组分的变化都会对其他组分有影响。不同的河道（作业）共同形成了河流（生活的河流），可以借用这些河道的特征（相对位置，体积，比率和清澈度）来描述作业行为。已证实通过改良特定作业（河道）而提高生活（河流）的总体质量能够改进作业行为。

第六节　作业治疗的人员及配置

一、作业治疗师

作业治疗是由康复治疗小组中的作业治疗师（士）来完成的。在临床上，从事作业治疗的康复治疗技术人员简称为 OT 师。在患者的康复治疗中，作业治疗师的工作职责是指导患者通过进行有目的的作业活动，恢复或改善生活自理、学习和职业工作能力。对永久性残障患者，则教会其使用各种器具，或调整家居和工作环境的条件，以弥补功能的不足。作业治疗师的工作职责主要包括：

1. 评价和训练患者的自理活动能力。

2. 提供家务劳动的技能训练。

3. 发展职业技能和培养娱乐兴趣，当患者期望改变职业时，同职业咨询人员配合，进行有效的职业活动训练。

4. 帮助维持和改善关节活动度、肌力、耐力及协调性。

5. 评价及训练患者的薄弱环节，以便代偿其感觉和知觉方面的缺陷。

6. 进行家庭环境评价，以便为患者提供一个无障碍的环境。评价和训练患者运用环境控制系统。

7. 用设计好的活动、技能，来说明、教育患者及其家庭，以促进患者保持独立性，尽可能减少过度保护。

8. 训练上肢支具的功能性使用。

9. 训练患者及有关人员维护辅助设施的技能。

知识链接

作业治疗伦理准则（AOTA，1994）

准则一：善行——作业治疗人员应表现对服务接受者健康的关注。

准则二：尊重——作业治疗人员要尊重服务接受者的权利。

准则三：责任——作业治疗人员要取得和持续保持较高的能力水平。

准则四：正当——作业治疗人员要遵照法律和协会政策指导作业治疗。

准则五：诚实——作业治疗人员要提供准确的相关作业治疗服务的信息。

准则六：真诚——作业治疗人员要平等、真诚地对待同事和其他专业人员。

二、作业治疗场地及设备

综合医院康复医学科、康复医院/康复中心、社区中心、诊所、特殊学校、福利院、养老院等均可以开展作业治疗，由于主要服务对象是各类因伤肢体残疾及慢性病患者，所以作业治疗场地的无障碍设计最为关键。多数作业治疗均需借助一定的设备或用具进行，可根据康复机构的作业治疗开展状况和经济能力进行配置。常用的设备有：日常生活活动训练设备、移动及交通训练用具、手及上肢训练设备、感知觉训练用具、治疗性作业活动训练用具、职业康复的用具等，能够开展包括日常生活活动训练、职业活动训练、教育活动训练、娱乐—休闲活动训练、认知—行为作业训练、家庭生活训练、人际交往训练、主要生活领域训练、社会—社区—居民生活训练、社会适应性训练等专业服务，所有用具必须符合治疗要求，品种上力求配套，大小上以适应患者个体为宜。

（吴淑娥）

复习思考题

1. 简述作业治疗的治疗内容和训练内容。
2. 简述作业治疗与运动治疗的区别。
3. 目前，较为流行的作业治疗理论模式有哪些？分别有哪些核心思想？对作业治疗有什么指导意义？
4. 简述作业治疗的未来发展趋势。

第二章

PPT 课件
02章PPT

作业治疗的工作方式

扫一扫
知重点

学习要点

作业治疗的步骤;作业治疗的评定及目标的制订;作业治疗访谈;作业表现评估;作业活动分析;作业治疗处方;作业治疗方案的实施及注意事项。

作业治疗是用有目的的活动来治疗、协助及维持患者生理上、心理上的健康;或减轻及舒缓患者本身发展障碍或社会功能上的影响,最终使患者获得最大的生活独立性。作业治疗师为每个患者设计的训练方案都是根据他们的目标和现有障碍而量身定做,首先对患者评估与会谈,获得患者生理、心理及社会三方面的功能水平,通过设计作业活动,让患者去执行,并从中学习、练习或加强、改善各种生活技能、心态,恢复健全生活。

第一节　作业治疗的工作流程

一、概述

作业治疗的工作流程是在实施作业治疗过程中的基本步骤,作为一名作业治疗师,首先要有清晰的作业治疗思维模式,在宏观的作业治疗思维模式指导下,按照步骤实施治疗计划,帮助患者提高自身功能水平,从而提升日常生活活动、工作、休闲能力,进一步回归家庭和社会。

二、作业治疗的步骤

其实施的流程一般包括六个步骤:

(一) 初次评定

评定是对数据的收集和处理,具体就是收集患者的相关资料,分析、研究其意义,作为设定预期目标、制订与修改治疗方案的依据。作业治疗评定是一个获取患者功能水平和 ADL 能力、明确需要解决的问题以及患者亟待解决问题的过程,是形成想法、提出治疗目标和计划的前提。

应参照患者的性别、年龄、临床诊断、病史、用药情况、社会经历、工作及护理记录等背景资料,在对患者有了初步了解的情况下,再针对患者的功能障碍情况进行各种有目的的专业评定,以确定患者目前的功能水平、所处病程阶段等。在对所收集到的数据进行全面综合分析后,找出最明确的需要解决的问题,包括患者功能受限最明显或影响生活最突出的困难所在、影响患者恢复的各种可能因素及导致这些问题产生的原因。

（二）设定预期目标

在评定基础上,将患者各种资料数据进行综合,分析其残存功能,确定影响恢复的因素,与患者的期望目标相结合,预测出可能恢复的限度,也就是设定预期目标,包括最终目标(长期目标)和近期目标(短期目标)。作业治疗目标的设定应与患者的整体康复目标相一致。

（三）制订治疗方案

根据患者残存功能、预期目标和可能出现的继发性畸形或挛缩,制订一个包括预防对策在内的、为达到预期目标的治疗程序,并对每一个近期目标提出具体的作业治疗方法。具体分为:

1. 准备性治疗 针对患者身体机能、功能障碍,结合短期目标中的作业进行分析,找到需要解决的根本问题,通过弹力带、插木钉、翻身转移等活动对患者进行改善体能为目标的"治疗"(remediation)。

2. 目的性治疗 针对短期目标中涉及的作业,设计有趣味性的治疗性作业活动或者模拟作业活动,帮助患者将准备性治疗中学习到的技能运用到作业活动中。

3. 作业活动治疗 作业治疗师可根据实际情况让患者处于真实环境中练习目标中所涉及的作业,或将多个短期目标串联起来进行练习。

（四）实施治疗

根据作业治疗方案和作业治疗处方,与各专科治疗师一起,运用相应的治疗方法,相互配合,进行治疗。作业治疗师应结合自己的经验、技术水平选择最佳治疗手段,分步骤、分阶段地实施治疗计划,逐步从完成一个个小目标,最终实现大目标。

（五）再评定

按治疗初期制订的作业治疗处方或方案进行治疗后,患者可能逐步康复,也可能出现与预期目标不一致的结果。因此,在作业治疗过程中,要定期对患者进行评定,并与原来的评定结果进行比较,以观察现在用的治疗方案是否恰当。如未能实现预期目标,要仔细分析原因,及时对治疗方案或者治疗处方进行调整或修正。

（六）确定康复后出院去向

经过一段时间的作业治疗后,患者可能因症状已稳定或可以办理出院手续,但仍有保持现状或继续康复的期望,作业治疗师可以建议患者办理门诊康复手续,逐步减缓康复频率。有一些患者已经实现预期目标,自愿回到家中,可以建议患者进行社区康复,以保持功能水平或解决生活中遇到的问题。作业治疗师应全面考虑到患者出院后的去向以及需求,针对患者的意愿进行有效的意见与建议。

第二节 作业治疗评定

一、概述

作业治疗的前提是作业治疗评定。作业治疗评定是通过观察患者进行作业活动的过程和完成作业活动的技能,对患者的功能水平或康复潜力进行评定,促进制订作业治疗计划,对作业治疗结果及随访结果进行综合分析的过程。

作业治疗评定与临床医学的诊断不同。临床医学的诊断过程主要关注患者的疾病,而作业治疗评定主要关注的是患者的功能障碍,包括患者的身心状态,确定患者的残存功能、恢复能力和妨碍恢复的因素等。

作业治疗评定与物理治疗评定所用的评定工具在身体功能方面有所重合,但因思维不同、考虑的角度不同,作业治疗也具有自己独特的评定工具。如物理治疗评定侧重于局部功能,如某一肌肉的肌力、某个关节的活动度等,而作业治疗评定更侧重患者的整体情况,如患者的生活、学习、工作和娱乐能力等,再对造成障碍的因素进行分析,如评估手功能、环境等。

二、作业治疗访谈

作业治疗评定的形式众多,其中之一是以访谈的方式对患者进行评定,获取有效信息,有利于今后治疗目标以及治疗计划的制订。以访谈形式进行的作业评定多是评估患者的认知水平或为了帮助治疗师确立患者的治疗目标。

(一)作业治疗访谈的内容及形式

1. 访谈的位置　作业治疗师与患者面谈时的位置关系是作业治疗访谈中的重要影响因素之一。一般选择90°或者45°时比较合适,不容易使患者产生紧张情绪,有利于有效信息的获取。

2. 访谈的形式　根据访谈的时间、地点、内容和目的是否事先确立,访谈的形式可分为结构化、半结构化和非结构化三种。

(1)结构化:按照设定好面谈的时间、地点和内容进行,针对性强。

(2)非结构化:根据患者的情况探索性地提问和交谈,开放性交谈,交谈的时间、地点和内容事先不确立。

(3)半结构化:介于上述两者之间,其中一部分已经确定,另一部分为探索性交谈。比如加拿大作业表现量表就是此类型。

3. 访谈对象　患者、父母(或主要照顾者),对于进行职业康复的患者,访谈对象还可以是同事、单位领导等共事人员。

4. 访谈内容　包括心理需求、作业需求、环境需求等。

5. 访谈目的　作业治疗访谈的目的是为了实现"以患者为中心",为了使治疗目标及治疗计划贴合患者需求,达到能够解决患者亟待解决却无法完成的问题的目的。

(二)加拿大作业表现量表

加拿大作业表现量表(the Canadian occupational performance measure,COPM)(表2-1)是最为常见的以访谈形式进行的作业治疗评定。COPM 最早是由作业治疗师 Mary Law 博士等人确立,于1991 年由加拿大作业治疗师学会认定并出版发行。COPM 是一个以患者为中心的、半结构化的、以作业活动为基础的评定工具,旨在检测患者对作业表现的自我认知。COPM 适用范围广泛,可用于患有各种残疾和不同发育阶段的患者。整个评定时间一般在 30~40 分钟。评定时一般需要评定量表、评分卡和铅笔。在信度和效度方面,研究表明 COPM 具有中等的再测信度(test-retest reliability)和较高的效度(validity)。

表2-1　加拿大作业表现量表

患者信息

姓名：_____　　　　　　　性别：_____ .

职业：_____　　　　　　　文化程度：_____

治疗师姓名：_____　　　　初评时间：_____　　　　复评时间：_____

自理(personal care)　　　　　　　　　　　　　　　　　　　　　　　　**重要性评分**

个人自理(例如:穿衣、洗澡、进食、个人卫生):

_____　　_____

_____　　_____

功能性行走(例如:转移、室内外有目的性的走动):

_____　　_____

_____　　_____

社区管理(例如:交通工具使用、购物、理财):

_____　　_____

_____　　_____

生产活动(productivity)　　　　　　　　　　　　　　　　　　　　　**重要性评分**

有薪/无薪工作:

_____　　_____

_____　　_____

家务活动(例如:洗衣、烹饪):

_____　　_____

_____　　_____

玩耍/上学(例如:玩耍技巧、家庭作业):

_____　　_____

_____　　_____

休闲活动(leisure)　　　　　　　　　　　　　　　　　　　　　　　　**重要性评分**

静态娱乐(例如:手工艺制作、阅读):

_____　　_____

_____　　_____

动态娱乐(例如:体育活动、旅行):

_____　　_____

_____　　_____

社交活动(例如:探亲访友、电话联络、聚会):

_____　　_____

_____　　_____

续表

Scoring 综合分数					备注

表现(你如何评价你现在做这项活动的表现?)

1=根本做不到 ←→ 10=能够做到非常好

满意度(你对目前做这个活动的方式和表现满意吗?)

1=一点都不满意 ←→ 10=非常满意

初评:

_____

_____

_____

_____

_____

作业表现问题	重要性	表现力 T1	满意度 T1	表现力 T2	满意度 T2

复评:

_____

_____

_____

_____

_____

1

2

3

4

5

	T1 总分	T1 总分	T2 总分	T2 总分
总分				
	平均 T1	平均 T1	平均 T2	平均 T2
平均分				
	表现力总分差值		满意度总分差值	
差值(T2-T1)				

1. COPM 评定的目的

(1)确定患者在作业表现领域的问题。

(2)为患者提供可以确定问题优先等级的评分工具。

(3)评定与这些问题相关的表现力和满意度。

(4)提供制订目标的基础。

(5)测量患者在作业治疗过程中对作业表现自我认知的变化。

2. COPM 评定的步骤

(1)确定作业表现问题:问题的定义是患者想去做、需要或期望去做,但是目前不能去做,或者是不满意目前达到的程度。

（2）一旦确立了患者具体存在的作业表现问题,让患者对每一项问题进行重要性评分,以确定每一项问题在患者生活中的重要性,进而进行排序。重要性评分是用数字 1~10 进行评分,"1"代表"一点也不重要","10"代表"非常重要"。

（3）使用刚刚完成的评分,帮助患者选出前五项最重要或最迫切需要解决的问题。

（4）对选出的五项进行表现力和满意度评分,询问患者:"你如何评价你现在做这件事的方式/表现力","你对你目前做这项活动有多满意"。与重要性评分相同,"1"="不能做"/"一点也不满意","10"="做得很好"/"很满意"。

（5）确定重新评估的日期。

3. COPM 的注意事项

（1）COPM 作为一个访谈类的作业治疗评定,应让患者处于一个舒适的状态,评定应尽量安排在安静的环境里,有助于与患者的沟通。

（2）在进行评定之前,应当先向患者进行自我介绍,并介绍今天使用 COPM 评定的目的,拉近与患者之间的距离。

（3）在与患者交谈时,若无从下手,可先从患者的职业或角色入手,让患者打开话匣子,再按照范围分类中可能出现的作业活动一步步引导患者找寻亟待解决的问题。

（4）在介绍重要性、表现力和满意度评分时,应向患者解释清楚,尽量避免纯口头解说,以减少评定错误的产生。

（5）在评定过程中,作业治疗师在低头记录时不应出现语言的间断,把患者晾在一边。

（6）在评定过程中,应注意对患者"察言观色",将有价值的信息记录在量表备注中。例如,"患者容易出现注意力不集中,约 5 分钟提示一次"。

（7）对于言语障碍的患者,评定对象可以换作患者家属或照料者,患者可以用点头或者摇头的方式给予肯定或否定回答。若患者家属不能代替,可换用活动卡片分类法评定(activity card sort, ACS)代替 COPM。

知识链接

活动卡片分类法评定

活动卡片分类法评定是一种与 COPM 有相似目的的评定工具,通过患者将涉及的工具性作业活动(instrumental activities of daily life, IADL)、休闲娱乐、社交活动的 89 张照片分成"在患病前不能做""患病期间继续在做""自从患病后很少去做""因为患病而放弃"和"患病后新增加"五类,然后让患者选出五个自己最想做的照片,并查看这五张照片所在的分类,从而反映出患者的作业参与度和患病前后的变化程度,帮助作业治疗师找出变化原因,制订"以患者为中心"的目标和治疗方案。

三、作业表现评估

在作业评估时,既要通过访谈评估了解患者所需,也要评估患者的作业表现,从而得到患者的总体轮廓画像。作业表现是一个人完成自我维护、生产力活动、休闲和休息以完成个人在生活环境中的角色的能力。

（一）作业表现评估的目的及分类

1. 目的

（1）确定功能障碍，明确所存在的问题：找出患者在身体、心理、社会等方面有哪些活动障碍和功能障碍，确定活动方面所存在的问题和功能障碍的部位、性质和程度。

（2）确定代偿情况，推断康复潜力：了解患者功能障碍的代偿情况和预测治疗后可能达到的目标，判断患者的治疗前景。

（3）制订治疗目标与方案：根据患者的期望、爱好，结合患者的功能障碍和代偿情况，制订治疗目标，以有效地利用评定后患者现阶段的功能水平和发展趋势与适合的作业治疗方法相结合，制订治疗计划，使治疗有的放矢。

（4）判断治疗效果：经过一个阶段的治疗后，通过再次评定结果与初次评定结果的对比，可以判断治疗所取得的效果，并作为下一步如何治疗、是否修改治疗计划提供依据。

（5）比较治疗方案优劣：为一个患者制订多个治疗方案，或为同一疾病设立不同的治疗方案，分别评定实施后的效果及投入效益比，筛选出花费小、效果好的治疗方案进行推广。

（6）衡量干预结果：在做调查研究的过程中，使用作业治疗评定可以将结果进行量化，其结果对循证实践至关重要。

2. 分类

（1）作业评定：是评定患者日常生活活动、创造性或工作性活动和娱乐消遣活动的能力。

（2）作业技能评定：是对患者的感觉运动技能、认知和心理社会方面的技能进行评定。

（二）作业表现评估的步骤

作业治疗评定既在治疗前进行，又贯穿于作业治疗的全过程，临床上可分为初期评定、中期评定和后期评定三个阶段。每个阶段的评定目的不同，但均应遵循以下基本步骤：

1. 作业治疗师查看诊断记录，确定患者可能存在的风险，即注意事项，确立预防措施。例如，患者患有心肺疾病，一般不建议使用徒手肌力测量（manual muscle testing，MMT）进行抗阻运动的评定。

2. 与患者及其照顾者（家属、陪护等）进行沟通，及时了解患者患病前功能水平，聆听患者对自己问题的陈述，对患者整体有初步了解。例如，通过与患者的交谈可以初步观察到患者的认知水平，有利于接下来评定过程中沟通措辞方式。

3. 向患者自我介绍，并介绍正在使用的评定的目的及意义，增加与患者的熟悉度和亲和力，有利于患者对接下来评定的配合，使评定结果更加真实有效。

4. 评估并记录评定结果。

5. 在评定过程中应注意观察患者的整体功能水平并记录有效信息，有助于判断选取恰当的评定工具。

6. 分析并总结评定结果，若评定工具存在标准值，与标准值进行对比，确定功能水平等级或阶段；若评定工具为半开放式，结合患者给予的信息进行分析讨论，确定有效信息，制订适当的治疗目标与治疗计划。

（三）作业表现评估的方法

作业治疗评定时，可因地制宜地采用交谈、观察、填表、测验、电话访问等方式收集数据信息。具体可以有以下三类：

1. 直接观察法 包括直接观察、现场评分填表和测验等。评定时,患者按治疗师发出的指令进行活动,治疗师亲自参与观察和检测患者的功能状况,评定其活动能力。如:治疗师对患者发出"穿上衣"的指令后,观察患者的动作能力并进行记录。应尽力做到客观,防止患者夸大或者降低自身能力。

2. 间接评定法 不对患者进行直接的观察,而采取询问交谈的方式进行了解和评定的方法,包括面谈、电话交谈或询问患者及家属等。如对患者是否能控制大、小便等情况的评定,即可采用间接评定法。

3. 专用评定室 根据评定的生活、工作和娱乐能力设立专门的评定地点,让患者在其中模拟实际环境进行操作,使治疗师观察到患者的实际活动情况。专用评定室既可用于评定,也可用于治疗期间的功能训练。

（四）作业表现评估的注意事项

准确的评定是制订正确治疗方案的前提。在进行作业治疗评定时,应注意以下几点：

1. 评定重点应突出 应根据评定目的选择适当的评定项目,既不能盲目求全,也不能简单片面。一般来说,关节活动度、徒手肌力等单项评定只能提供一个侧面的资料,不足以作为评定患者整体功能的依据。因此,作业治疗评定应将重点放在与生活自理、学习和工作密切相关的综合性功能上。

2. 评定方法应熟悉 治疗师应选择自己熟悉、技术可靠、精确度高、重复性好的评定方法,以提供准确的评定结果。应针对不同疾病所导致的功能障碍拟定或采用不同的评定方法,例如脑血管意外、痴呆等疾病,均有相应的功能评定量表。这类量表针对性强,精确度高,能确切、全面地反映患者的功能状态,应尽可能的选用。

3. 评定结果应客观 应尽可能避免单纯采用患者或家属的口述进行评定,适度采用仪器、量表等方法进行评定。

4. 评定结果综合分析 治疗师应结合患者的病史、临床体检结果和其他资料,对评定资料进行全面分析,并排除操作或者主观判断等方面可能导致误差的因素,做出客观、准确的结论。

5. 取得患者的配合 评定开始前,应向患者讲清评定注意事项,以取得患者的合作,确保患者处于评定所要求的生理、心理状态,减少误差的发生。如患者因疾病或其他因素暂不能完成所选评定操作,应换用其他评定方法。

6. 避免环境的影响 评定期间,环境应相对安静整洁,空气新鲜,尽可能接近患者生活或工作的真实环境,以减少环境对评定结果产生影响。

第三节 作业治疗计划

一、概述

作业治疗计划的制订直接决定作业治疗内容与作业治疗结果,治疗师应根据患者的评定结果,结合患者的背景、环境,通过作业活动分析,制订作业治疗目标,剖析并描绘出患者作业轮廓,制订作业治疗处方,实施作业治疗方案。

二、作业活动分析

活动是作业治疗的核心,要在治疗中有效地使用作业或有目的的活动,作业治疗师需要对正常的作业活动行为、活动行为缺陷及其可能对作业能力产生的影响,以及作业的治疗特性进行分析。

(一) 概念

作业活动分析是逐步分析一项活动的基本组成成分以及患者要完成该活动所需具备的功能水平。它将活动分解成步骤、动作直至运动类型以确定其基本成分,提取治疗的要素。

进行作业活动前,应先对作业活动的性质、特点、治疗作用等进行全面地分析,患者的能力要与该项活动所需要的水平相符合。通过作业活动分析,治疗师能根据患者的需要和兴趣选择最适合的作业活动用于治疗,使之能与患者的日常活动、工作和休闲娱乐活动协调一致,促使作业治疗取得最佳效果。

(二) 作业活动的分析方法

作业治疗师必须掌握作业活动分析技能,才能根据患者的实际情况,有效选择适宜的作业活动。常用的方法有两种,即简单分析法和详细分析法。

1. 简单分析法　从以下六个方面(6W)对活动进行分析:

(1)通过什么渠道(which):分析活动的基本动作和过程,是否需借助器具,要求的姿势、运动、认知功能等。

(2)进行什么活动(what):分析哪种活动适合患者的需要,能解决问题,并能引起患者的兴趣。

(3)为什么要选择该活动(why):选择的活动与训练目的和治疗目标均应密切相关。不仅要能满足患者躯体功能恢复的需要,还要能满足患者心理、社会和认识等多方面的需要。

(4)活动将在哪里进行(where):作业治疗师应创设环境,使活动环境尽可能与实际生活、学习和工作环境接近。

(5)什么时候进行活动(when):进行活动的时间应尽可能符合患者的需要和患者的日常生活习惯。

(6)什么人参与活动(who):除患者本人、作业治疗师外,有时还需要治疗助理师、患者家属等人同时参与。

2. 详细分析　作业活动不是单纯的兴趣或者消遣,而是帮助患者了解自身、改善功能的康复医学治疗手段,要为患者选择最适合的作业活动,最重要的是对作业活动进行技能分析,即详细分析。除了要考虑患者的年龄、性别、职业、文化背景和活动的环境、趣味性、安全性及费用外,还要分析:

(1)该作业活动的性质,属于体力方面的还是脑力方面的,是否与患者的病情相适应。

(2)该作业活动主要涉及哪方面的技能和素质。每一项作业活动都包含有本身存在的技能和素质成分,主要包括运动、感觉、认知、心理和社交五个方面:

1)运动技能和素质:包括肌力、肌张力、耐力、协调性、灵敏性、粗大运动、精细运动、关节的活动度、稳定性和柔韧性等。

2）感觉技能和素质：包括视、听、味觉，温、痛、触觉，本体感觉，感觉运动觉、实体觉、平衡觉、前庭觉等。

3）认知技能和素质：包括主动参与能力、兴趣能力、解决问题能力、交流能力、逻辑思维能力、融会贯通能力、组织能力、判断力、空间定向力、安排和利用时间能力等。

4）心理技能和素质：包括独立性或依赖性、顺应能力、积极性、务实性、自制力、自尊心、情感表达等。

5）社交技能和素质：包括集体精神和合群性、社交和公关能力、合作共事精神、价值观念、生活地位等。

（3）该作业活动在克服功能障碍方面是否能达到预期目标。

（4）即使是同一作业活动，其训练结果还会受患者的姿势、体位、用具、材料和技巧的影响，需要具体分析。

（三）作业活动分析举例

以偏瘫患者进食的作业活动为例进行技能分析：

1. 活动成分

（1）从容器里取食物。

（2）把食物放进嘴里。

（3）吞咽。

2. 动作分析

（1）桌边坐稳，注意力集中到食物和餐具。

（2）伸手拿起筷子或勺。

（3）将筷子或勺放入盛有食物的容器中并取出食物。

（4）将食物运送到口旁，张开嘴巴，将食物送入口中。

（5）放下食物拿出筷子或勺，合上嘴，咀嚼并吞咽。

（6）放下餐具。

3. 存在的技能和素质成分

（1）运动技能和素质：手部的肌力，上肢的关节活动度，眼—手的协调能力，坐位平衡能力，吞咽能力等。

（2）感觉技能和素质：对食物的视觉、温度觉、味觉，夹取和运送食物的动作精确度等。

（3）认知技能和素质：进食的主动性和兴趣，对食物和餐具的注意力、判断力、空间定向力等。

（4）心理技能和素质：进餐时的独立性或依赖性，对食物的顺应能力等。

（5）社交技能和素质：与他人一起进餐时的集体精神和合群性，对食物的价值观念等。

三、作业治疗目标

作业治疗目标应当以患者为中心，作业需求为导向，根据"优先处理"的原则进行选择。

治疗目标分为长期（远期）目标和短期（近期）目标，长期目标一般以月为单位，如3个月、6个月；短期目标一般以周为单位，如2周、4周。在制订治疗长期目标、短期目标时,治疗师应按照 SMART 原则,保证治疗目标的规范化和明确性。

1. 明确性(specific,S)　治疗目标要明确、详细,目标的制订要尽可能包括治疗的各个细节,包括患者的体位、左右手、功能水平等。

2. 可测量性(measurable,M)　治疗目标的制订要具有可测量性,以便比较每阶段的治疗效果,比如帮助等级(表 2-2)、完成作业活动的时间等。帮助等级可分为:独立、改造后的独立、监视、少量帮助、中等帮助、最大帮助、完全依赖。

表 2-2　作业治疗帮助等级

帮助等级	患者能力
完全独立	100%
改造后独立	在使用辅具或增加完成时间的情况下为 100%
监督	在患者身边进行保护性监督但不发生肢体接触,或者对患者提供暗示性的帮助
少量帮助	75%～99%
中等帮助	50%～74%
最大帮助	1%～49%
完全独立	0%

3. 可实现性(achieve,A)　目标的制订应切合实际,有可能在时间范围内实现,治疗师应根据患者评定结果、患者背景、患者需求等多方面考虑目标的制订。

4. 相关性(relevant,R)　治疗师在制订治疗目标中涉及的作业活动与治疗方法、长期目标与短期目标都要具有相关性,一套目标的制订应当相互关联、相互呼应,共同达到一个中心目标。

5. 时间性(time-line,T)　每个治疗目标的制订都应有时间限制,比如在 3 个月内完成,这使得治疗目标更加具有计划性,使得治疗计划更加明确有序。

一个完整的治疗目标应当由患者、作业活动、帮助等级、是否使用辅具、时间共同完成。比如,在 1 周后,在使用万能袖带帮助下(改造后独立)患侧上肢能用勺子独立吃麦片(早餐)。

四、作业治疗处方

作业治疗要求治疗师根据患者情况开出作业治疗处方,即相当于临床医生给患者开的药物处方,其意义在于正确指导患者进行有计划、有目的的科学训练,避免治疗的盲目性,提高作业治疗效果。

(一)作业治疗处方的内容

作业治疗处方是治疗师根据患者性别、年龄、职业、生活环境、个人爱好、身体状况、残疾程度的评价或诊断结果,拟定的作业治疗计划或阶段性实施方案。一个完整的作业治疗处方,其内容应包括作业治疗项目(种类)、目的、方法、强度、时间、治疗次数(频度)及注意事项。

1. 治疗目标与项目　作业治疗项目的选择原则是通过作业活动能否克服患者功能障碍和达到治疗目的。具体实施时要根据下列情况选择作业治疗的项目:

（1）因地制宜：选择治疗作业时，应考虑当地设备和一些有利条件，就地取材。

（2）因人而异：选择作业活动时，必须考虑患者的性别、年龄、工种、残疾（伤病）的种类、残疾程度、个人的爱好，因人而异，选择适当的作业活动方法。

（3）根据治疗目的选择作业方法

1）为增加肩肘的屈伸活动能力，可选锯木、刨木、擦桌面、在台面上推滚筒或磨砂板、投篮等。

2）为增加肩肘的外展内收活动能力，可选粉刷、编织、绘图、拉琴、写大字等。

3）为增加前臂的旋前旋后活动能力，可选锤钉、拧螺帽、拧水龙头、拧铁丝等。

4）为增加髋、膝关节的屈伸活动能力，可选脚踏功率自行车、上下楼梯等。

5）为增加腕关节的活动能力，可选粉刷、和泥、锤钉、和面、绘图、打乒乓球等。

6）为增加手指的精细活动能力，可选拾珠子或豆子、黏土塑形、和面、捏饺子、木刻、编织、插钉、弹琴、写字、珠算、下棋、拼图、拧螺钉等。

7）为增加踝关节的活动能力，可选脚踏缝纫机、脚踏风琴、踏自行车等。

8）为增强上肢的肌力，可选拉锯、刨木砂磨、调和黏土、推重物等。

9）为增强手指的肌力，可选捏黏土或橡皮泥、和面捏饺子、木刻等。

10）为增强下肢的肌力，可选脚踏功率自行车等。

11）为改善眼手的协调能力，可选编织、嵌插、十字绣、砂磨板、拉锯、编织、缝纫、嵌插、剪贴、木刻等。

12）为改善下肢的协调能力，可选脚踏缝纫机等。

13）为改善上下肢的协调能力，可选投保龄球、医疗体操、健身操、用脚踏缝纫机做缝纫等。

14）为改善躯体的平衡能力，可选抛接球、投保龄球、套圈、推小车等。

（4）按心理及精神状态调整的需要选择：从作业活动的情感特点出发来选择，利用的是心理学原理，目的在于培养正常的情感和心理。

1）为转移注意力，可选下棋、游戏、阅读、盆栽、手工艺等。

2）为镇静情绪，可选垂钓、欣赏音乐、园艺、针织等。

3）为增强兴奋性，可选观看或参加体育竞技类节目或游戏，如篮球、足球、拔河、排球等。

4）为增强自信心和自我价值观，可选生产性作业活动，如书法、编织、插花、雕塑、陶瓷制作和手工艺等。

5）为宣泄情绪，可选捶打、拔草、挖土等。

6）为减轻罪责感，可选扫地、擦窗户等。

（5）按社会生活需要和素质训练的需要选择：可根据需要选择增加集体感的作业活动，如集体劳动、合唱、篮球、拔河等，或需要培养时间观念时可选择计时计件的活动，如捡豆子、夹弹珠等。

2. 治疗量　作业治疗的治疗量是由作业的强度、治疗时间和频度来决定的。治疗师应根据患者的具体情况，按照由小量到大量、循序渐进的原则进行安排。可参照作业活动的相近代谢当量（MET）来选择（表 2-3）。治疗时间多为每天 1 次，每次 30 分钟左右，出现疲劳等不良反应时应减少频度或缩短时间。

表 2-3　一些作业活动相近代谢当量

代谢当量（MET）	作业活动项目
1.5~2	吃饭、刮胡子、洗漱、上下床、穿脱衣物、桌上工作、电动打字、写字、缝纫、玩纸牌、站、棒针或钩针、看电视
2~3	温水淋浴、洗熨衣服、手动打字、修理无线电或电视机、轻松的木工作业、推盘游戏、使用坐式割草机、柜台工作、轻松装配线上的工作、平地骑脚踏车 8kg/h、撞球、垂钓、保龄球、弹琴、简易木工、棒球、电动车代步的高尔夫球
3~4	清洁玻璃窗、打羽毛球、拖地、吸尘、整理房间、铺床、开车、转配机械、推独轮车、焊接、水泥工、机器组装、慢速游泳、站立掷饵钓鱼、高尔夫球、快节奏乐器
4~5	热水淋浴、打扫庭院、锄草、刷地板、打蜡、拿 7~10kg 物品、油漆、石工、木工、修理汽车、打乒乓球、跳舞、做健美操、骑脚踏车 13kg/h、桌球单打或双打、高尔夫球
5~6	园艺挖掘、铲土（轻）、钓鱼、溜冰、庭院内挖土、攀梯做事、除草、骑脚踏车 16kg/h、独木舟 6.5kg、溪钓、溜冰
6~7	劈木头、用手剪草、打网球、羽毛球比赛、拿 10~30kg 物品、骑脚踏车 17.5kg/h、滑雪、滑水、自由式游泳
7~8	砍伐木材、锯硬木、打篮球、踢足球、爬山
8~9	击剑、篮球比赛、划船、拿 30~40kg 物品、铲重物（14kg，10 次/min）、挖沟
9 以上	手球比赛、滑雪、木材厂工作、重度劳工、铲重物（16kg）、跳绳

3. 注意事项　作业治疗处方中的注意事项相当于临床处方的用药注意事项。治疗师为患者开出作业治疗处方时需同时告诉患者应注意哪些细节，如活动时体位和姿势、台面高度、材料和用具、是否用辅助具等。

（二）作业治疗处方举例

患者，女，22 岁，服装厂女工，手部损伤术后恢复期，拇指对指及食、中二指的对指和屈伸功能障碍，须进行作业治疗。经过作业功能的检查和评估后，治疗师为患者开出以下的作业治疗处方（表 2-4）。

表 2-4　作业治疗处方示例

序号	作业治疗种类	治疗目的及活动	时间与频率	注意事项
1	日常生活活动训练	恢复手指精细活动功能，如：解结衣扣、手持碗筷、梳头、拧干毛巾	60 分钟×1~2 次/日	可布置家庭作业，回家自己练习
2	职业技巧训练	为恢复劳动能力做准备，如：缝纫打边、开钮门、拉布画皮、整烫衣物	30~45 分钟×1 次/日	循序渐进
3	工艺训练	训练手细致功能，改善情绪，如:捏橡皮泥人、十字绣、编织	每周 2 次，每次 1~2 小时	
4	就业前评估和咨询	治疗后期安排，决定是否需要改变工作		

第四节　作业治疗的实施

一、作业治疗的实施方式

作业治疗计划制订后,根据患者的实际状态以及患者功能进展,在治疗方案实施时可选择一种或多种形式结合进行。作业治疗的实施方式分为三种,即个体训练、小组合作训练以及家庭联合训练。

(一) 个体训练

个体训练由治疗师对患者进行"一对一"的个体化训练,训练针对性强。在治疗的开始阶段一般需"一对一"引导治疗。

(二) 小组合作训练

小组合作训练由治疗师与同类患者一起进行训练。在选择活动时,可以将几个有相同问题的患者,或者是在治疗活动当中可以相互帮助的一组患者集中在一起训练。

(三) 家庭联合训练

家庭联合训练,又称治疗性社团活动,由治疗师、患者和家属、朋友一起进行活动。

二、注意事项

作为一名作业治疗师,在实施作业治疗方案时,要考虑周全,在保障患者身心安全的前提下,最大程度地提高患者功能水平,提高生活质量。

首先,治疗师要明确患者所患疾病的禁忌证,要有预见性,采取预防措施,避免医疗事故的发生,必要时要与患者的经管医师交流。比如,髋关节置换患者中,髋关节屈曲不能超过90°,否则有假体脱位风险,在治疗方案制订及实施时应该注意。

作业治疗强调患者的主动参与,需充分调动患者的主观能动性,使其尽全力。若患者主动性不足会影响治疗效果,应寻找原因,必要时调整治疗方案。

选择治疗项目应根据患者的具体情况因人而异,应充分利用已有的有利条件,因地制宜。

疗程中要定期评定,根据功能状况及时调整或修订治疗处方,同时作业治疗师、物理治疗师、言语治疗师以及假肢矫形师等应保持沟通,保证对于一名患者拥有同一个治疗目标,实现团队合作,保障治疗效率。

作业治疗需长期坚持,直至患者恢复生活自理能力或劳动能力,重返社会。作业治疗师要根据患者在医院的治疗时长,对患者出院后的去向进行计划,已出院的患者可在门诊作业治疗室继续进行治疗,或在家中自行练习,在治疗之外,作业治疗师应考虑到出院后去向的环境对患者的影响,是否要进行环境改造,是否要使用辅具。作为一名作业治疗师,与患者的关系就像老师与学生的关系,不仅要在医院里对患者负责,对患者的未来也应当在计划之内。

(马　可)

扫一扫
测一测

复习思考题

1. 作业治疗的整体原则是什么?

2. 作业治疗访谈是否适用于所有疾病类型的患者?

3. 作业治疗方案实施过程中,哪类患者比较适合小组治疗的形式? 哪类患者比较适合"一对一"的形式进行治疗?

PPT 课件
03章PPT

第三章

- - - - - - - -

日常生活活动能力训练

扫一扫
知重点

学习要点

日常生活活动能力训练的原则；日常生活活动与家居环境的关系；运动能力、自理能力、家务劳动能力、交流能力、社区活动能力的训练内容及方法。

日常生活活动（activities of daily，ADL）是指为了达到独立生活而每天必须重复进行的最基本、最具有共同性的活动，即衣、食、住、行、个人卫生等基本的活动。日常生活活动分为两部分：①基本的日常生活活动（basic ADL，BADL），包括各种转移活动（例如翻身、坐起、体位转换、床与轮椅之间的转移）、进食、梳洗修饰、穿脱衣物、洗澡、如厕等，是个人保持健康清洁所必需的基本活动。②工具性日常生活活动（instrumental ADL，IADL），并不局限于照顾自己，而是能够在各种社区环境中利用不同的工具进行活动，包括家务劳动（做饭、打扫卫生、清洗衣物等）、打电话、购物、参加社区活动、搭乘公共交通工具或驾车等。

以患者愿望为目标，以改善或恢复完成日常生活活动能力为目的而进行的一些针对性的训练，即称为日常生活活动能力训练（简称 ADL 能力训练），包括运动能力训练、个人自理能力训练、家务劳动能力、交流能力和社区活动能力的训练。

知识链接

ADL 能力训练的原则和注意事项

1. 分析患者的文化背景和需求，使作业活动与患者的价值观、承担的角色和生活习惯相适应，提高进行作业活动的欲望。

2. 根据患者的功能情况，选择和设计最合理的活动方式和操作顺序。

3. 分析完成动作应具备的基本条件，患者已具备的条件，为其创造条件实现 ADL 自理。

4. 分析身体运动时发生的力学变化，处理好 ADL 中平衡问题。

5. 注意搬运物体中的力学问题，指导患者选择适当的搬运方式。

6. 分析患者的认知水平，确定其在活动中所需要或能获得的认知能力。训练内容要尽量丰富。

7. 分析活动的安全性，确定活动的难易度和训练强度。

8. 分析患者与治疗师或其他患者之间能否共同协作与交流，患者能否考虑他人的需要和安全，能否扮演角色，确定活动应采取的训练方式。

第一节　运动能力的训练

日常运动能力的训练,主要目的是维持患者心肺功能,预防压疮、坠积性肺炎、骨质疏松等并发症,同时为更好地完成其他日常生活活动做基础准备。主要包括床上活动、床椅间转移及步行训练。

一、床上活动训练

床上活动是 ADL 中一项极其重要的活动。床上的活动训练,是针对患者所丧失的功能,以重新让患者恢复功能为目标,包括搭桥、翻身、坐起、移动、上下床等。训练前需要评估患者的现存功能,依照个人病情及功能状况不同,选择不同的训练内容和训练方法。

(一)搭桥运动

搭桥运动又称抬臀运动、桥式运动。通过屈髋、屈膝、抬起臀部,帮助患者练习下肢的动作控制与协调,并让下肢承重关节受压,为训练站立与行走的基础;同时还能提高患者在床上的生活自理能力,如卧位排便、脱穿裤子等;也有利于防止骶尾部发生压疮。训练时双上肢打开平放于床面,辅助支撑身体,增加上方躯干稳定;屈膝后踝部越靠近臀部,大腿前侧肌肉越容易用力,可降低训练难度;双腿搭桥抬起臀部时注意使两侧髋关节对称;无论做哪种搭桥运动,都应该量力而行、循序渐进,应配合有节律的呼吸运动,避免过度屏气而诱发心血管疾病。

1. 独立搭桥运动　适用于骨盆及下肢控制能力较好的患者。

(1)双腿搭桥训练:①患者仰卧于床上,双上肢伸展放于体侧或十指交叉放于胸前;②用健脚勾起患腿使之成屈曲位,保持患脚脚心平放于床面;③健腿屈曲,将健脚脚心平放于床面;④双腿屈髋屈膝,腰背部发力,抬起腰背和臀部,使髋关节伸直,保持至少 10 秒后慢慢放下(图 3-1)。

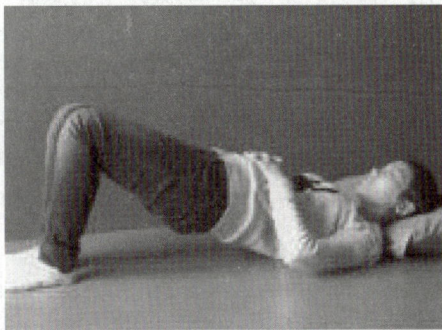

图 3-1　双腿搭桥运动

搭桥运动

(2)单腿搭桥训练:①患者仰卧于床上,双上肢伸展置于体侧或十指交叉放于胸前,先双腿搭桥;②健侧下肢脚离开床面、膝关节伸展,健腿伸直抬高与床面成 30°~45°角,维持患足单脚支撑,仅以双肩和患脚为身体的支点(图 3-2);③将健侧膝关节屈曲放在患腿上,保持至少 10 秒后慢慢放下。对患侧下肢无支撑力的患者也可交换健脚支撑,完成同样的动作。

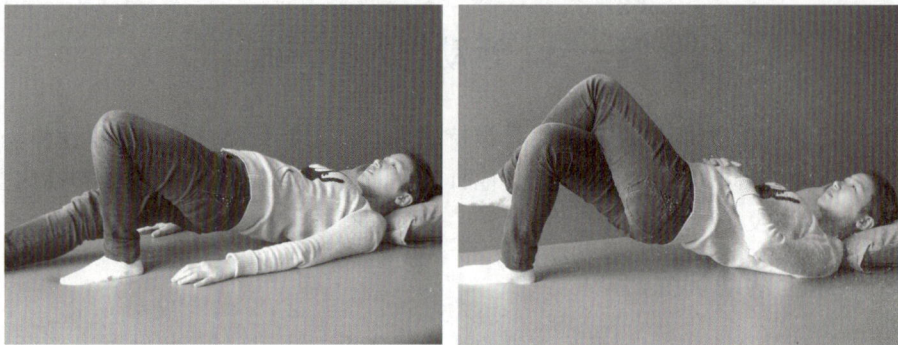

图 3-2　单腿搭桥运动

2. 他人协助搭桥运动　对于骨盆及下肢控制能力不足的患者需借助外力来帮忙。①患者仰卧于床上,双上肢伸展置于体侧支撑;②治疗师一手扶持患者双腿,使其两膝屈起并拢、两脚心朝床面而立,另一手扶定患者臀部,根据情况给予帮助,或协助控制患侧下肢,或协助骨盆上抬;③嘱患者抬起臀部离开床面,使髋关节充分伸展,膝关节屈曲,形成桥形,保持至少 10 秒后慢慢放下(图 3-3)。

(二) 翻身

翻身是指改变卧床时身体与床之间的接触面,是一种功能性的姿势转换。翻身是 ADL 的基本技巧,是其他功能训练的基础。长期卧床患者经常翻身,还可以降低压疮、坠积性肺炎、肾结石、静脉血栓等并发症的发生率;此外可训练躯干与肢体动作的控制技巧。根据患者残存功能及病情不同,所采取的翻身方式也不同。偏瘫患者通常先学习向患侧翻身,相比向健侧翻身更容易。他人协助翻身法应尽量鼓励患者主动用力,不能完全依赖外力帮助。翻身后及时调整肢体位置,根据病情使之处于功能位或抗痉挛体位。具体训练方法如下:

1. 偏瘫患者翻身法

(1)独立翻身法:适用于体力较好、痉挛不太严重的患者。

1)向健侧翻身法:①患者仰卧于床上,健腿插在患腿下方并使双髋、双膝屈曲;②健侧手与患侧手交叉(Bobath 式握手,图 3-4)上举,并向前伸直上肢;③双上肢同时向左右侧摆动,利用腰腹肌力量及上肢摆动的惯性,让上肢和躯干一起翻向健侧;④调整好肢体位置(图 3-5A),不能伸肘的患者可将患肢屈曲置于胸前,用健手托住肘部;再将健腿插入患腿下方,借助身体向健侧转动的同时,趁势用健腿搬动患腿,翻向健侧(图 3-5B)。

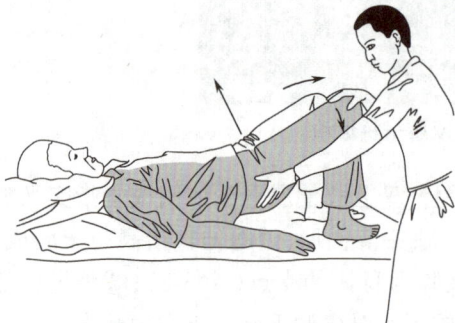

图 3-3　他人协助搭桥运动

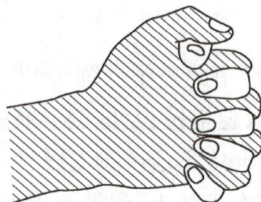

图 3-4　Bobath 握手

向健侧翻身

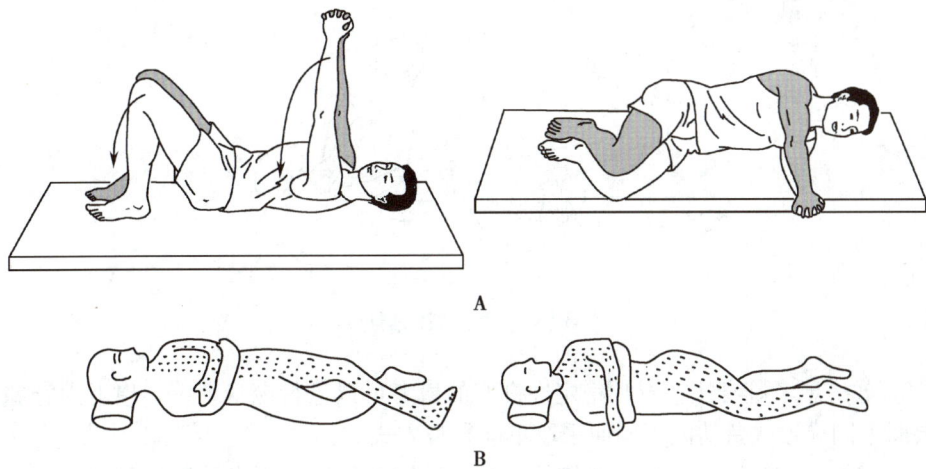

图 3-5 向健侧翻身

2)向患侧翻身法:①患者仰卧于床上,双手 Bobath 式握手,向上伸展上肢,健侧下肢屈膝;②将双上肢摆向健侧,再摆向患侧,可重复摆动一次,借助惯性,将身体翻向患侧;调整好肢体位置(图 3-6)。不能伸肘的患者可先把患侧的上肢和手放于腹部,屈曲健侧下肢使足底平放于床面;把头和颈转向患侧,健手伸向患侧放于床上或者抓住床边护栏;再将躯干和腰转向患侧,把骨盆和健腿也转向患侧。这种方法的弊端在于向偏瘫侧翻身容易压迫患肢,故应尽量不用。

(2)他人协助翻身法:适用于体力较虚弱或痉挛较严重的患者。

1)向健侧翻身法:①患者双手交叉握住;②治疗师先将患者患侧下肢屈曲,双手分别置于患侧肩部与臀部,用适当力量将患者翻向健侧;③协助患者摆放好肢体位置(图 3-7)。

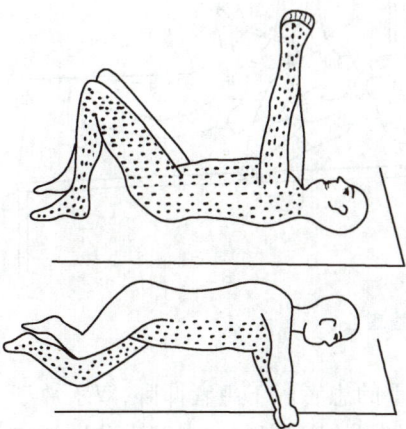

图 3-6 向患侧翻身

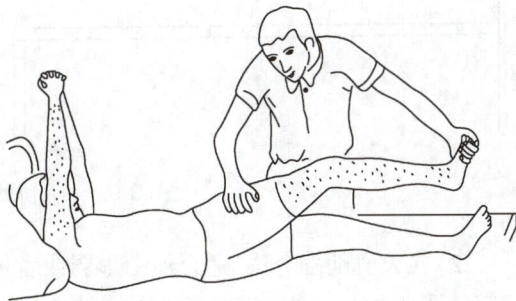

图 3-7 协助向健侧翻身

向患侧翻身

2)向患侧翻身法:①令患者抬起健侧腿向患侧伸,健侧上肢也向前摆;②治疗师一手放在患膝上辅助患腿外旋,另一手辅助使患侧上肢处于前伸位置(肩部向前伸,伸肘、伸腕);③治疗师用左手掌顶住患肢手掌,右手拉住患者健手,用力翻向患侧(图 3-8)。

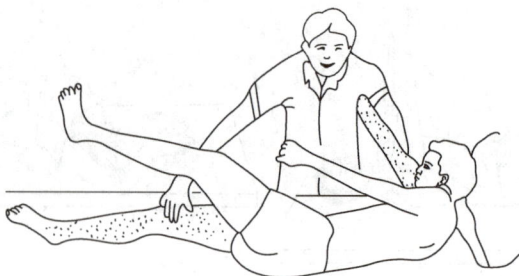

图 3-8　协助向患侧翻身法

2. 截瘫患者翻身法　脊柱稳定性良好的患者可以进行翻身训练。患者因脊髓损伤层面不同导致残留功能不同而采取不同翻身方式。

（1）独立翻身法：对于躯干控制能力和上肢肌力较好的患者可以先翻转上半身成侧卧位，再用单肘支撑起上部躯干，另一手调整下肢位置。

（2）他人协助翻身法：对于躯干控制能力不足或上肢肌力欠佳的患者需借助外力来帮忙。

1）一人协助翻身法：适合体重较轻、有一定转换能力的患者。①患者仰卧，双手放于腹部或交叉相握上举于胸前，双膝弯曲，双足蹬于床面（图 3-9A）；②治疗师站在患者欲转向侧的床对侧，先将患者双下肢移向操作者身侧床缘，再移患者肩、腰、臀部，然后一手托肩部，一手托膝部，轻将患者推向对侧，使其背向操作者呈侧卧位（图 3-9B）；③整理床单位，使用支具，使患者舒适并保持关节功能位。

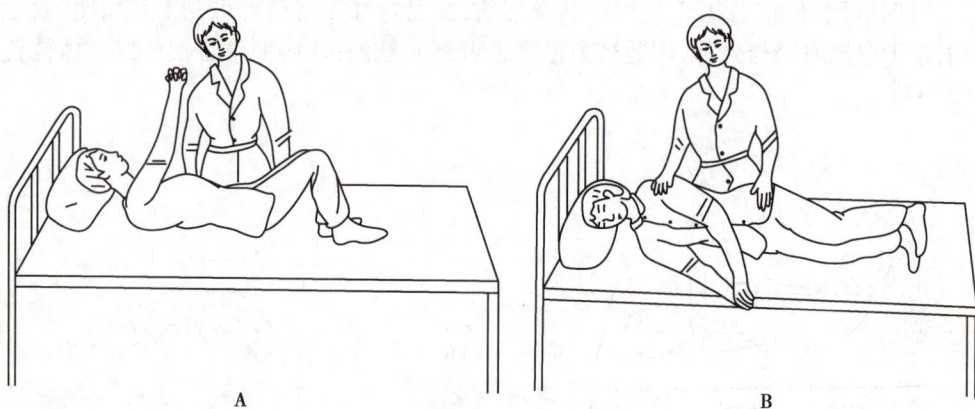

图 3-9　一人协助翻身（截瘫）

2）二人协助翻身法：适合体力虚弱或者体重较重的患者。①患者仰卧，双手放于腹部（图 3-10A）；②治疗师和助手同站在患者欲转向侧的床对侧，一人双手分别托患者颈肩部和腰部，另一人双手分别托患者臀部和腘窝部，同时抬起患者移向操作者身侧床缘；③治疗师和助手在分别托扶患者的肩、腰、臀和膝等部位，轻推患者使其转向对侧，背向治疗师呈侧卧位（图 3-10B）；④整理床单位，使用支具，使患者舒适并保持关节功能位。

3. 脑瘫患儿翻身法　通过多种方法训练患儿翻身，可扩大患儿的活动范围，为爬行做准备。

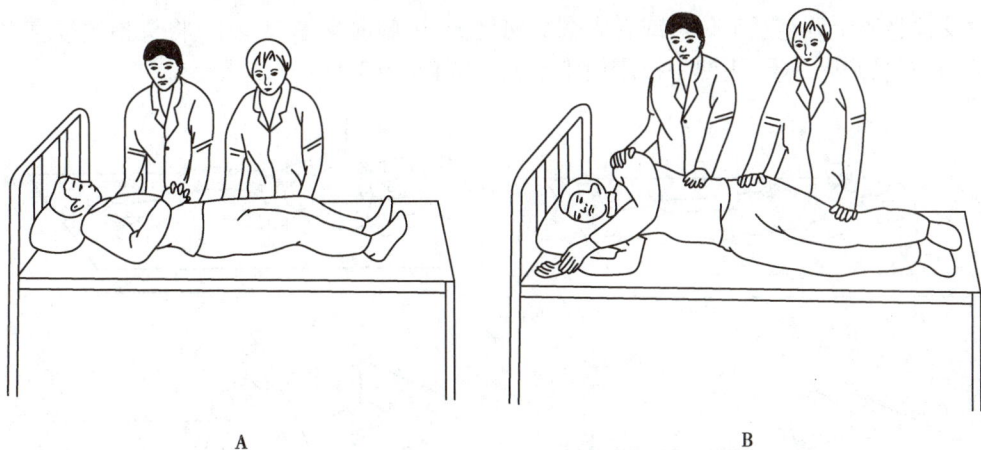

图 3-10 二人协助翻身（截瘫）

（1）逗引翻身法：①先让患儿侧卧，嘱自行翻成仰卧，然后再向侧面翻身；②用发声玩具逗引，吸引患儿转头、伸手抓玩具，诱导其再次翻身成仰卧；③同样的方法再向对侧逗引，治疗师同时辅以口令"转头，伸手抓，翻身"。在完成时给予表扬或奖励。

（2）由下肢助动翻身法：①患儿仰卧，四肢自然放松，治疗师位于患儿双脚下方，双手交叉，握住患儿的双踝关节，辅助患儿用双下肢带动身体转为侧卧位，同时辅以口令"翻身"；②患儿俯卧，双上肢伸向头的前方，治疗师双手握住患儿双踝关节，辅助患儿用双下肢带动身体转为仰卧位，同时辅以口令"翻身"。

（3）由上肢助动翻身法：①患儿仰卧位，四肢自然放松；②治疗师位于患儿头顶上方，诱使头转向要翻转的一侧；③双手分别握住患儿腕关节和肩部，辅助患儿用上肢带动其身体转为侧卧位或俯卧位，同时辅以口令"翻身"。

（4）手足动作分离翻身法：①让患儿仰卧，然后将其慢慢地拉起，使头随之抬起；②再仰卧位固定肩部来扭转腰下部，或固定下肢来扭转肩部，一直训练到患儿能控制躯干为止。也可以用声音或玩具引逗，使其向左前方或右前方慢慢倾斜，以达到身体整体的转动。注意不可突然拉拽。

（5）浴巾助动翻身法：①在平台铺上大浴巾，让患儿挺直仰卧；②治疗师提动浴巾的一端，使患儿向侧方向滚动，成为俯卧位。

（三）坐起

坐起又称为起坐，是指从卧位到坐位的转换。坐起是患者生活中的重要动作之一，是移动、步行、更衣、进食及如厕等的准备体位，也是站起训练及移动训练的前期阶段。尽早进行坐起训练，不但能够增强肌力，提高机体的平衡能力，改善骨、关节的功能，而且还能够预防坠积性肺炎、体位性低血压及脏器功能低下等并发症。

1. 偏瘫患者坐起训练　当患者能在床上完成翻身和搭桥运动后，可逐渐训练从卧位转为坐位。患者先练习健侧卧位坐起，再到患侧卧位坐起；从需人协助到独立坐起。

（1）独立坐起法：适用于健侧上肢支撑能力较好的患者。

1）健侧坐起法：①先将患侧上肢放在胸前或将患手放入裤袋；②将健侧腿伸置于患腿下方，利用健侧下肢带动患侧下肢移至床边；③利用健侧肘将躯干支撑起，再换健手支撑将躯干调整至坐位。或者先翻身向健侧,用健肘支撑起躯干,将头抬起致直立位,移双足到床沿下,用健手推床使躯干直立坐起(图3-11)。

健侧坐起法

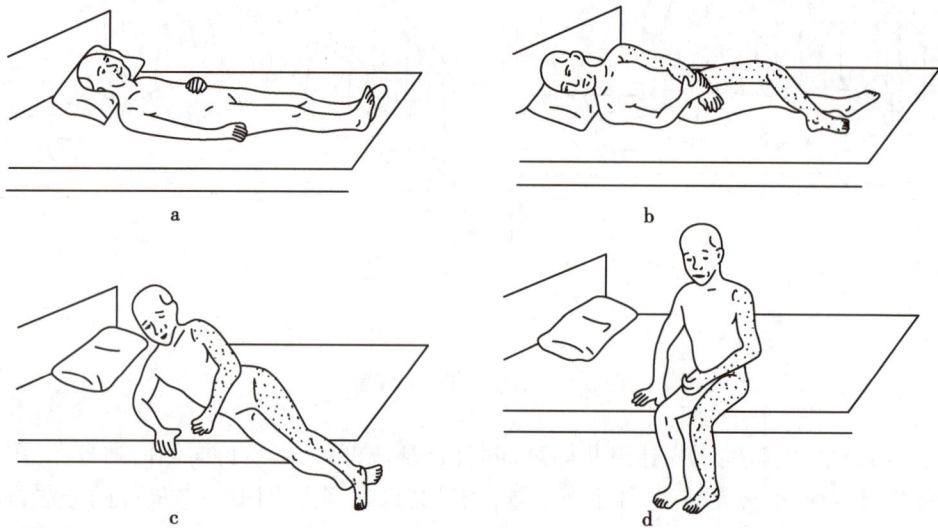

图 3-11　床边坐起

患侧坐起法

2)患侧坐起法:利用健侧下肢带动患侧下肢移至床边,然后用健侧手直接支撑,再将身体调整至坐位。

(2)他人协助坐起法:①将患侧上肢放在胸前或将患手放入裤袋;②治疗师身体前倾,双手插入患者腋下或肩胛下,患者健手抱住治疗师的颈部;③指导患者主动用力抬起上身,同时治疗师利用身体上升之力帮助患者抬起上身;④移双足到床沿下,调整至坐位(图3-12)。

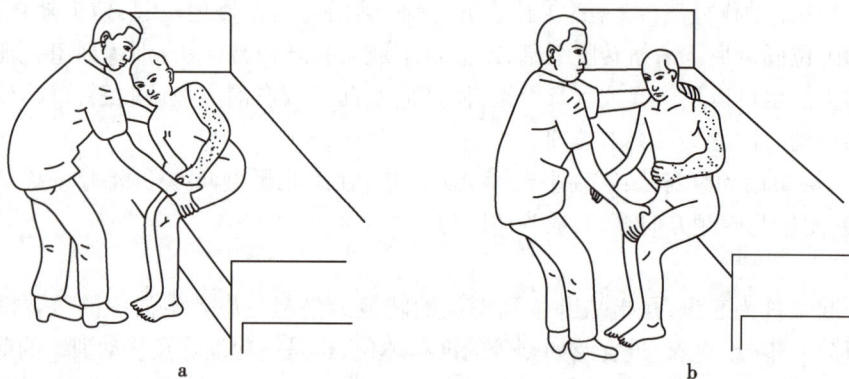

图 3-12　协助床边坐起

2. 截瘫患者坐起训练　对脊髓损伤后脊柱稳定性良好的患者应早期(伤后/术后1周左右)开始训练。

(1)独立坐起法

1)移动双肘由卧位变坐位:①患者先双肘支撑成俯卧位;②双肘向一侧移动直到躯干不能再侧回为止,骨盆由俯卧位向仰卧位翻转;③双肘向腿部移动,然后一侧上肢抬起勾住双大腿,另一肘继续支撑并向腿部移动;④支撑肘变为手支撑,在双腿上摆动躯体,使躯干坐起坐正(图 3-13)。

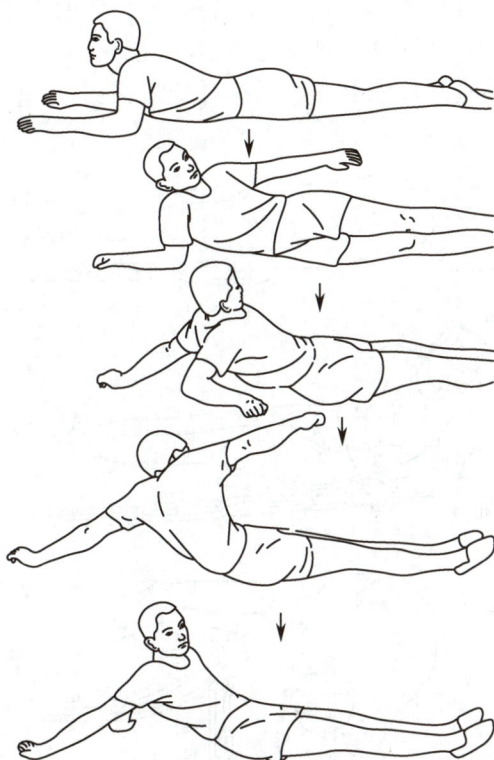

图 3-13 移动双肘坐起

2)由仰卧位变为坐位:①患者仰卧,双手放在裤袋内;②借助裤袋的拉力屈肘,使上部躯干抬离床面;③双肘向后移动到一个稳定位置上,然后提起一侧肢体向后摆动,手撑于床面;④另一手抬起也摆向后;⑤双手逐渐前移使躯干立起成坐位(图 3-14)。

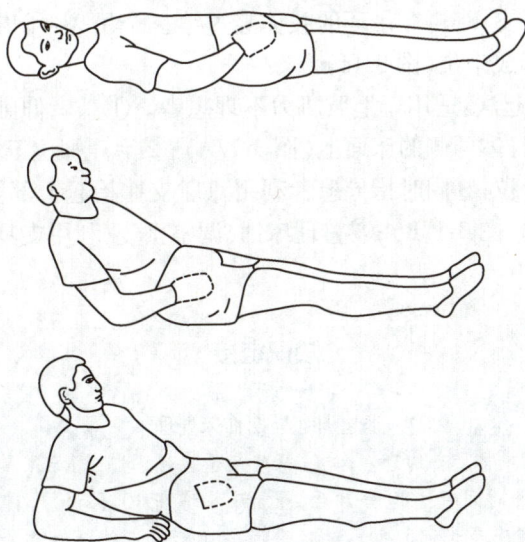

图 3-14 由仰卧位变为坐位

（2）借用辅助设备坐起法

1）借用绳梯：①患者仰卧，一侧手拉住绳梯，另一侧肘支撑于床面并同时移动，借助拉力抬起上部躯干；②支撑肘向前逐渐移动，拉绳梯的手拉住第二个绳梯来协助；③支撑肘继续前移直到拉住第三个绳梯时变为手支撑；④摆正上部躯干成坐位（图3-15）。

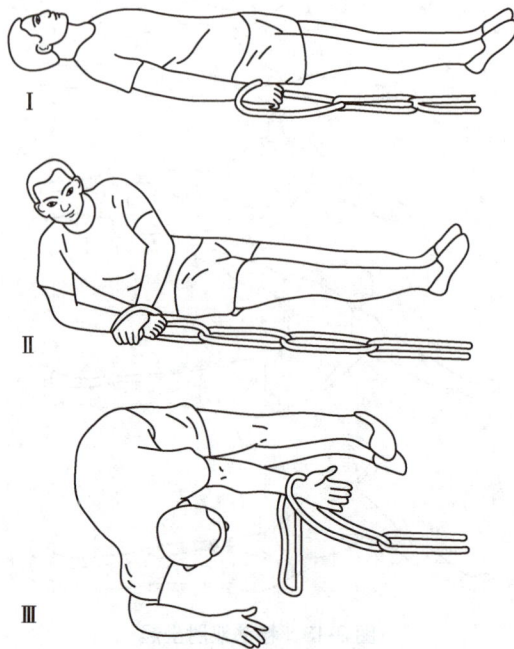

图3-15　借用绳梯坐起

2）借用悬吊带：①一侧肘部穿过吊环，借助拉力使上部躯干抬离床面；②另一侧肘部支撑于床面，再穿吊环的肢体穿过第二个吊环；③借助拉力抬起躯干，支撑肘抬起向后摆动于身后成手支撑，再穿吊环的肢体穿过第三个吊环；④借助拉力支撑手向前移动使上部躯干坐起成坐位（图3-16）。

（3）他人协助坐起法：适用于上肢肌力不理想者。①患者仰卧，双腿伸直，双上肢屈肘，肘关节支撑于身体两侧的床面上（图3-17A）；②治疗师位于患者侧前方，双手托起患者双肩并向上牵拉；③同时指导患者利用双肘支撑抬起上部躯干，再逐渐改用双手掌支撑身体而坐起（图3-17B）；④整理床铺，调整坐姿，利用支具使患者舒适并保持关节功能位。

知识链接

坐起训练早期临床处理

对于卧床时间较长或体质差的患者，先进行坐起适应性训练，指导家属先训练床头抬高30°的半坐位，在承受的最长时间超过30分钟后，隔天床头增高10°再训练，直到能维持90°超过30分钟后才可以开始训练床边坐起。也可早期采用电动起立床辅助站起的方式，为坐起训练做准备。

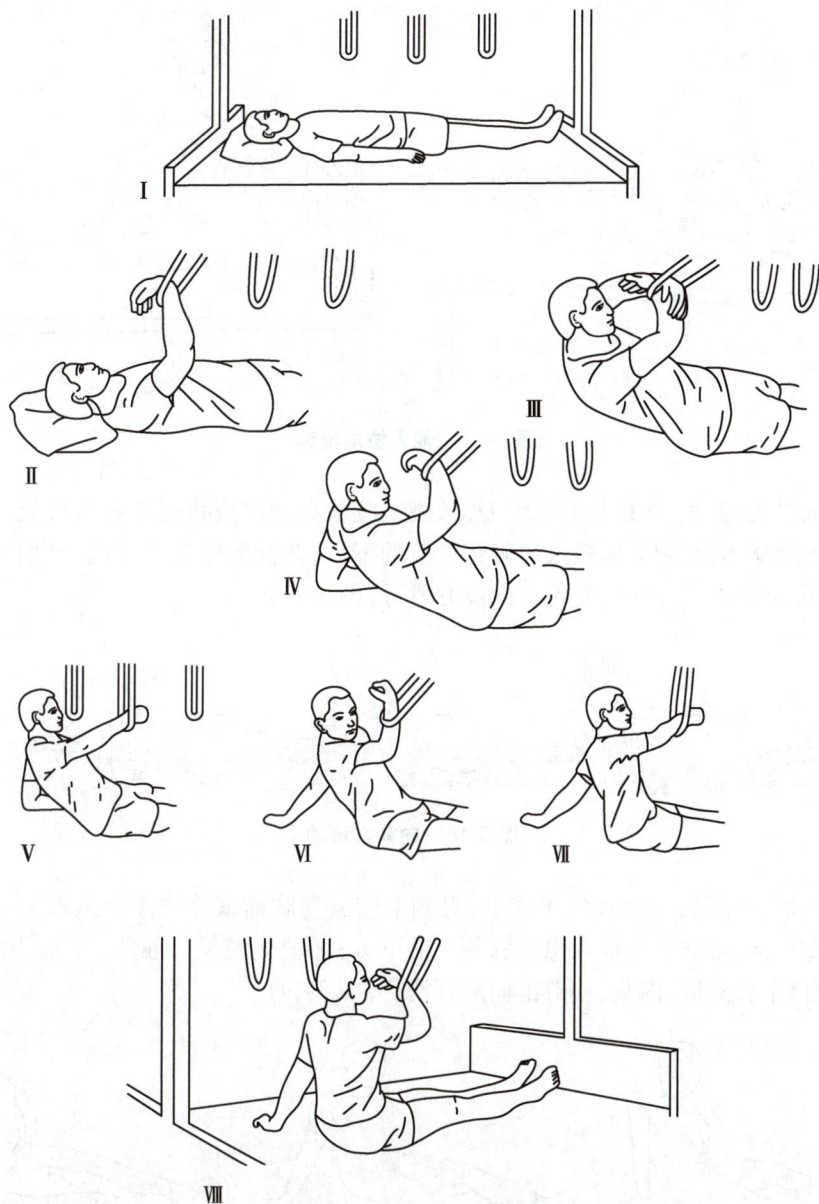

图 3-16　借用悬吊带坐起

（四）床上移动

床上移动是指卧床患者在床面上变换位置的过程,属于床上体位更换,也可以在地垫或者地面上进行训练。床上移动对于长期卧床患者很重要,患者病情允许时应鼓励其移动。

1. 偏瘫患者床上移动法

（1）独立移动法

1)向身侧移动:①患者坐于床上,患侧上肢放在胸前或将患手放入裤袋;②健侧上肢轻微外展后,上半身向健侧倾斜,使健侧上肢支撑身体并向健侧方向用力,带动臀部向健侧移动;③健侧下肢插入患侧膝关节下,带动患侧下肢向健侧移动。

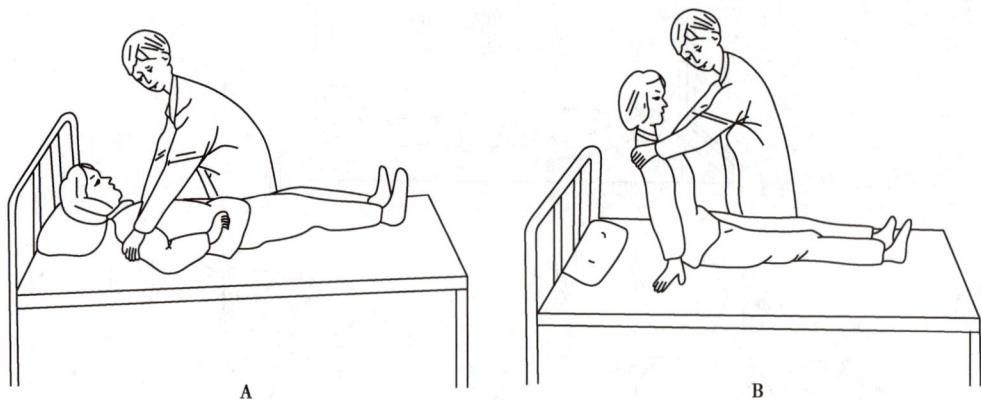

图 3-17 他人协助坐起

2)向前方移动:①患者坐于床上,患侧上肢放在胸前或将患手放入裤袋;②用健侧上肢支撑身体,健侧下肢插入患侧膝关节的下方;③健侧髋关节屈曲、外展,膝关节屈曲,健侧上肢外展、内收,使臀部向前方滑行(图 3-18)。

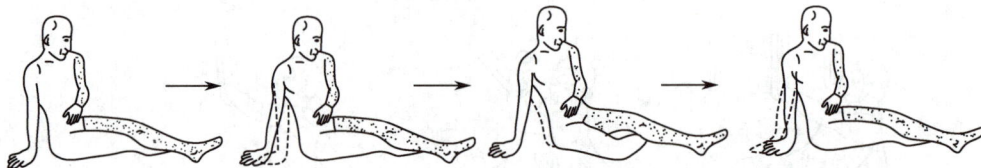

图 3-18 向前方移动

3)向后方移动:①患者坐于床上,患侧上肢放在胸前或将患手放入裤袋;用健侧上肢支撑身体,健侧下肢插入患侧膝关节的下方;②健侧髋关节屈曲、外展,用足部踢床面,健侧上肢外展、内收,使臀部向后方滑行(图 3-19)。

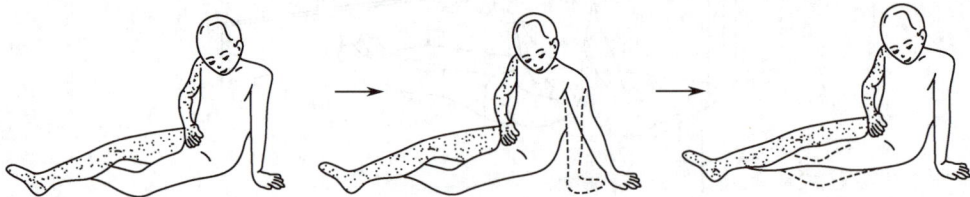

图 3-19 向后方移动

(2)他人协助移动法

1)向身侧移动:①患者仰卧,双腿屈曲,双脚平放在床上;②治疗师一手将患膝下压,并向床尾方向牵拉,另一手扶住患者臀部,嘱患者抬臀,并向一侧移动,然后患者移动肩部使身体成直线。患者向床头或床尾移动时,也可采用此动作(图 3-20)。

2)向前后方移动:①患者取坐位,双手交叉前伸,在治疗师的帮助下,把重心转移到一侧臀部,再到对侧臀部;②一侧负重,对侧向前或向后移动,犹如患者用臀部行走;③治疗师站在偏瘫侧,把住患者的大转子部位,帮助患者转移重心以促进"行走"动作(图 3-21)。

图 3-20 协助向身侧移动

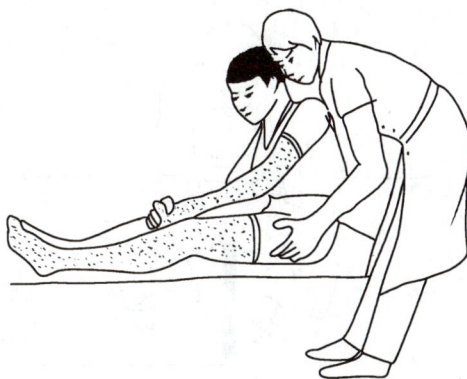

图 3-21 协助向前后方移动

2. 截瘫患者床上移动法

（1）独立移动法

1）前方移动法：①患者先使上半身坐起（图 3-22A）；②将双手放在身后床面,利用上肢撑起躯干将臀部抬离床面向前移动（图 3-22B）；③放下臀部坐稳,用双手搬动下肢,调整下肢体位并使关节处于功能位（图 3-22C）。

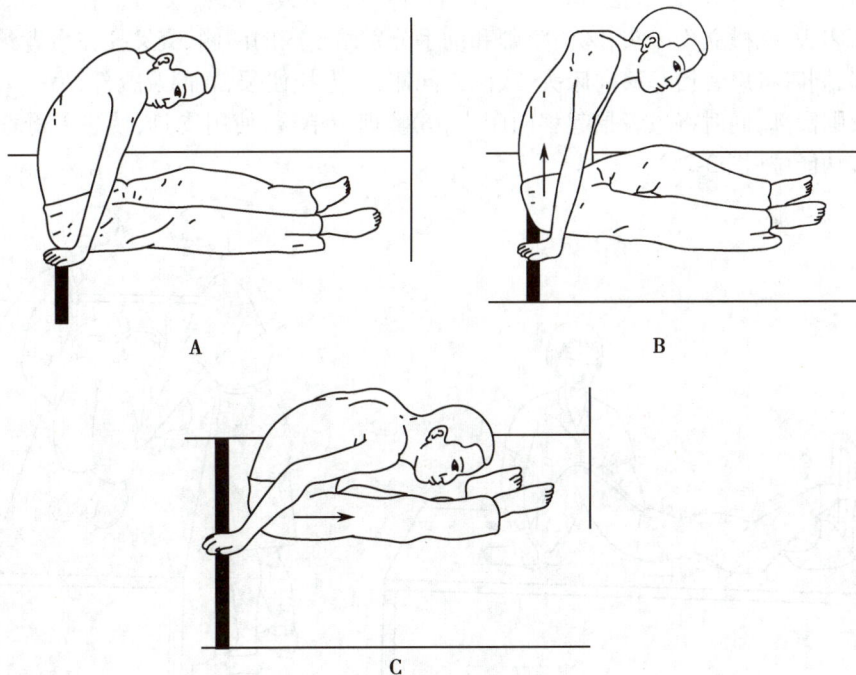

A

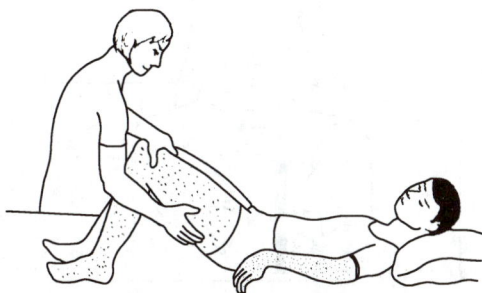

B

C

图 3-22 截瘫前方移动

2）侧方移动法：①患者先使上半身坐起（图 3-23A）；②双手放在身体两侧支撑床面,利用上肢撑起躯干将臀部抬离床面向左或向右移动（图 3-23B）；③放下臀部坐稳,用双手搬动下肢,调整下肢体位并使关节处于功能位。

截瘫前方移动

截瘫侧方移动

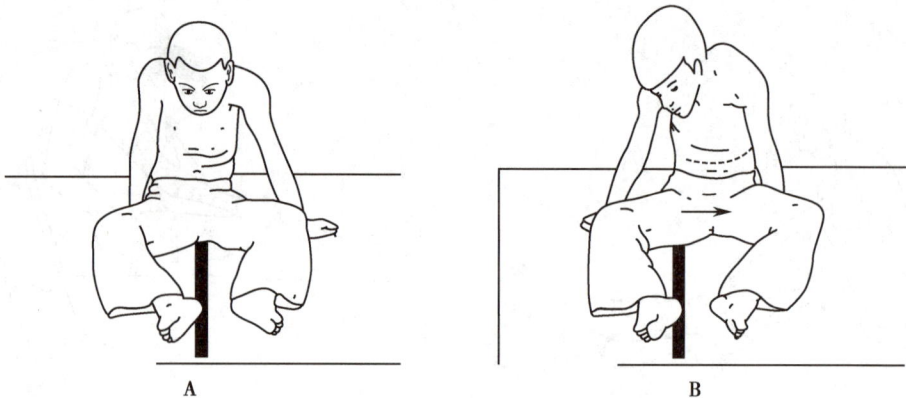

图 3-23　截瘫侧方移动

（2）他人协助移动法

1）一人协助移向床头法:适合体重较轻、上肢有一定肌力的患者。①根据病情放平床头,枕横立于床头;②患者仰卧屈膝,双手拉住床头栏杆,双足蹬于床面;③治疗师一手稳住患者双脚,一手在臀部提供助力,使其移向床头;④放回枕头,视病情酌情抬高床头,整理床铺,使关节处于功能位(图 3-24)。

2）二人协助移向床头法:适合体力虚弱、体重较重或上肢瘫痪的患者。①根据病情放平床头,枕横立于床头;②治疗师和助手分别站于床的两侧,交叉托住患者颈肩部和臀部,同时将患者抬起移向床头,或两人同侧,一人托住颈、肩部及腰部,另一人托住臀部及腘窝部,同时将患者抬起移向床头;③整理床单位,使用支具,使患者舒适并保持关节功能位(图 3-25)。

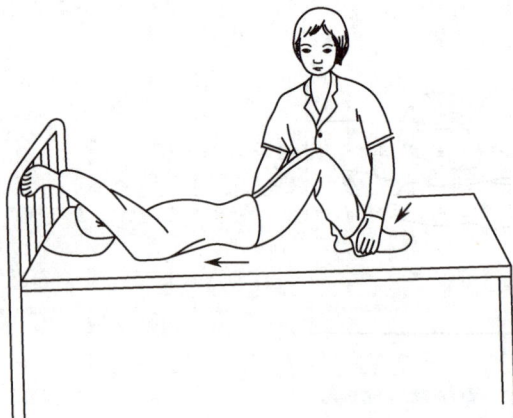

图 3-24　一人协助移向床头

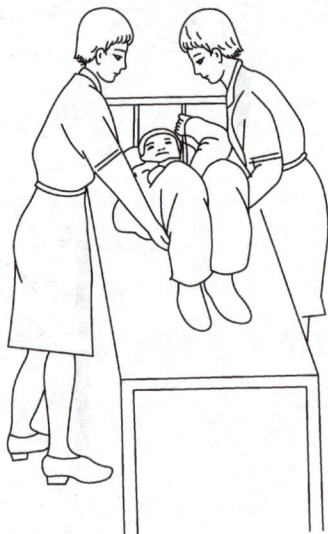

图 3-25　二人协助移向床头

3. 脑瘫患儿床上爬行训练

（1）独立爬行训练:用玩具吸引患儿自主爬行。刚开始是手脚同侧往前爬,逐渐变成左手右脚及右手左脚交替式爬行(图 3-26)。

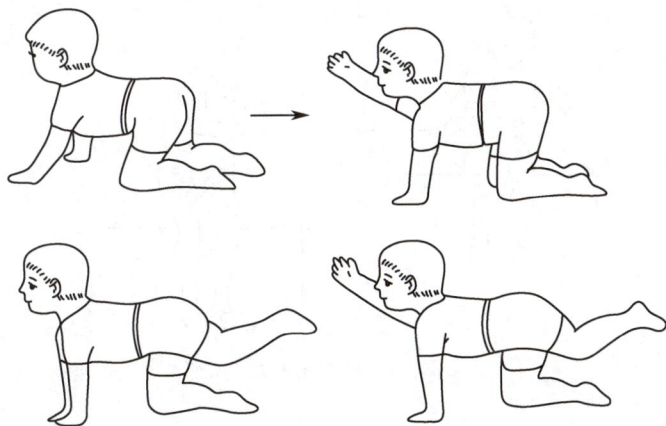

图 3-26　独立爬行

（2）他人协助爬行训练

1）协助膝部爬行训练：①患儿用手和双膝支撑身体，双上肢伸直；②治疗师用双手握住患儿膝后部，帮助其练习爬行。

2）协助髋部爬行训练：①患儿用手和双膝支撑身体；②治疗师抬起患儿髋部，轻轻将骨盆向上提，帮助患儿练习爬行（图 3-27）。

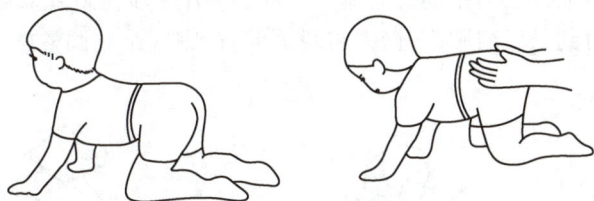

图 3-27　协助髋部爬行

3）辅助踝部爬行训练：①治疗师位于患儿后方，双手握住患儿脚踝；②诱导患儿向前移动，令患儿先伸出一只手，然后紧接着前移对侧下肢。左右肢体交替进行训练。

（五）上下床

上下床是指床坐位与站立位之间的转换，即站起。也可用于椅坐位与站立位之间的转移。当患者下肢有一定负重能力时，即可开始进行从坐位到站起的练习。训练的关键点是身体重心的控制和转移。训练前先进行下肢相关肌肉肌力训练。稳定性差的患者应该有操作者在旁边监督和协助，必要时借助辅助具。

1. 偏瘫患者上下床

（1）独立站起法

1）上肢前上伸站起法：适用于患肢有一定支撑能力的患者。①患者坐于床面，双足落地，患足在健足稍后方以便负重；②采用 Bobath 式握手，向前上方伸直双上肢，同时躯干向前倾，重心前移，使双肩超过双膝（图 3-28）；③臀部离开床沿，双腿同时用力，伸髋、膝站起，躯干挺直，双手分开自然放置。

偏瘫独立站起

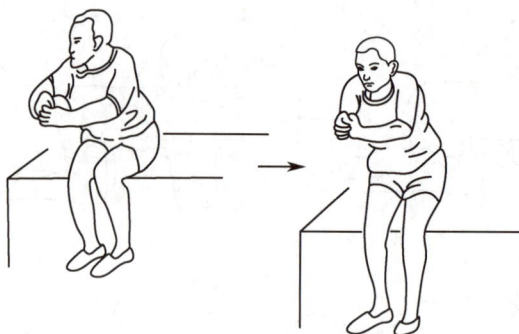

图 3-28 上肢前上伸站起法

2)健侧支撑站起法:①患者坐于床面,双足落地,健足在患足稍后方以便负重;②健侧上肢支撑身体,重心偏向健侧,健侧髋、膝关节伸展,与健侧上肢同时用力支撑起身体;③调整好身体后维持平衡。

(2)他人协助站起法:适用于下肢支撑能力较差的患者。①患者坐于床旁,双足着地,健肢在后患肢在前,躯干略前倾;②治疗师面对患者站立,双足分开与两肩同宽,微下蹲,用双膝夹紧患者双膝加以固定,双手扶托起患者髋部或拉住患者腰带,患者双手抱住操作者的颈部,并将头放在治疗师的肩膀上,指导患者主动用力抬臀、伸腿,同时操作者利用身体上升之力帮助患者躯干上抬;③治疗师在患者双膝伸直、身体上抬时顺势将双手上滑到患者肩胛部,慢慢将身体伸直,完成站立调整患者重心,维持站立平衡(图 3-29)。

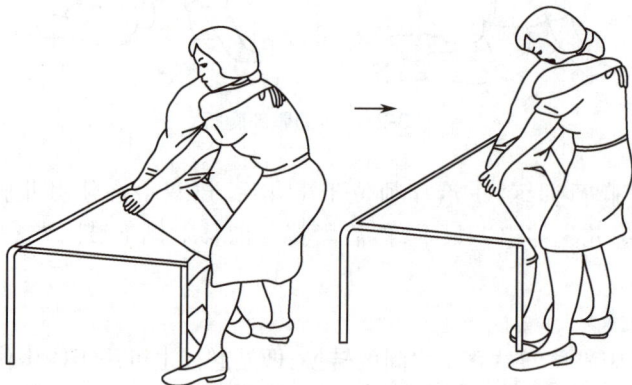

图 3-29 他人协助站起

2. 截瘫患者站起训练 不同损伤的患者训练方法不同。

(1)脊柱稳定或者采取相应措施固定的脊柱不稳定患者,可以练习扶床站立、带支具及不带支具的站立、站稳。下肢随意运动未恢复以前主要依靠上肢及腰背肌、辅助器具进行训练:①扶床站立;②依扶站立(扶拐、扶人、扶双杠);③自己站立。练站的同时依靠上肢支撑力进行下肢活动,如膝关节屈伸、髋关节屈伸、踢腿、摆腿等来加强下肢稳定性。

(2)$T_{10} \sim T_{12}$水平损伤的患者,屈髋肌、下腹肌和下部骶棘肌功能丧失,必须利用长腿支架,上附一骨盆带,以稳定髋部。

（3）$T_{12} \sim L_2$ 损伤的患者，股四头肌功能丧失，需用长腿支架及膝关节固定带以稳定膝关节，支架在膝部能交锁，行走时支架交锁使膝伸直，坐下时解锁能使膝屈曲成 90°。

（4）$L_3 \sim L_4$ 损伤的患者，由于胫前肌功能缺乏，患者需选用双侧短腿支架，或矫形鞋以稳定和背屈踝关节，还需用单拐和双拐进行站立。

（5）L_5 以下损伤导致腓肠肌、臀大肌损伤，功能丧失，患者可用单拐、双拐辅助站立。

3. 脑瘫患儿站起训练

（1）借助辅助具站起法：患儿扶东西站起（图 3-30）。

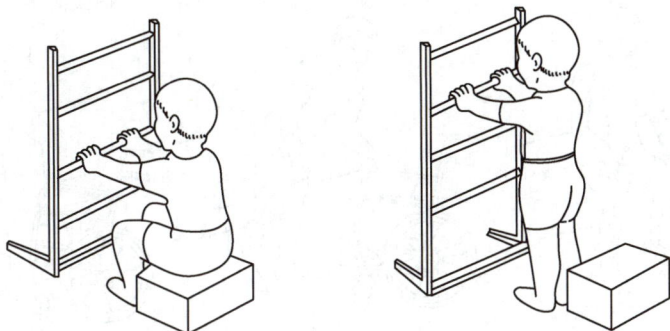

图 3-30　扶东西站起法

（2）他人协助站起法：①患儿坐于床边；②治疗师保持患儿的两侧大腿分开和外旋并用手顶住膝盖，使患儿重心往前倾，双足均匀地落地然后扶着患儿站起来（图 3-31）。

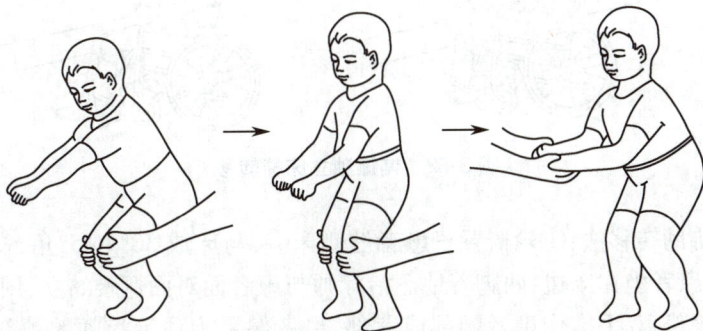

图 3-31　协助站起法

二、转移训练

转移是指身体从一个地方转移到另一个地方的过程，是患者获得或者保持日常活动独立性的一个基本活动。转移训练是为了使患者在被动或主动状态下能完成日常生活及康复锻炼过程中所需的有目标、有质量、有意义的体位转换及身体移动而进行的训练，主要包括在床、轮椅、厕所、浴室之间的转移，只要病情及功能状况允许，转移训练在住院期间、在家里都应该进行。转移方法包括独立转移和帮助转移。独立转又称主动转移,指患者独立完成转移动作;帮助转移指患者在他人的协助下转移,可有两人协助和一人协助。在转移时可以借助一些辅助具,例如滑板、吊环等。

(一)床椅间转移

1. 偏瘫患者床椅间转移

(1)从床到轮椅的转移

1)独立转移法:①将轮椅置于患者健侧床旁,与床成 30°~45°夹角,刹住车闸,移开脚踏板;②患者坐在床边,双脚着地,健手握住轮椅外侧扶手,躯干向前倾斜,用健手、健腿支撑站起;③站稳后以健足为轴,向健侧缓慢转动身体,使臀部正对椅子缓慢坐下;④调整身体位置,坐稳,移回脚踏板,将双足放在脚踏板上(图 3-32)。

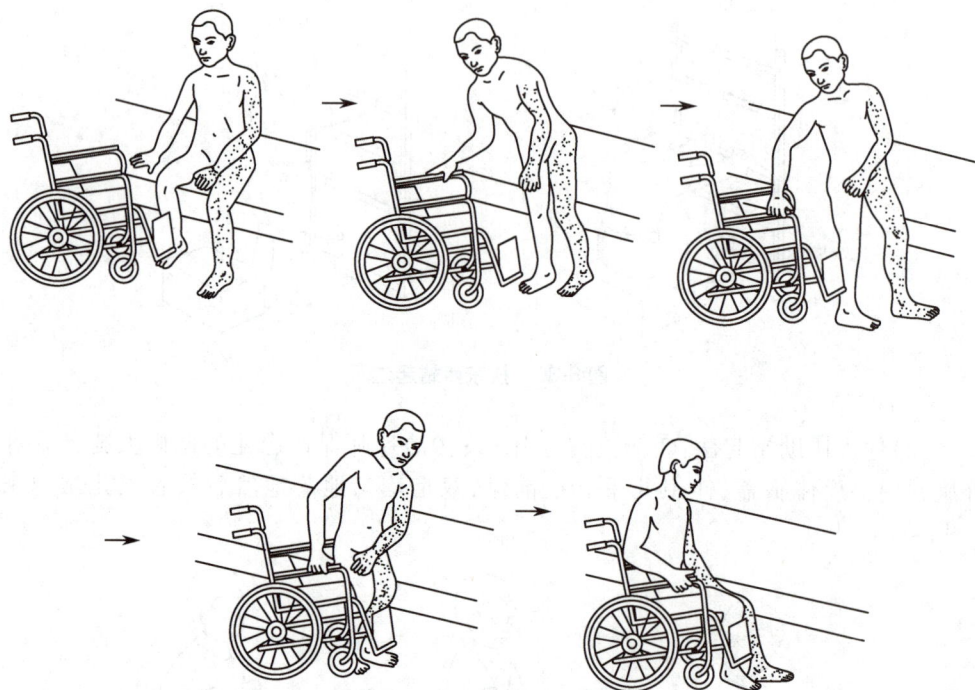

偏瘫床椅转移

图 3-32　偏瘫独立床椅转移

2)他人协助转移法:①轮椅置于患者健侧床旁,与床成 30°~45°角,刹住车闸,移开脚踏板;②患者坐在床边,两脚着地。治疗师与患者面对面弯腰站立,用膝盖顶住患者患侧下肢膝盖,双手抱住患者腰部或背部,患者健手抱住治疗师的颈部或肩膀(图 3-33A);③治疗师使患者身体向前倾斜,将其重心移到脚上,用力其使臀部离开床面,同时以健脚为轴,向健侧旋转身体,使臀部对准椅面坐下(图 3-33B、图 3-33C);④整理好患者坐姿,打开车闸,向后驱动轮椅离开床,翻下脚踏板,将双足放在脚踏板上。

(2)从轮椅到床的转移

1)独立转移法:①将轮椅驱动至床边,健侧靠近床,使轮椅与床之间成 30°~45°夹角,刹住车闸;患者身体向前移动,双足放至地上,向两侧移开脚踏板;②健手抓住轮椅床侧扶手,躯体向前移,健足后于患足,利用健手、健腿支撑站起;站稳后,健手向前移至床面支撑,以健足为轴,身体向健侧缓慢转动,使臀对床,慢慢坐下;③调整坐位姿势(图 3-34)。

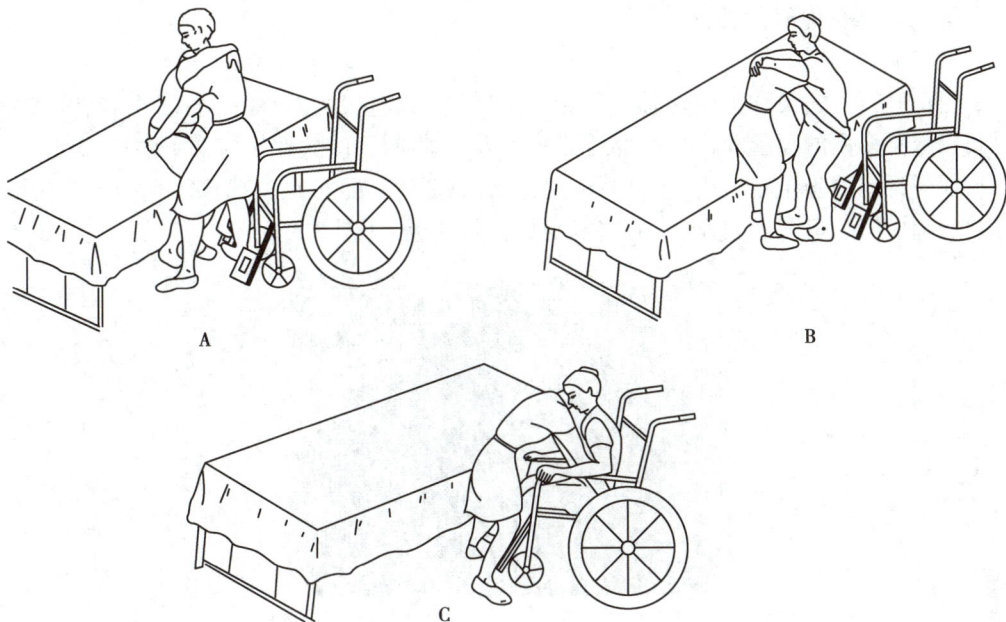

图 3-33　偏瘫他人协助床椅转移

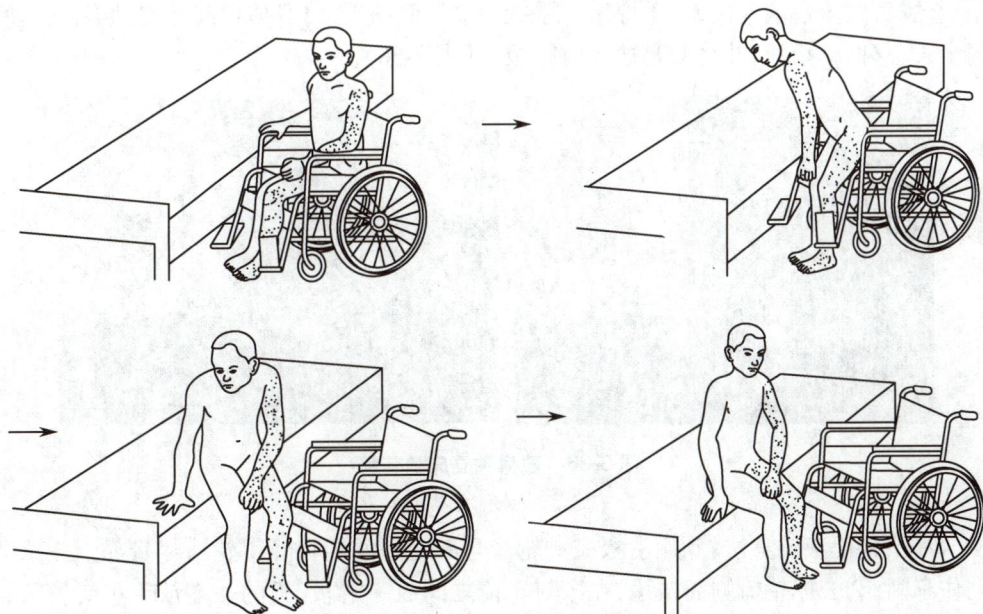

图 3-34　偏瘫独立椅床转移

2）他人协助转移法：①将轮椅驱动至床边，健侧靠近床，使轮椅与床之间成 30°~45°角，刹住车闸，患者身体向前移动，双足放至地上，翻起脚踏板；②治疗师将一只脚插入患者两腿之间，用手抱起患者腰背部，嘱患者同时用力，协助站起；③以健腿为轴，协助患者缓慢转动身体，坐到床沿；④调整患者坐位姿势。

2. 截瘫患者床椅间转移

（1）从床到轮椅的转移

1）独立转移法

直角转移法：又称正面转移。①轮椅向前与床成直角，刹住车闸；②患者背向轮椅，以双手多次的撑起动作将臀部后移向床边；③将双手改放在轮椅扶手中央，撑起上身，使臀部向后坐于轮椅内；④打开车闸，向后驱动轮椅至足跟移离床沿（至两脚在床边），刹住车闸；⑤移回脚踏板，并将双足放在脚踏板上（图3-35）。

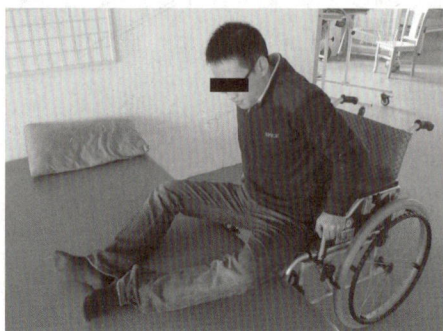

图 3-35 截瘫独立床椅转移

侧方转移法：①使轮椅向前与床平行或成30°角，刹住车闸，拆去轮椅近床侧扶手；②患者取床边端坐位，一手撑床一手握轮椅外侧扶手，将身体撑起并移动臀部至轮椅上；③移回脚踏板，并将双足放在脚踏板上（图3-36）。

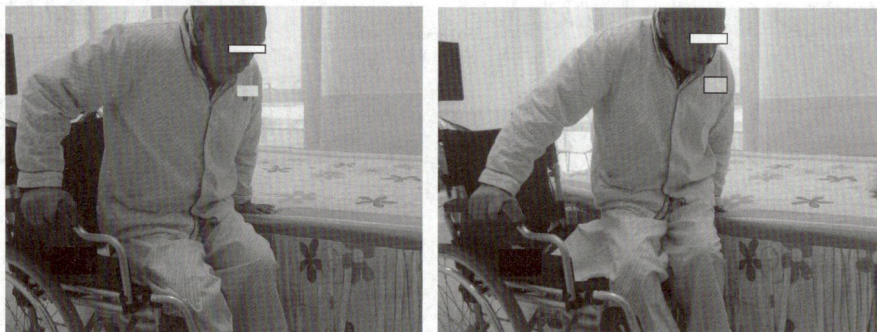

图 3-36 截瘫独立床椅转移

2）借助滑板转移法：利用滑板完成轮椅与床之间的转移。①轮椅尽量靠近床缘，刹住车闸；②去掉轮椅侧面扶手，在床与轮椅之间放一滑板，板的一端放于患者臀下；③患者一手撑于轮椅坐垫，一手撑于床缘，抬起上身，将臀移离床垫顺滑板滑进轮椅；④装上扶手，将双足放于踏板上（图3-37）。

3）他人协助转移法

锐角转移法：①轮椅置于床旁与床成30°～40°角，刹住车闸，移开脚踏板；②协助患者坐起移至床边，双足着地，躯干略前倾；治疗师屈髋面向患者站立，双下肢分开位于患者双腿两侧，双膝夹紧患者双膝外侧并固定，双手抱住患者臀部或拉住腰部皮带，患者双臂抱住治疗师的颈部，并将头放在治疗师靠近轮椅侧的肩上。操作者挺直后背

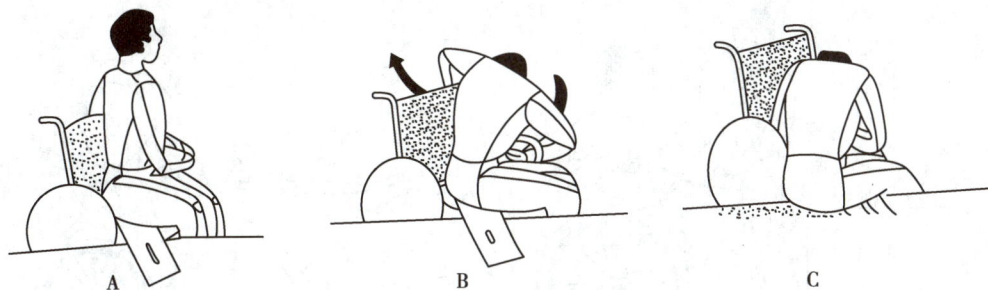

图 3-37　截瘫利用滑板床椅转移

并后仰将患者拉起完全离开床面并站立；③在患者站稳后治疗师以足为轴旋转躯干，使患者背部转至轮椅，臀部正对轮椅正面；④使患者慢慢弯腰，平稳入座；⑤帮助患者坐好，翻下脚踏板，将双足放在脚踏板上。

直角转移法：与下面"从轮椅到床的他人协助直角转移法"步骤相反。

（2）从轮椅到床的转移

1）独立转移法

直角转移法：①驱动轮椅至床旁，使轮椅正对床成直角，离床 20～40cm 时刹住车闸，移开脚踏板；②将两脚提至床上并伸直，再打开车闸，向前移动轮椅，使轮椅紧靠床，刹住车闸；③头部和躯干向前屈曲，两手撑住轮椅扶手向上支撑，使臀部离开椅垫，并向前移动；④将两手放在床上后，继续支撑抬起臀部，向前移动直至臀部移至床上。

截瘫床椅转移

侧方转移：与"从床到轮椅侧方转移法"步骤相反。

2）他人协助转移法

锐角转移法：与"从床到轮椅的他人协助锐角转移"步骤相反。

直角转移法：①将患者推至床旁，使轮椅正面向床，距离床 20～40cm，并与床成直角，刹住车闸；②治疗师协助患者抬起双腿，将下肢放于床上并伸直（图 3-38A）；③治疗师站于轮椅的一边，打开车闸并用身体稳定轮椅。一手扶住患者的肩胛部，一手置于患者大腿下，往前推动轮椅，使患者双腿移至床上。至轮椅靠近床时再次刹住车闸（图 3-38B）；④治疗师仍一手扶住患者的肩胛部，一手置于患者大腿下，患者双手抓住轮椅扶手，两人同时用力，患者尽可能撑起躯干并将臀部向前移动，治疗师将患者的躯干向前托，使患者的臀部从轮椅上移至床上（图 3-38C）；⑤打开车闸，推走轮椅，协助患者取床坐位或者卧位；⑥整理床单位，使患者舒适并保持关节功能位。

（二）椅厕间转移

座厕最好高于地面 50cm 并能升降，便桶旁边的墙上最好能安装上扶手。患者应能自己穿脱衣服，坐上座厕前应先脱好裤子。

1. 偏瘫患者椅厕间转移

（1）独立转移

1）正方转移：①驱动轮椅，直对坐便器停住，刹住车闸；②足离开踏脚板，移开脚踏板，手扶轮椅扶手或按照坐位到立位的起立方法站起；③健手抓住轮椅扶手，以健侧下肢为中心旋转身体，缓慢坐向便器。返回轮椅时按相反顺序进行。

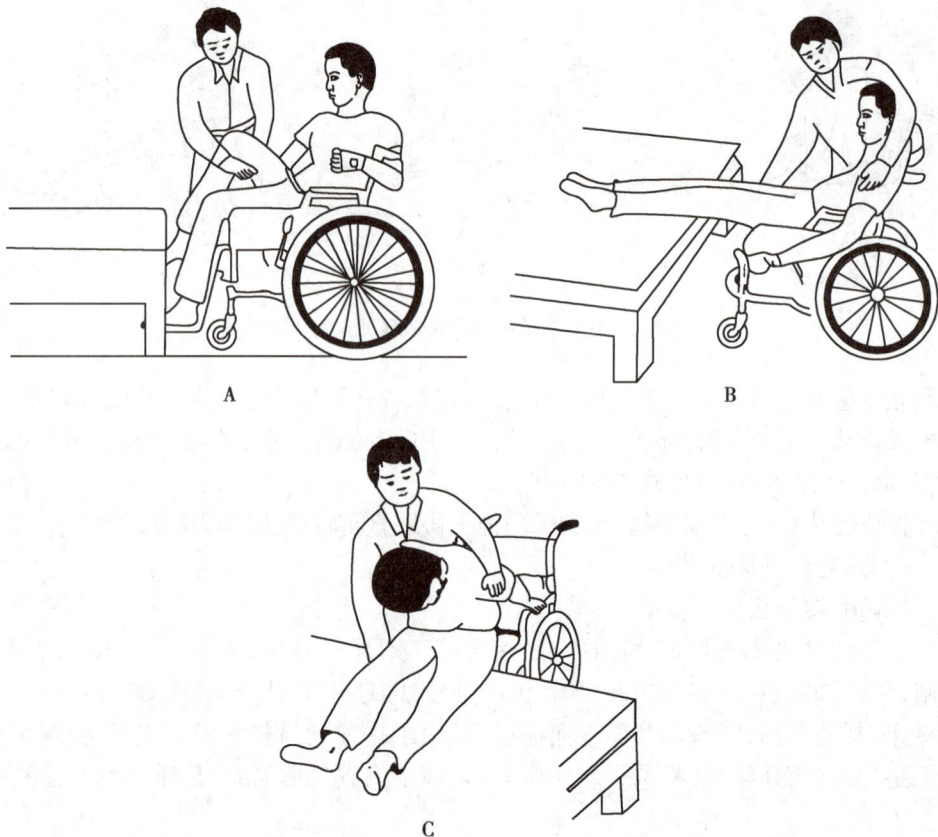

图 3-38　他人协助从轮椅到床直角转移

2) 侧方转移:适用于墙壁装有垂直扶手的卫生间。①患者将轮椅驱动至座厕旁,使健侧靠近座厕与座厕成 30°~40° 的角,刹住车闸;足离开踏脚板,移开脚踏板,健手扶住固定于墙壁的垂直扶手起立;②以健侧下肢为中心旋转身体;③坐向便器(图 3-39)。返回轮椅时按相反顺序进行。

(2) 他人协助转移:①将轮椅驱动至座厕旁,健侧靠近座厕,使轮椅与座厕之间成 30°~45° 角,刹住车闸,患者身体向前移动,双足放至地上,翻起脚踏板;②治疗师将一只脚插入患者两腿之间,用手抱起患者腰背部,嘱患者同时用力,协助站起;③以健腿为轴,协助患者缓慢转动身体,臀部对准座厕平稳坐下;④调整患者坐位姿势。返回轮椅时按相反顺序进行。

2. 截瘫患者椅厕间的转移　①患者驱动轮椅至座侧旁,轮椅尽可能斜靠厕座,刹住车闸;②向两侧翻起脚踏板,除去近厕座侧的轮椅扶手;③一手撑住轮椅座面,另一手撑起远侧厕座圈,将身体移向厕座坐稳。返回轮椅时按相反顺序进行。

(三) 椅盆间转移

1. 偏瘫患者椅盆间转移

(1) 独立转移法:①患者将轮椅驱动至浴盆旁,刹住车闸,向两侧移开脚踏板;②健手把患腿托起放入盆内;③健手握住墙壁扶手或浴盆边缘,健腿撑起身体并前倾,同时抬起臀部移动到盆内的转移板或椅子上坐稳;④将健腿也移入盆内(图 3-40)。

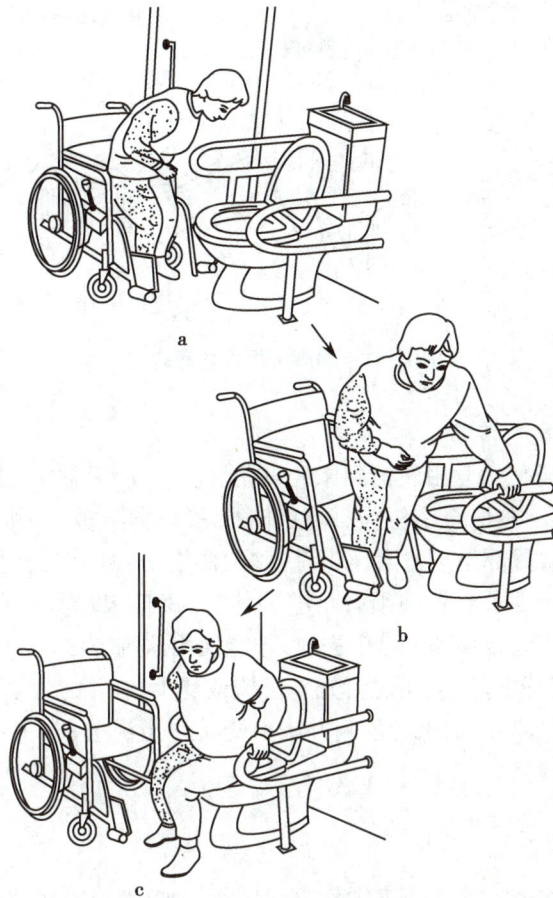

图 3-39　偏瘫独立椅厕转移

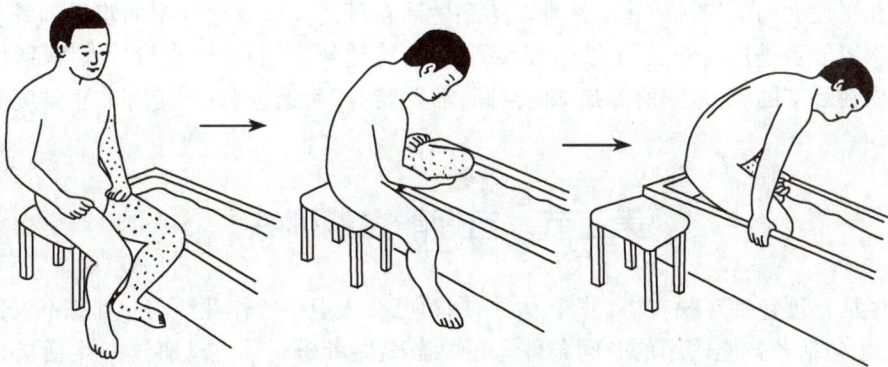

图 3-40　偏瘫椅盆间转移

（2）借助滑板转移法：①洗澡板横架在浴缸上；②患者先驱动轮椅到浴盆旁，患侧靠近洗澡板，扶住扶手，慢慢站起（如站起或过椅平衡欠佳的，改用好侧靠近洗澡板）；③转身、坐在洗澡板上。出浴盆过程步骤相反（图3-41）。

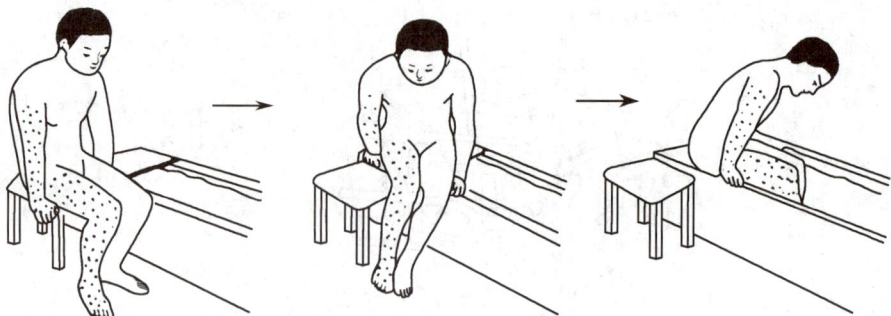

图 3-41　偏瘫滑板椅盆间转移

2. 截瘫患者椅盆间转移

（1）独立转移：类似独立由轮椅到床的直角转移。①浴盆内宜先放入一脚底装有橡皮垫矮凳，患者驱动轮椅至浴缸旁，刹住车闸，移开脚踏板；②将双足抬至浴盆内；③用双手支撑前移将臀部坐于盆沿，双手扶盆两侧沿，转身，放松肘膝以坐于盆内，或坐浴盆内的矮凳上。要求患者必须有足够的体力，确信自己具有移到 18cm 或 13cm 高的木椅上的能力或能转移到浴盆中去时，才能使用这种方法。

（2）利用单足滑板的转移：①患者先坐于椅或凳上，在浴盆上置一单足的长滑板，跨越盆之两侧并伸出池外；②患者依侧方法由椅转移至浴盆；③将足逐一用手移入盆内，再将躯体滑入浴盆。

三、步行训练

步行训练属于物理治疗师的工作范畴，但是不少患者或家属常因忽略实用性步行训练，而导致跌倒、外伤再次入院。因此，需要作业治疗师与物理治疗师合作，共同完成功能性移动的训练。在日常生活中，室内、室外各种道路和周边环境比较复杂，仅仅完成在平地上向前步行的运动是难以达到生活自理的。作业治疗中的步行训练主要关注患者能否进行室外上、下坡路，上、下台阶，跨越障碍，躲避车辆与行人等活动，以及室内在卧室的床边、厕所等狭窄的空间，需要转身、后退、侧方行走等非正常姿势下的移动。

第二节　自理能力的训练

生活自理包括穿脱衣物、进食、大小便管理、个人卫生等作业活动。训练不仅包括技能，也包括各技能适用的时间条件。还要激励患者乐于独立从事这一生活自理活动。具体的训练方法可先从部分训练开始，如令患者开始某一分解的任务，而后令患者逐步连接完成，最后使之能执行完整的任务。也可以反向作业，如先训练脱衣后训练穿衣，先训练解扣后训练系扣。

一、穿脱衣物训练

穿脱衣物不仅是患者日常生活所需，也是患者维护自尊、提高自信心的重要方式。完成穿脱衣物活动需要综合很多技能，包括平衡协调能力、肌力、关节活动范围、感知和认知的能力。内容包括穿脱上衣、穿脱裤子、穿脱鞋袜等。

（一）穿脱上衣训练

1. 偏瘫患者穿脱上衣训练　偏瘫患者患侧上肢不能主动完成穿衣动作,常为健手单手操作。在患肢没有恢复一定功能时,我们一般先采用这种方式,让患者尽早实现生活自理。同时,在训练中鼓励患者尽可能地利用患侧主动穿衣。指导患者按照正确的步骤和方法进行更衣,不仅让患者觉得方便、快捷,而且可避免更衣给患侧肢体带来疼痛。具体方法如下:

（1）模拟穿脱上衣训练:①患者取坐位;②健手持绳套圈,练习将套圈从患侧上肢套到肩部并退下来;③练习熟练后过渡到穿脱袖套,主要练习患者的平衡控制及上肢功能,熟悉穿衣程序(图3-42);④最终过渡到穿真实衣物训练,开始时选取穿脱较宽松衣服。

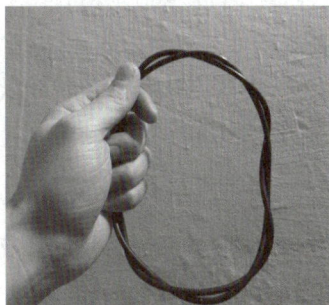

图 3-42　模拟穿衣训练

（2）穿脱开襟上衣

1）穿:先穿患侧再穿健侧。①患者取坐位;②健手找到衣领并将衣领朝前、里面朝上平铺在双膝上,患侧袖子垂于双腿之间;③健手将衣袖套在患肢上并拉至肩峰,然后健手拉住衣领,沿经患肩颈前向绕过头部,把衣服带至健侧,健侧肢体钻入衣袖;④整理好衣服,系好纽扣或拉好拉链(图3-43)。

【指令】

"将衣服摆放在大腿上。"

"先穿患侧衣袖,再穿健侧衣袖。"

"整理好衣服。"

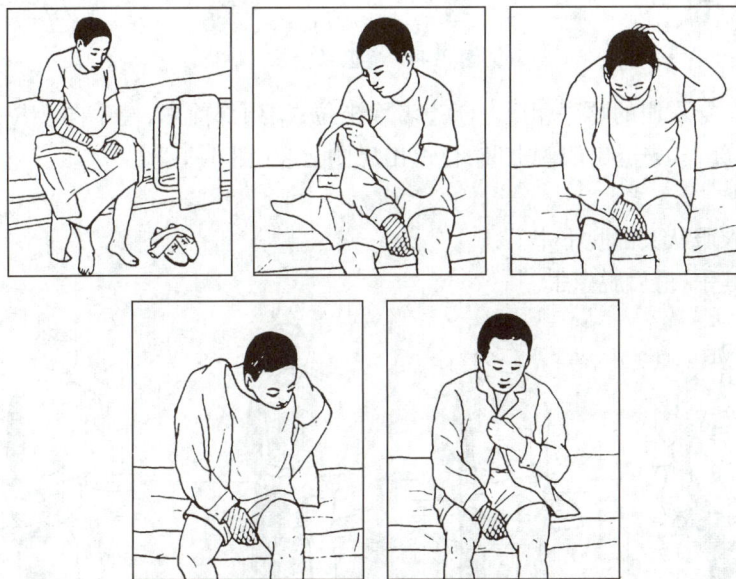

图 3-43　穿开襟上衣

穿衣训练

脱衣训练

2）脱:与穿衣服的顺序相反,先脱健侧再脱患侧。①患者取坐位;②健手解开衣服纽扣或拉链,并将患侧袖子脱至肩下;③脱下健侧袖,再钻出健手脱下患肢的衣袖。

或者按照脱套头衫的方法,健手抓住衣领向上由头脱下,退出健手后再脱患侧。

【指令】

"将近端袖口退至患侧肩部以下。"

"先脱健侧衣袖,再脱患侧衣袖。"

"可用嘴巴或臀部固定健侧衣袖。"

(3)穿脱套头上衣训练

1)穿:①患者取坐位;②健手找到衣服领并将衣领朝前背面朝上平铺在双膝上,患侧袖子垂于双腿之间;③健侧手抓住衣襟部,将患侧上肢自袖口穿出,再穿健肢袖子,然后将双侧袖口拉至肘部以上;④颈部前屈,健手将套头衫后身举过头顶,套入头部;⑤整理好衣服(图3-44)。

【指令】

"把衣服像这样放在腿上。"

"先把患手穿进袖口,后穿健手。"

"最后才把头套进去。"

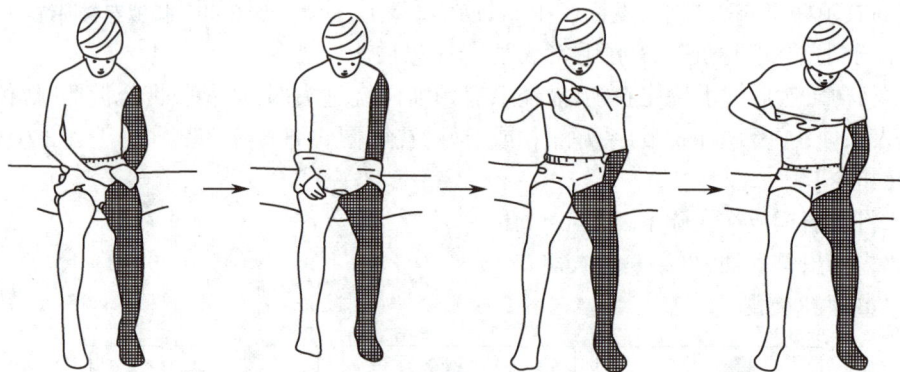

图 3-44　穿套头上衣

2)脱:与穿衣服的顺序相反。①患者取坐位;②颈部前屈,健手向上拉后衣领,将衣领退出头部;③先退出健侧上肢,再退出患侧上肢(图3-45)。

【指令】

"先把衣服从头部脱下来。"

"再脱健手,最后脱患手。"

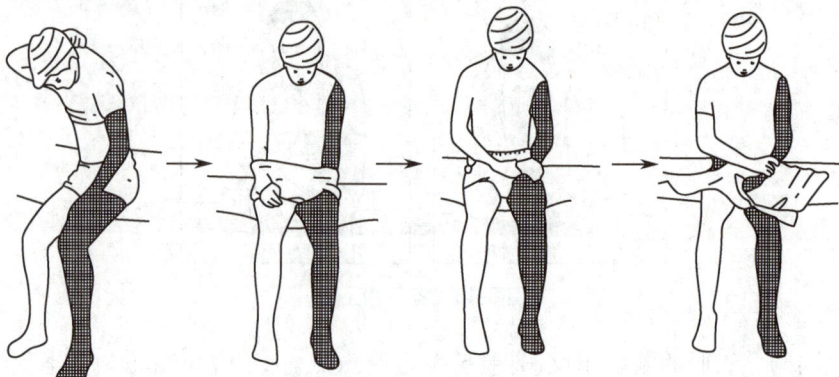

图 3-45　脱套头上衣

2. 截瘫患者穿脱上衣训练 四肢完全瘫痪的患者,必须依赖他人穿脱衣物。脊髓损伤至双下肢截瘫的患者,如不能坐起但能翻身,在训练后穿脱上衣应不成问题,还可以用手系各种扣子,必要时借助穿衣辅助具。

(1)穿套头衫:双手分别插入同侧衣袖,用手分别将对侧衣袖上拉使手腕伸出袖口,上举双手,头部从领口套入后伸出,将上衣整理平整。

(2)脱套头衫:躯干前倾,先褪头部,用双手从领口后部将套头衫上拉,然后分别褪出双臂。

3. 脑瘫患儿穿脱上衣训练

(1)床上卧位穿脱上衣:①患儿呈仰卧位,双腿屈曲并分开,把功能较差的一侧手臂伸直;②用另一只手慢慢地把衣服拉至肩膀,身体转向对侧(双腿呈屈曲位)呈侧卧位;③用功能较好的手把衣服的其余部分从头或颈下拽出至胸前,再把身体转向另一侧,把剩下的那只手臂穿入袖中。

(2)坐位穿脱上衣:①患儿呈坐位,痉挛轻的一只手协助将衣袖套入痉挛重的另一只手;②双手抬高把衣服套在头上(图3-46)。

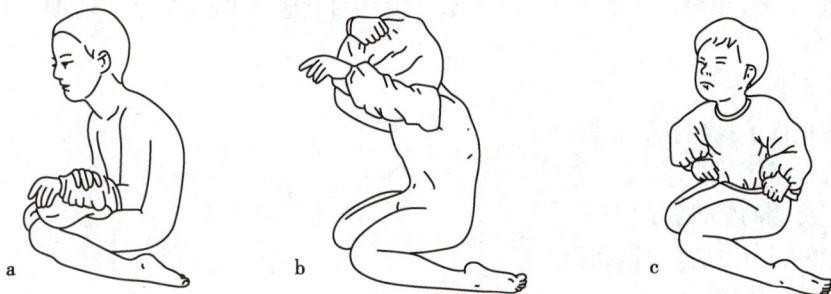

图 3-46 穿脱上衣

(二) 穿脱裤子训练

开始穿脱裤子训练前需对患者平衡能力等进行评估,以确保安全,关节活动度限制及协调功能差时穿改良裤子,穿腰部有松紧带的、宽松的裤子;男裤开档处用尼龙搭扣,降低难度。

1. 偏瘫瘫痪患者穿脱裤子训练

(1)坐位穿脱:适用于可以平稳坐起和站立的偏瘫患者。

1)穿:①患者取坐位;②健手放在患腿腘窝处将患腿抬起放在健腿上,健手抓住裤腰将患侧裤腿套在患腿上并上拉至膝以上,直至患腿伸出裤腿;③放下患腿,脚掌着地,穿健侧裤腿并拉至膝上;④抬起臀部或站起将裤向上拉至腰;⑤坐好用健手整理好并扣上纽扣或拉链(图3-47)。

【指令】

"先把裤子拉到患侧膝盖以上。"

"好了,再把健腿穿进去。"

"站起来,把裤子提上来。"

2)脱:①患者取立位;②松开裤带裤子自然下落,再坐下先抽出健腿然后患腿,健腿将裤子从地上挑起;③整理好待用。

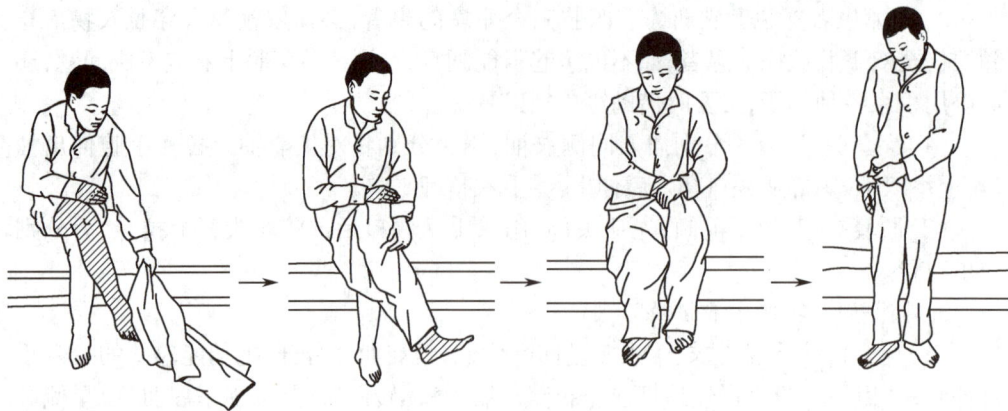

图 3-47　坐位穿脱裤子

（2）卧位穿脱

1）穿：①患者在床上呈坐位先穿患腿，再穿健侧腿；②从坐位变为仰卧位做搭桥动作抬起臀部，用健手将裤子向上拉提至腰部，以健手单独或患手辅助下扣裤扣（图 3-48）。

【指令】

"先把裤子拉到患侧膝盖以上。"

"现在平躺下去。"

"把患侧的臀部抬起来。"

"很好，把你的裤子提到腰上。"

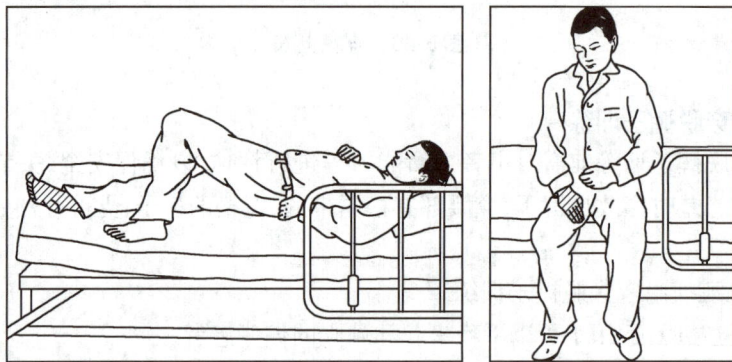

穿裤子训练

图 3-48　卧位穿脱裤子

2）脱：脱下裤子的方法采用与穿裤子相反的步骤即可，先脱下健侧裤腿，再脱患侧。

【指令】

"抬起健侧的臀部，退下裤腰。"

"先脱健侧腿，后脱患侧"

脱裤子训练

2. 截瘫患者穿脱裤子训练　不能坐起的截瘫患者穿脱裤子得依靠他人帮助或使用自助具完成。患者如能坐起，则应训练自己穿脱裤子。方法：①患者取坐位，双腿套上裤子；②转右侧半卧位时，提拉左侧裤筒，再转左则半卧位时，提拉右边裤筒；③左右侧交替进行至将裤子穿好。脱裤方法与穿法程序相反（图 3-49）。

【指令】

"坐稳,先把裤子套在脚上。"

"现在平躺下去。"

"转身侧卧,把上面裤腿提上来。"

"很好,用这个方法把裤子穿好。"

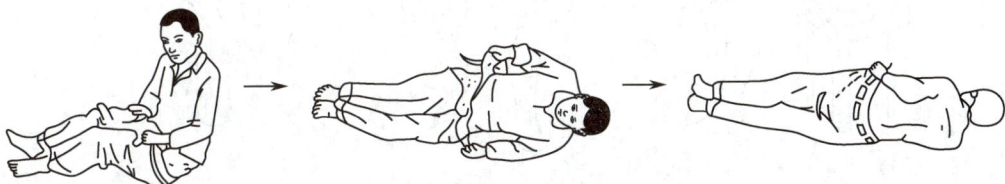

图 3-49　截瘫患者穿脱裤子

3. 脑瘫患儿穿脱裤子训练

(1)偏瘫型和截瘫型脑瘫的穿脱裤子训练同上。

(2)痉挛型脑瘫穿脱裤子:①仰卧位或侧卧位,一只手抓住眼前木棒、床栏或椅子边沿以抑制手的摇摆动作出现;②另一只手把裤腿套在功能较差腿上,拉至膝关节以上,再坐起穿功能较好侧裤腿;③最后扶东西站起提上裤腰(图 3-50)。脱裤子的动作顺序与穿时正好相反。

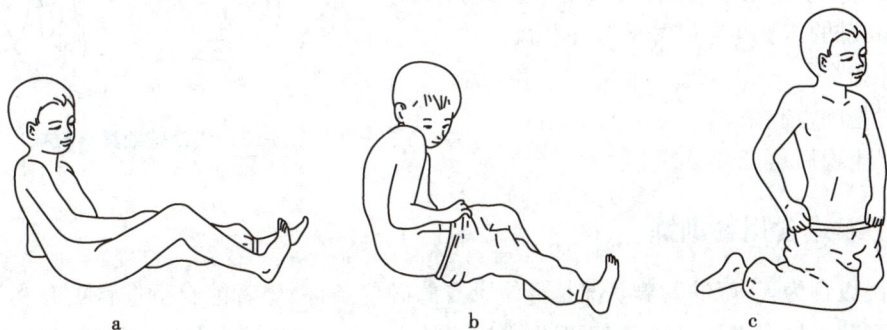

图 3-50　痉挛型脑瘫穿脱裤子

(三) 穿脱鞋袜训练

穿脱鞋袜训练时,根据患者动态坐位平衡能力,选择坐在扶手椅子上或床边完成此动作,应选择穿脱方便的鞋袜,并放在容易拿到的地方,对于膝关节屈曲功能障碍或腰部活动受限的患者,可以借助穿鞋器和穿袜器等辅助器具来完成。如果患者单手不能系鞋带,治疗师应考虑根据情况对鞋子进行改良,穿套头鞋或搭扣式、带扣式鞋。具体穿脱方法如下:

1. 偏瘫患者穿脱鞋袜训练

(1)穿:①患者取坐位,健手放在患腿腘窝处将患腿抬起放在健腿上(也可以将患腿跷在一矮凳上);②健手撑开袜口并套进患脚,穿好鞋袜后将患腿放下,全脚掌着地;③将健腿放在患腿上,给健腿穿好鞋袜(图 3-51)。

【指令】

"把你的患腿搭在健腿上。"

穿鞋训练

脱鞋训练

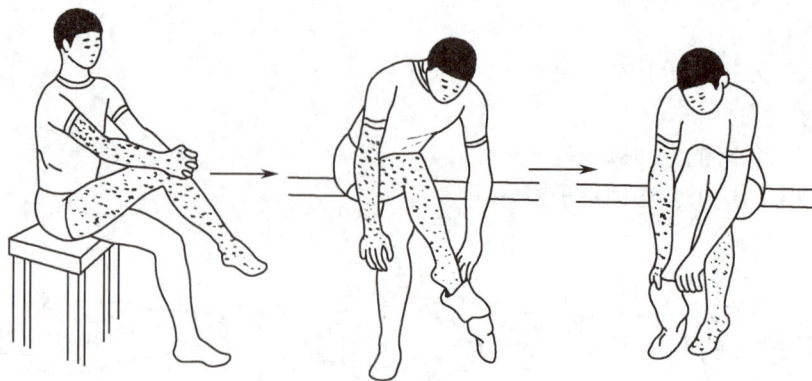

图 3-51　单手穿鞋袜

"坐稳后再把鞋子穿上。"

（2）脱：患者取坐位，顺序与穿相反。

2. 截瘫患者穿脱鞋袜训练　$C_8 \sim T_2$ 以下完全性损伤的患者由于上肢功能完好可以自行完成穿脱鞋袜训练，必要时可以借助辅助具（图 3-52）。方法：患者取坐位，一手支撑，维持稳定，另一手将双下肢屈曲，然后穿脱鞋袜。脱袜子和鞋的步骤与穿鞋袜的顺序相反。

【指令】

"把腿盘起来。"

"坐稳后再把鞋子穿上。"

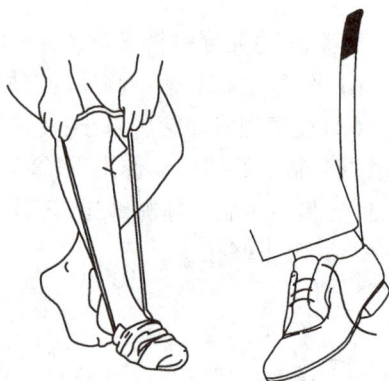

图 3-52　借助辅助具穿鞋袜

二、进食用餐训练

民以食为天，好的营养状况是身体康复的必要条件，患者能自行进食更有利于机体达到营养均衡。被人喂食，不但失去进食的主动性、趣味性，而且会增加依赖性。因此，训练患者尽可能地独立进食具有重要意义。进食训练在患者神志清楚、病情稳定时即应进行。

（一）能坐起患者体位训练

对于生命体征平稳、坐位时无体位性低血压反应者，尽量采取坐位，头略前屈，这是进食的最合适体位。让患者坐直（坐不稳时可使用靠背架）或头稍前倾45°左右，这样使在进食时食物由健侧咽部进入食管或可将头部轻转向瘫痪侧90°，使健侧咽部扩大便于食物进入。在这种体位下进食，食物不易从口中漏出，又利于食团向舌根运送，还可以减少鼻腔逆流及误咽造成的危险。

1. 从仰卧位变为坐位的训练　训练患者用手和肘坐起、由他人协助坐起或用辅助设备坐起。具体参见前面床上坐起训练。

2. 维持坐位平衡训练　先坐起，以靠背支撑坐稳；再训练无靠背，自行坐稳。

（二）不能坐起患者体位训练

如患者不能坐起，可取仰卧位将床头摇起30°成半卧位，头部前屈。

1. 偏瘫患者在患者的背部或患侧分别放一小枕头以保持坐位平衡,同时患侧上肢有一定依托,防止患侧肩胛带后伸(图 3-53)。

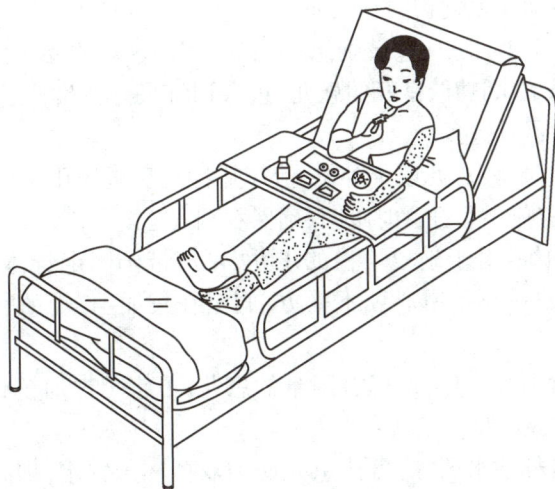

图 3-53　床上半坐卧位进食

2. 对于上肢功能正常但却不能独立坐稳的患者,也可以训练患者健侧卧位进食。需要注意将头部垫高,选用软质固态或半固态的食物,细嚼慢咽,小口进行。流质食物可以使用吸管,防止呛咳。

(三)抓握餐具训练

当患侧手是利手但功能较差时,需进行利手交换训练,以训练非利手的健侧手进食为主;当患侧手是利手但还有握力时,主要进行正常的抓握和手的伸展训练(图 3-54),先开始可抓握木条或橡皮柄,继之用匙、筷子,训练使用粗的或者带有环的筷子。吃饭端碗时,大拇指扣住碗口,食指、中指、无名指扣碗底,手心空着。丧失抓握能力、协调性差及关节活动范围受限患者常无法使用普遍餐具,必须将食具加以改良,如将碗、碟固定在桌上,特制横把、长把匙等,具体见第五章相关内容。

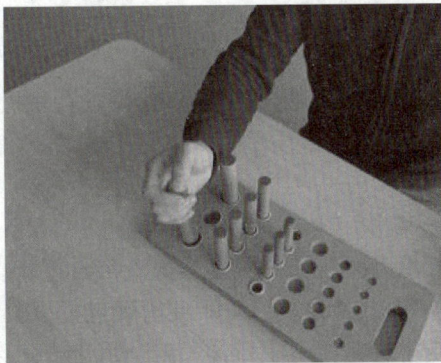

图 3-54　使用木钉板抓握训练

(四)进食训练

在进行进食训练前,治疗师应观察患者在日常生活活动中进食困难的原因及问题所在,然后再针对性地进行强化训练。

1. 成年患者的进食训练

(1)如果主要问题在于患者口腔或吞咽功能障碍,则应该与言语治疗师取得联系,双方配合以求取得最佳治疗效果。

(2)如果患者是由于坐位保持能力较差影响进食,则应该在治疗过程中加强坐位平衡能力训练,或者放置一个轮椅餐板在患者前方,以保证患臂放在餐板上帮助患者伸直躯干,保持头部直立位,利于患者吞咽。

餐具抓握训练

单手进食

站立结合进食

（3）当患者由于患肢功能难以恢复而影响进食时,治疗师应考虑利用自助具来弥补或代偿,具体内容见辅助器具章节。偏瘫患者借助自助具用患手进食时,健手要固定食具,以免食具移动而致食物洒到桌面。

2. 脑瘫儿童的进食训练　应鼓励患儿独立进食,这对改善手的灵巧性和上肢的运动能力十分有益。吞咽功能良好的患儿,进食训练最好在坐位进行;手抓握能力差的患儿,可使用辅助器具进食。

（1）半卧位进食训练:患儿取半卧位,治疗师将其双腿分开,辅助患儿双手持物进食。训练时要注意避免小儿进食时呛咳,确保吞咽安全。

（2）坐位进食训练:对于坐位不稳的患儿,可用带子固定身体,使其双足平稳着地。治疗师将患儿的一只手掌心朝下平方,固定在桌面上;辅助另一只手抓住饭勺进食。

（3）辅助器进食训练:对于抓握有困难的患儿,可将勺把加粗或加上适当的约束带,以便于更好地抓握进食。

（4）使用特制水杯饮水训练:可让患儿使用双柄杯子饮水,训练其双手协调完成动作。

训练患儿自己进食时,可采用反向训练的方法,把进食动作分解成几个连贯的小动作,进行逆行性训练,如把进食分解成:①握勺;②用勺至碗中取食;③将装有饭的小勺送到口边;④送进口中。可以先从把装有饭的小勺送到口中开始训练,熟练后,再送到口边,练习从碗中取食、握勺等动作。当整个进食的分解动作都熟练后再按正常顺序过来进行系统练习,直到训练停止。这种训练方法的优点在于使患儿经过努力,很易获得成功。这比首先训练单调的握勺动作更能使患儿对训练产生兴趣。

（五）吞咽训练

对于有吞咽障碍的患者,需进行积极的吞咽训练,改善吞咽能力,以促进合理营养摄入,提高生存质量。具体见本套教材《言语治疗技术》。

三、大小便管理训练

大小便通常是大多数患者都希望能自行解决的一个问题,同时也是一个较难处理的 ADL 技能之一。大小便管理包括去厕所的转移、穿脱裤子、便后的清洁,还包括不能起床患者的床上排便(包括使用尿壶及便盆)、排尿障碍患者的间歇性导尿以及排便障碍患者自行使用栓剂等。同时,治疗师应对患者的裤子、用厕的环境提出建议和改进的方法,使其能方便地使用洗手间的一切清洁用具。

（一）室内大小便的管理

1. 偏瘫患者大小便管理

（1）排尿和排便前后的穿脱裤子训练:立位平衡较差的患者需要他人辅助,或者将身体倚靠在固定于墙壁上的扶手后,健侧手在身体前、后,从左、右侧反复向上提或向下褪裤子。在患者对动作掌握不充分时,必须有人在旁保护以确保安全。

（2）如厕转移训练:根据病情不同可有两种如厕方式:

1）去卫生间如厕:按照"椅厕间转移"方法进行,便前先脱下裤子再坐向便器,便后先穿好裤子再坐回轮椅。

2)在卧室内如厕:对于不使用轮椅而又行走不便的患者,可以使用床边便器。①将便器置于患者健侧床尾一侧;②患者坐起后,用健手掀开床边便器的盖子,然后褪下裤子,用健手扶住床栏起立,旋转身体背向便器坐下,排便;③完成排便后用相反的动作返回床上(图3-55)。

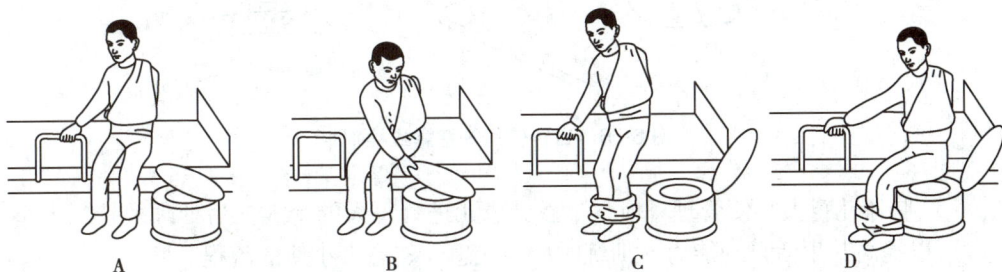

图 3-55　在卧室内如厕

(3)排便后的清洁处理训练:①取卫生纸:卫生纸应固定在患者健手可以触到的位置;②撕纸动作:用中指和无名指按住纸架上方的挡板,用拇指和食指捏住卫生纸一点一点撕开;③擦拭:指示患者在擦拭时臀部略向前移动,躯干略微前倾,然后用健手擦拭即可;④冲水:选择既便于操作又无需很大力量型号的便器冲水开关,安装在患者健手可以够到的位置。

2. 截瘫患者大小便管理　对于完全性脊髓损伤患者,如两上肢功能良好,必须进行如厕的训练,使患者能够独立地完成大小便的管理。

(1)卫生间如厕:需将使用的便器改为坐便器,其高度应与轮椅等高,在坐便器的两侧或上方安装扶手。这样易于患者完成轮椅与坐便器之间的转移。①移动到坐便器上:利用"椅厕间转移"技术,从轮椅转移到坐便器上;②穿脱裤子训练:上肢没有瘫痪的患者,利用扶手站立,一只手保持平衡,另一只手穿脱裤子;③清洁:学会便后自己使用手纸,注意清洁卫生。女性患者应训练学会自己清洁会阴部,准备一些使用方便的器具,如适宜高度的盆凳或如厕后即可自动冲洗的坐便器等。

(2)间歇性清洁导尿:对于不能自主排尿或自主排尿不充分(残余尿超过 80~100ml)的脊髓损伤或其他神经瘫痪,神志清楚并主动配合的患者可训练间歇性清洁导尿,提高生活独立性。治疗师与康复护士一起,为患者制订饮水计划,每日液体摄入量应严格限制在 2 000ml 以内,按要求分时段均匀摄入;每次饮水量以 400~450ml 为宜,饮水和排尿的时间间隔一般在 1~2 小时,导尿间隔为每 4~6 小时一次;每次导尿前,应先试行排尿;插管时动作轻柔,以防损伤尿道。

方法如下:①便盆置于会阴下,用香皂或沐浴露清洗会阴部;②患者清洗双手,用生理盐水溶液冲洗导尿管;③用石蜡油或开塞露润滑导尿管前端,手持导尿管轻缓插入尿道,直到尿液流出;④导出尿液 350~400ml 后将导尿管拔出,用清水清洗后放入对黏膜无刺激的医用消毒液或生理盐水溶液内浸泡保存。

(3)自行使用栓剂:脊髓损伤患者常常出现便秘或排便困难,对于便秘较严重较频繁的患者,可以训练自行使用开塞露或栓剂。方法:患者褪下裤子侧卧于床上,对着镜子将开塞露或栓剂挤入肛门(图3-56)。

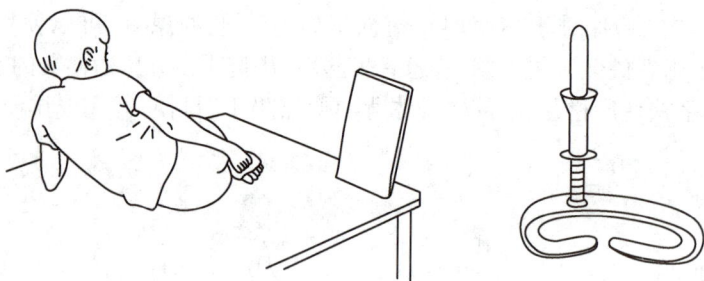

图 3-56　自行使用开塞露或栓剂

3. 脑瘫儿童大小便管理　应尽早教会患儿进行每天的个人便后处理及控制大小便等,以提高其生活自理能力。训练时应当让患儿熟悉大小便的流程。

(1)坐便训练:坐位不稳定的患儿可用有靠背的坐便器。

(2)安全如厕训练:坐便器附近设扶手,供患儿便后清洁和穿脱裤子时扶持。

(二)外出时大小便的管理

有大小便功能障碍的患者需要外出时,需充分考虑环境等因素,比如附近公共厕所是否有坐便器,厕所是否有扶手,是否方便轮椅进出等。除此之外,配合饮食、饮水计划,养成定时排大小便习惯也是有效的措施,外出前先解决大小便问题。

案例分析

杨女士,32 岁,因外伤致股骨骨折,膝关节屈曲活动受限,上厕所让她感到很苦恼。受伤最初杨女士需要卧床,作业治疗师指导杨女士在床上使用便盆大小便;后来,物理治疗师在帮忙做一些改善膝关节屈曲活动的训练;同时,作业治疗师指导杨女士使用坐便器大小便,但是需要两边有合适高度的扶手才能完成。快出院回家前,杨女士膝关节屈曲活动范围仍不乐观,作业治疗师建议杨女士家里坐便器两边也加装合适高度扶手,养成晨起大便习惯,并用矿泉水瓶从中间斜剪开,保留有瓶口的那一半为杨女士制作了一个简单的小便辅具,指导杨女士每次只需要将准备的保鲜袋套在瓶子里,方便后,袋子从瓶口抽出放进垃圾桶就可以了;现在杨女士外出活动都不会因为公共厕所是蹲厕不方便而苦恼。

四、个人卫生训练

清洁是人的基本需要,不仅可以去除身体表面的污垢,保持皮肤的正常功能,还可以使人感觉舒适、愉悦,维持个人形象。维持良好的个人卫生习惯,还可减少感染的机会。个人卫生包括皮肤、头发、指甲、口腔等的卫生,当患者病情、功能状况允许时应积极进行个人卫生训练,以提高自理生活的能力,增强自信心,预防并发症。个人卫生训练包括洗漱、修饰、洗澡等。

(一)洗漱和修饰

包括刷牙、洗脸、洗手、梳发、剃胡须、修剪指甲等。动作训练宜由简至繁,先粗后精。对于不能坐起但上肢功能良好的患者,可以训练卧位洗脸、侧卧位刷牙,但是要有人帮忙准备好用物,漱口水可以用吸管吸入和吐出。注意抬高头部,防止呛咳。

1. 偏瘫患者洗漱和修饰训练　偏瘫患者要顺利完成这些活动,除了需要较好的坐位或立位的平衡能力外,上肢与手指的感觉和运动功能是至关重要的。因此,在开始洗漱和修饰训练前,治疗师要仔细评估患者上肢与手指的功能情况,坐位和站立位的平衡能力,以及患者的现实生活环境,然后分析评估结果,制订合理的训练方案并具体实施。患者能否独立或部分完成上述动作,主要取决于患侧手功能恢复程度及健侧手代偿训练。在瘫痪早期,可先练习健手操作,并逐步练习用健手协助患手或只用患手操作,尽可能发挥患手的残余功能,避免变为失用手。当患者能在轮椅上坐3分钟以上,健侧肢体肌力良好,即可督促和鼓励患者尽量独立完成个人卫生动作,并教会其使用辅助器具,如改良牙刷、梳子、杯子等,若一个月后患手仍无恢复迹象,则应及时训练健手单手完成上述动作。此法也适用于截肢或一侧身体外伤的患者。

(1)刷牙训练

1)健手单独完成:适用于患手功能完全丧失的患者。①备好用物,坐在洗脸池前;②健手打开阀门装好刷牙水;③如果卫生间洗手盆前安装有固定牙刷的架子,则刷牙前将牙刷固定,用膝盖夹住牙膏管,健手旋开盖后挤好牙膏;④健手刷牙。

2)健手辅助完成:如患手有少许功能,可训练用患手持牙刷,健手挤牙膏,然后用健手刷牙。

(2)洗脸训练:①备好用物,坐在洗脸池前;②健手打开阀门装好洗脸水;③放入毛巾浸湿,再将毛巾套在患侧前臂或水龙头上,健手将毛巾向一个方向拧干;④洗脸后再次拧干(图3-57)。

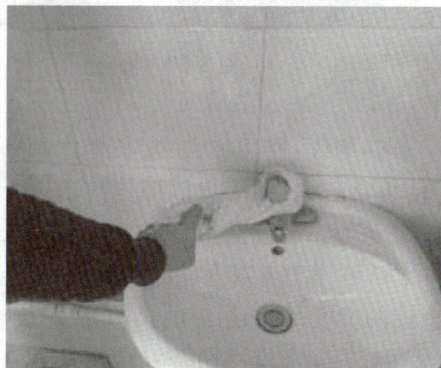

图3-57　单手拧毛巾

(3)洗手训练

1)洗健侧手:①将浸过肥皂水的毛巾固定在洗手池边缘;②健侧手臂在毛巾上面擦洗;③取一条干毛巾置于腿上;④把手臂放在上面擦干(图3-58)。

2)洗患侧手:用健手完成(图3-59)。

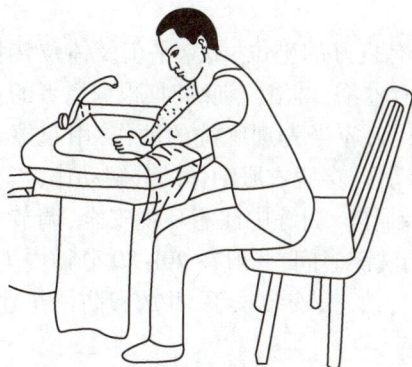

图3-58　洗健侧手

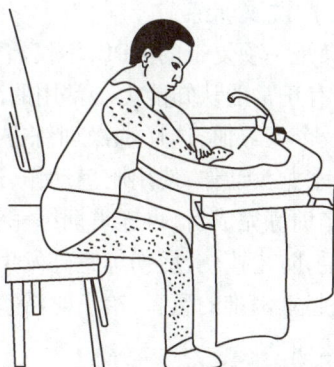

图3-59　洗患侧手

(4)修饰:包括梳发、修剪指甲和男性剃胡须等。

1)梳发:可以使用有延长柄及弯曲成角的梳子(图3-60)。

2）修剪指甲:剪患侧手指甲用健手完成。大多数偏瘫患者不能利用普通指甲剪健手的指甲。剪健侧手指甲时可将大指甲刀加以改造,将其固定在木板上,在手柄上加以木片,用患手整个手掌的压力压下指甲柄,即可完成(图3-61)。对学习困难患者要将每个动作反复进行训练,以达到预期目的。

【指令】

"固定指甲剪在台面上。"

"患手按压指甲剪。"

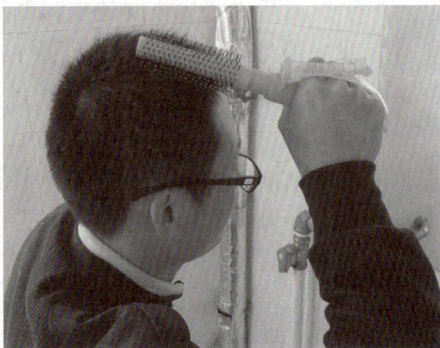

图 3-60　梳发

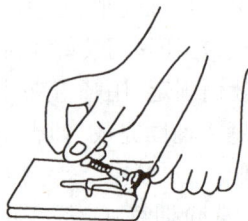

图 3-61　修剪指甲

3）剃胡须:使用加大、加长柄的剃须刀,或者在柄上加一个尼龙搭扣圈或"C"形圈,使手掌套入,便于患侧握持使用。为保证安全,一般建议患者采用电动剃须刀。

2. 截瘫患者洗漱和修饰　脊髓损伤致四肢瘫痪的患者需依赖他人的帮助才能完成洗漱。截瘫患者双上肢的功能良好,经过训练有可能自己完成洗漱的活动,为了简化活动的难度,可加用辅助具,如使用长柄的牙刷。

3. 脑瘫患儿洗漱训练　帮患儿握住牙刷柄,治疗师握住其手臂,协助其上下刷牙;洗脸时可将毛巾缝成套,套在患儿的手上洗脸。洗漱前,应当用塑料布垫上,防止弄湿衣服。

（二）洗澡训练

洗澡是一项复杂的 ADL,不仅需要患者具有良好的坐位、站立平衡及体位转移能力,还需有正常的认知能力。常用的洗澡方法有盆浴、淋浴。训练时,根据患者的功能情况以及个人习惯,选择洗澡训练方法。洗澡前,应当先训练洗的动作,用布擦干动作,开关水龙头动作,使用肥皂动作,进出浴盆动作,穿脱衣服动作的分解动作,当上列分解动作训练完成后,再连贯训练完整的洗浴动作。训练中注意环境安全,调节好室温及水温,防止摔伤、烫伤等意外发生。要控制洗澡时间,一般在 20～30 分钟内为好。对下蹲、起立困难的患者,给予对浴室、厕所进行改进,安装扶手,并放置防滑垫建议。具体方法如下:

1. 盆浴　①先调整好环境温度 24±2℃,备好衣物和 40～45℃ 的洗澡水;②患者坐在紧靠浴缸的椅子或轮椅上,脱去衣物;③按"从轮椅至浴盆的转移"法移入盆内;④持毛巾或浴套擦洗,背部可以借助长柄的浴刷(图3-62);⑤洗毕,将毛巾拧干,拭干水,偏瘫患者可以将毛巾压在腿下或夹在患肢下用健手拧干,再拭干水;⑥出浴盆穿好衣裤。

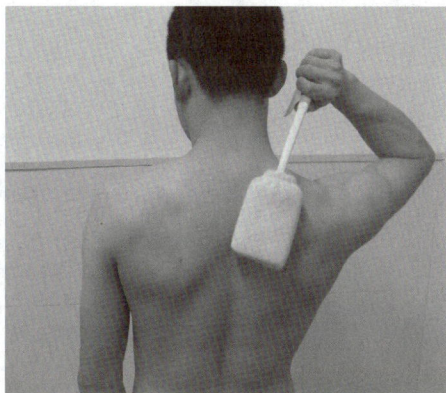

图 3-62　利用长柄浴刷洗澡

2. 淋浴　可以将家用浴室改造,浴室建专用浴座,并将阀门和喷头设在患者坐位可及处。方法:①患者先脱去衣物,转移到浴室专用座位上;②坐稳后打开阀门,调节水温,直接淋浴;③浴毕拭干水,转移到干燥处穿好衣物。

第三节　家务劳动能力的训练

一、日常家务劳动训练

家务活动非常丰富,包括洗衣、做饭、购物、清洁卫生、经济管理、照料小孩等。为了提高患者独立生活能力和生存质量,可以指导患者做一些力所能及的家务劳动。这样不仅对增强身体耐力、促进肢体功能恢复有益处,通过身心的努力和劳动所取得的成果,患者可以获得满足感,对恢复患者的自信心也有积极意义。训练前要了解患者的家庭组成和环境,患者在家庭担当的角色,以便优先选择患者和家庭首要解决的问题。与患者一起讨论家务活动中的计划、安排及家务活动中的安全问题。

（一）备餐及清洗餐具

包括计划、准备材料、煮熟食物、放到碗碟里及餐后清洗餐具。

1. 偏瘫患者的训练　准备饭菜活动一般需要双手配合完成,对于肢体功能较差的偏瘫患者来说,健侧手起主要作用,而患侧手可以用于辅助固定。如切菜动作,患者利用健侧手持刀切菜,患侧手固定蔬菜;炒菜时,健手持炒勺翻动菜肴,患侧手固定炒锅。如果患者偏瘫侧手功能障碍严重,应该考虑改良厨具或使用辅助用具,使患者能够简易地进行操作。平衡功能受影响时,应坐着进行厨房里的各种工作,如用膝关节固定物品;挪动锅、壶等厨具时不要采用端、提等动作,可通过滑动达到挪动的目的。代偿耐力及活动能力下降时,可用手推车运送物品;坐在轮椅或椅子上做饭时,可在灶的上方安装一个有角度的镜子以使患者能够通过镜子的反射观察到灶上烹制情况。辅助清洗餐具时,可用喷雾器冲洗餐具;在水池底部垫上橡胶垫以减少餐具破损;将有吸盘的刷子固定在池边用来清洗玻璃器皿。

抹桌子

知识链接

家务辅助具

辅助固定物品的辅助具有:改造切菜板(可以在切菜板上安装各种类型的刀片或钉子,患者可以用一只手完成土豆、萝卜、苹果等蔬菜和水果的剥皮、切片和切丝等加工);海绵、湿毛巾或吸盘(用于固定碗、盘子、盆、锅、壶等)。辅助单手操作的辅助具有:开瓶器(可使用电动的罐头开启器或将开瓶器、开罐器安装在厨房桌边,患者一只手就可以开瓶、开罐);电器(如搅拌器、食品加工器);前后滚动式刀具。

2. 截瘫患者的训练 截瘫患者需遵循能量节约的原则,一般坐位进行,将使用物品放在容易获得的地方,必要时使用长把拾物器;用牙打开瓶盖或采用改良的瓶罐开启器;采用肌腱固定式的动作(即腕关节背伸时手指屈曲;腕关节屈曲时手指伸展)拾起较轻的物品;另外,尽量选择使用重量轻的锅、壶及餐具。

3. 上肢协调性障碍患者的训练 在切菜或削皮时,稳定双上肢近端或在腕部绑上沙袋以减少震颤;为避免餐具破损,应尽量少用手端盘子或碗,可将食品或餐具放在光滑的桌面上滑至目的地;洗餐具时,可采取浸泡,然后用喷淋器冲洗餐具的方法,并在水池底部铺一块橡胶垫。

(二) 洗衣物

包括清洗及晾晒衣服、床单、被套等。

1. 偏瘫患者的训练 可用洗衣机代替手洗;用手推车运送洗涤物品(衣服、床单、床罩等)。

2. 截瘫患者的训练 如患者能够走动,宜使用从上方投放衣物的洗衣机,以免俯身弯腰;按键式的洗衣机优于旋钮式洗衣机,必要时可进行旋钮改装;熨烫衣服时,应将一块石棉放在熨衣架上,患者能够直接将熨斗放在上面;遵循和运用能量节约的原则。洗衣时,用分装好的洗衣粉或按压式肥皂液;患者应在坐位下熨烫衣服等。

3. 上肢协调性障碍患者的训练 采用已分装好的洗衣粉或按压式洗涤剂以免在舀取时因震颤而致洗衣粉洒落、浪费;避免熨烫衣服,买衣服时挑选不需要熨烫的衣服或布料。

(三) 照顾婴幼儿

包括喂食、换衣、清洁更换尿垫等。

1. 偏瘫患者的训练 给孩子喂饭时,将孩子放在与患者同高的位置上,用保温器保温饭菜;用钳或夹子转移加热的餐具。给孩子洗澡时,将孩子安置在一个有负压吸引装置的座椅上。给孩子穿衣时,用尼龙搭扣将孩子固定在桌面上以减少身体活动;将孩子放在地板上穿衣服最安全。带孩子外出时,如果平衡功能正常,可用婴儿背架;亦可用健手将孩子跨靠在腰间。

2. 截瘫患者的训练 对于坐在轮椅中的母亲,可使用一侧床栏可打开的婴儿床便于接近孩子;喂饭时,可将孩子放在婴儿椅中或斜靠在枕头上,用电保温器保持饭菜温度;孩子的衣服应宽松、易穿着;使用一次性尿布;遵循和运用能量保存原则,如果母亲能够从地板上站起或坐下,应选择在地板上处理孩子的事物,如穿脱衣、换尿布、喂饭、游戏等。

3. 上肢协调性障碍患者的训练 使用尼龙搭扣替代婴儿衣服上的扣子;协调障

碍较轻者可用勺子给孩子喂饭;协调障碍较轻者最好将孩子放在地板上照顾最安全。

（四）打扫卫生

1. 偏瘫患者的训练　可使用可调节式吸尘器,把手的长度及其角度均可以调节使患者坐着就能清扫较大的范围;使用长柄打扫灰尘的掸子;使用长把簸箕;使用不用手拧的拖把;在整理和打扫房间的过程中,要灵活运用能量节约技术。

2. 截瘫患者的训练　用长柄拾物器从地面捡起东西;用长把海绵刷清洗澡盆;用非手拧的拖把;用重量轻的工具如海绵拖把和扫帚清洁地面;在打扫地面前,先用清洁剂溶解污垢。

3. 上肢协调性障碍患者的训练　使用较重的工具;打扫灰尘时不需要手握扫灰尘的掸子,而是用戴手套来代替掸子;除去室内过多的装饰品或储藏品以减少打扫卫生的工作量。

（五）公共交通工具使用训练

如果患者因病不能利用交通工具,其活动范围就只能局限于家中及附近的场所,不能参加社交活动。因此,使用交通工具训练是患者提高 ADL 能力不应忽视的重要环节。日常公共交通工具包括公共汽车、地铁及的士等,包括上到正确的车,付车钱、买票,上下车。下面以上下公共汽车为例介绍训练方法。

1. 上下公共汽车训练　适用于瘫痪患者,训练方法与上下楼梯的方法一样。上车时,患者用健手把住车门,将重心转移到患腿,健腿再迈上车门;当患者将重心前移到前面的健腿上时,患腿再迈上车门。下车时,患者用健手把住车门,身体重心转移到健腿上,先用患腿下车,重心转移到患腿后,再迈健腿。可以用木板做一扇带门框扶手的阶梯,门宽 70cm,第一阶梯高 33.5cm,第二阶梯高 22cm,与一般公交车的阶梯同比例,供患者室内练习(图 3-63)。

2. 对于难以完成自行进入车内的轮椅使用者或下肢功能严重减退的患者,应用无障碍交通工具,如公共汽车踏板的高度在控制下可自由调节升降,使踏板降至与路沿同高,患者操纵轮椅直接进入车内。对于耐力差或不能耐受长距离乘车过程的患者,可使用电动轮椅在社区附近活动。

（六）财务管理

包括日常钱币找零,交租/水电费,及银行提款(图 3-64)。

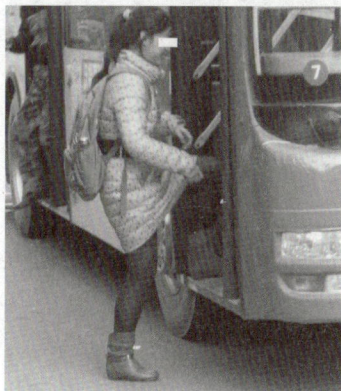

图 3-63　乘坐公共汽车

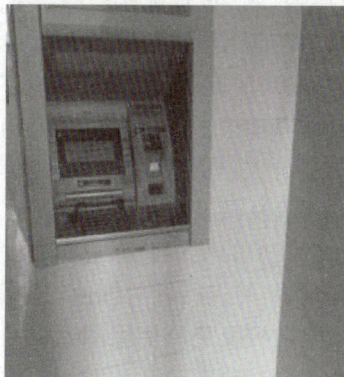

图 3-64　自动取款机操作

二、家用电器的使用训练

家用电器的使用最重要的是在安全用电的基础上，根据患者家用电器使用需求进行相应的训练。日常家用电器包括洗衣机、电磁炉、冰箱、电视机、空调、微波炉等。必要时需对开关、把手或旋钮做一些改装，如使用带按键开关的插座（图3-65），避免反复拔插插头，把手加粗等。使用前详细了解电器使用说明及注意事项。另外，治疗师还需为患者提供必要的选购及家居放置建议，方便患者独立使用。

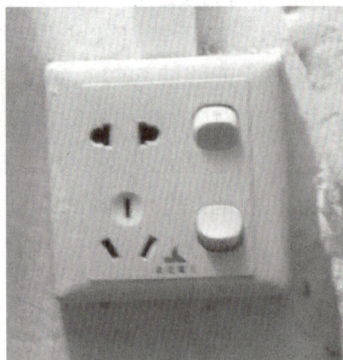

图3-65　带开关的插座

（一）洗衣机使用训练

洗衣机对于患者完成洗衣活动具有重要帮助。训练内容包括：使用程序训练、按键操作训练及洗衣机日常维护训练。

【指令】

"打开水龙头，放入衣物和洗衣粉。"

"将机盖关上，按下'电源'按钮。"

"按下'水位'按钮。"

"按下'程序'按钮。"

"按下'启动'按钮。"

"关闭电源开关，关闭水龙头。"

"打开机盖，取出洗涤衣物。"

"把线屑过滤网袋清理干净，并将洗衣机擦干。"

（二）电磁炉使用训练

电磁炉的使用，既减少了燃气搬运等活动，又避免了用火隐患，使用方便。训练内容包括：使用程序训练、按键操作训练及清洁擦拭训练。

【指令】

"按开关（ON/OFF）键。"

"按'WATT'键，设置你所需的功率。"

"按'TEMP（温度）'键，调节你所需的温度。"

"按'TIMER（时间）'键，设置时间。"

"好了，可以炒菜了。"

"结束按'开关（ON/OFF）'键进入待机状态。"

（三）冰箱及微波炉使用训练

冰箱及微波炉的使用训练主要关注是否方便打开门，及旋钮是否方便使用。使用辅具或进行改装，并进行针对性使用训练。

（四）电视机及空调使用训练

两者都有遥控器来控制，除了训练遥控器使用外，还需关注更换遥控器电池是否有困难。

第四节　交流能力的训练

交流能力是参与社会日常生活非常重要的能力,训练主要根据患者交流能力水平选用合适的训练项目进行训练,可进行利用符号与指示内容的训练,促进患者发挥其理解、表达以及传递信息的能力。交流能力不仅在训练室进行,在病房、家中应随时随地进行。

一、书写训练

神经系统的恢复是练习写字的前提,另外,需要本人有写字的愿望。书写是除言语外,另一个重要的表达交流手段。训练步骤如下:

(一)握笔训练

不论是用哪个手写字,拿笔的方法是相同的。在右手是向右倾斜15°~20°,在左手则是向左倾斜。对于有抓握功能障碍的患者,可根据需要使用合适的辅具或对笔做简单改造,如用布条加粗笔杆。

(二)写字训练

如果用两手拿铅笔,都从左向右划一横线,右手是拉着笔划的线,而左手则是压着笔划的线。右手写字和左手写字的问题就是这个划横线的区别,右手可以写得很漂亮,而左手由于是压着它,所以非常难写,可是汉字是从左向右划线的动作,对于用左手写字训练的要领就是用左手如何向右划横线。训练内容包括:抄写报纸或书籍,临摹字帖等。

训练前告知患者:训练开始时是写不好的,但也应提供实际的例子,通过正确的训练也可以写得很好。训练时,为患者布置每天定时写字作业。有时和健康人用左手写字比赛,可以让患者感到有优越感。纸的放置是左手写字练习时的最大难点,有三种形式:斜写法、横写法、纵写法。训练时根据爱好选择。

(三)作文训练

为了提高患者书写表达能力,可以通过写日记、描述事件、写信等方式训练。

二、通话工具使用训练

通话工具的使用训练包括找电话号码,接打电话,必要时还包括记录或转述电话内容。

(一)固定电话的使用训练

将电话安装在方便患者使用的地方。偏瘫主要练习单手操作,步骤包括:①健手拿起听筒,放旁边;②按键输入电话号码;③健手拿起听筒,通话;④通话结束后,扣好听筒。也可直接使用免提键完成通话。对于有记忆力障碍的患者,需将家人电话号码放在电话旁,可以通过转述电视节目或收音机节目方法,改善转述能力,必要时使用电话录音代偿。对于高位截瘫患者,主要是训练使用辅具按键训练。

(二)手机的使用训练

偏瘫患者训练内容包括单手完成手机充电,拆卸安装电池等,需掌握技巧,必要时请家属辅助;对于高位截瘫患者,可使用有语音拨号功能手机,安装在轮椅上,方便使用。

三、非言语交流训练

非语言交流是通过人的眼神、表情、动作、身体移动、姿势等来进行人与人之间的信息交流。在人际交往中,非语言交流具有非常重要的地位,是人际沟通的重要形式之一,对患者参与社会性日常活动具有重要意义。

(一)手势语训练

手势语是日常沟通有效的措施之一,不但可以有效表达日常生活的需要,同时也减少了因沟通失误而发脾气的情况。计划进行手势训练前,需要和家属一起设计一些有意义和有效果的沟通手势,通过患者与家属在日常生活中使用逐渐形成默契。例如:

1. "手指嘴巴"表示"想吃";
2. "摇手"表示"不要";
3. "握拳放嘴边"表示"想喝水";
4. "竖小指"表示"解小便";
5. "拍臀部"表示"解大便"。

(二)文字卡片或图册训练

为了进一步提高患者的表达能力,治疗师可以指导家属为患者制作沟通卡片集或者是图册。分别收集不同的日常用品图片,包括买一些认字图卡,从杂志或旧书中剪出图片,或者用相机拍摄,然后把图片或卡片分类别贴到相册里。日常生活中患者通过指示图片或文字表达需求。随着患者对图册使用的掌握,需要家属继续增加沟通图册里图片或文字的品种和数量,使沟通内容更丰富。

四、计算机的使用训练

计算机功能已经相当强大,可以在日常生活中发挥很多的作用,例如:在日常生活中,通过计算机或可视电话对部下发出指令,还可以直接与贸易伙伴进行网上谈判,并可以通过计算机网上银行办理业务,达成交易。此外,还可以通过信号传递辅助系统和计算机的互联网络,随时与家人和朋友联系和交谈,并可以及时了解并掌握世界动态。通过计算机的使用,患者基本可以完全融入到现代社会生活之中。

计算机的使用训练内容主要包括:打字训练(图3-66);娱乐工具使用;网上购物操作训练及聊天工具使用训练等方面。

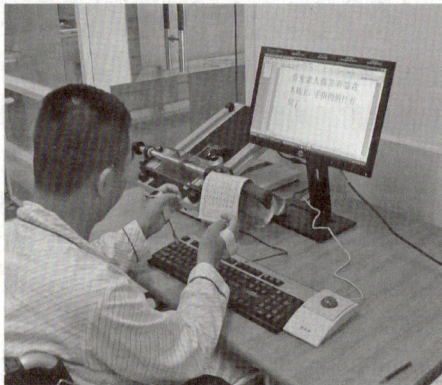

图3-66 打字训练

第五节　社区活动能力训练

一、上下楼梯训练

此训练可提高患者平衡、重心转移和行走的能力。必须在具有相应功能基础上进行,如重心转换、站立平衡等。

(一)偏瘫患者上下楼梯训练

1. 独立上下楼梯　上时先用健足跨上,然后提起患足与健足在同一台阶,下台阶时,患侧下肢先下。

2. 持杖上下楼梯　上台阶时患者用健手持手杖,先将手杖置于上一台阶,支撑身体。健侧下肢先登上一级台阶,然后重心前移,由健腿支撑身体。患侧下肢跟随登上一级台阶。下台阶时先将手杖置于下一级台阶。患者重心前移,患足先下一级台阶,然后由患足和手杖支撑身体,健足再下一级台阶。

3. 他人协助上下楼梯训练

(1)上:①患者用健手扶住扶手,治疗师站在患者患侧,一手控制患者患膝,另一手置于健侧臀部,协助患者将重心转至患侧,健足先上台阶;②再协助患者重心向前移动于健侧下肢,一手固定健侧骨盆,另一手从膝部滑至小腿前面,协助患者将患足置于台阶上。

(2)下:①患者用健手扶住扶手,治疗师站在患者患侧;②患足先下一层台阶,操作者一手控制患者患膝使其稍向外展,另一手置于健侧臀部,协助患者将重心转至患侧,健足下第二个台阶(图 3-67)。

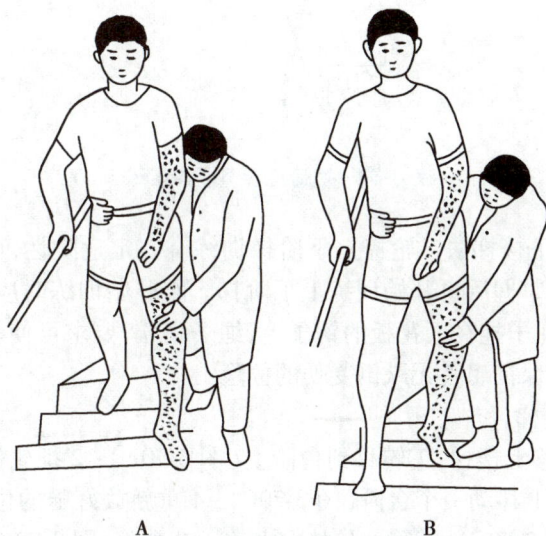

A　　　　　B

图 3-67　偏瘫他人协助下楼梯

（二）截瘫患者上下楼梯训练

1. 使用双拐上下楼梯法

（1）上：离最低一级楼梯几寸远平衡站立，双拐置于楼梯上，伸肘，压低肩胛骨，依靠双拐，把双脚提上台阶，重获平衡站姿（图3-68）。

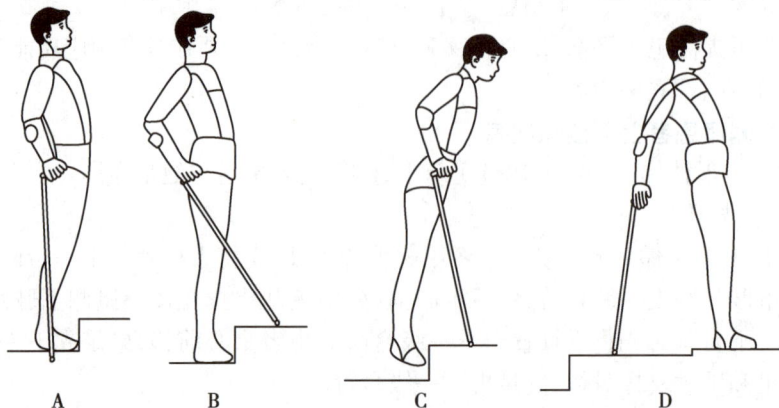

图 3-68　截瘫患者上楼梯训练

（2）下：一只手扶栏杆，一只手用拐下楼梯，另一只拿在手里（图3-69）。

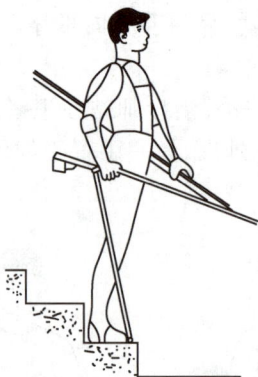

图 3-69　截瘫患者下楼梯训练

2. 使用轮椅上下楼梯法　轮椅上下阶梯训练有一定危险性，可从训练上下单独一级台阶开始，熟练掌握后再开始训练上下阶梯。刚开始训练时应有人在旁边保护，或将轮椅靠背通过绳子挂在天花板的钩子上，绳子稍松，要求可使靠背后倾到平衡位置而不能再下倾，以保证患者无跌倒受伤的危险。

（1）独立上下楼梯

1）使用臀部上移上楼梯：①转移到台阶上（图3-70A）；②把轮椅向后放倒在阶梯上（图3-70B）；③向上移动一个台阶（图3-70C）；④重新放好腿的位置（图3-70D）；拉轮椅上一个台阶（图3-70E）；⑤稳住轮椅向上移一个台阶（图3-70F）。

2）坐在轮椅里抓住护栏上楼梯：①双腿和轮椅绑在一起（图3-71A）；②轮椅向后放倒在阶梯（图3-71B）；③准备上台阶（图3-71C）；④上台阶（图3-71D）。

3）坐在轮椅里抓住护栏下楼梯：先将轮椅退到最高台阶的边缘，双手抓住护栏，轮椅下台阶（图3-72）。

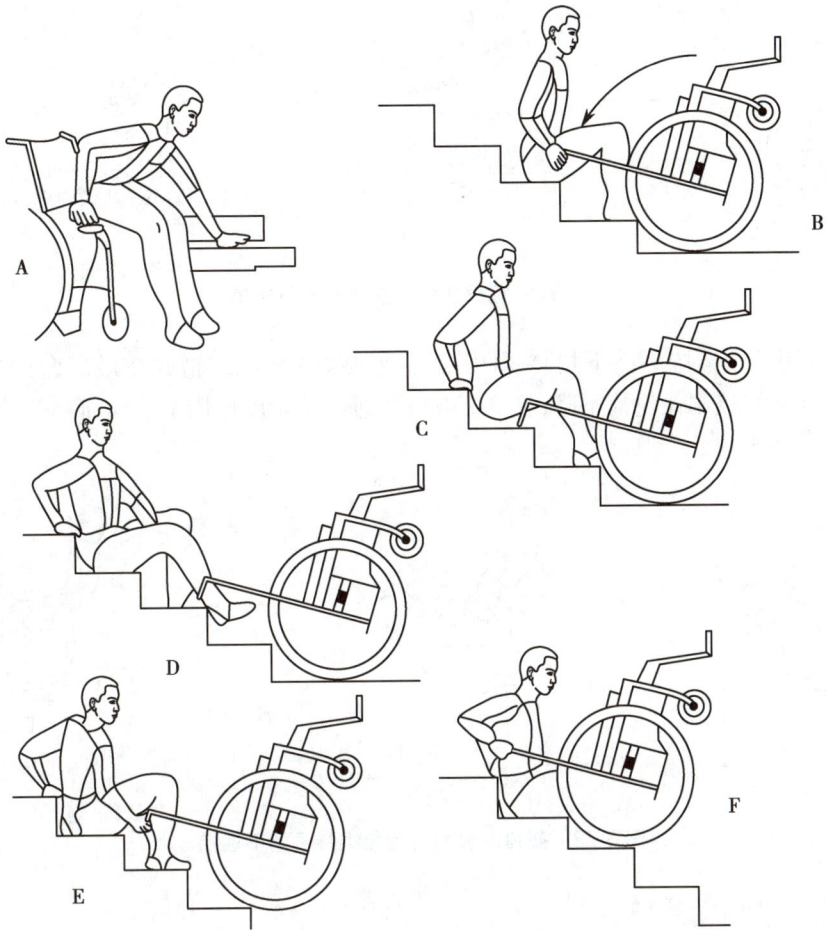

图 3-70 截瘫患者使用臀部上移上楼梯

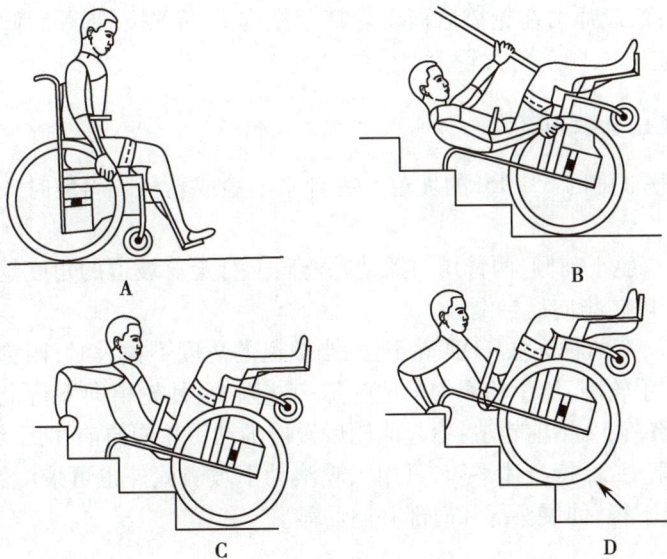

图 3-71 截瘫患者坐在轮椅里上楼梯

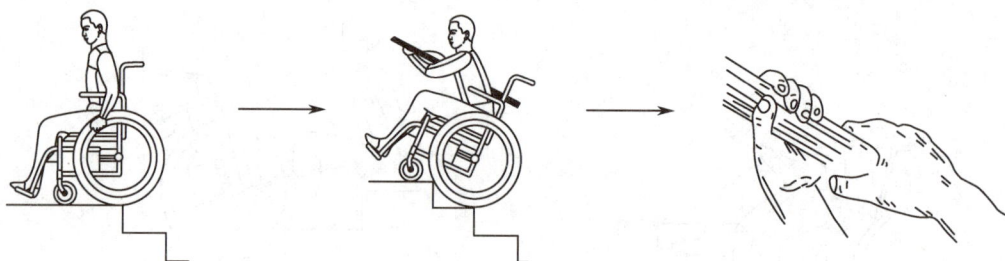

图 3-72　截瘫患者坐在轮椅里下楼梯

4)利用后轮维持平衡下楼梯:①用后轮平衡好轮椅,后轮放在最高台阶的边上(图 3-73A);②控制住轮椅下降(图 3-73B);③通过拉轮反作用于楼梯而稳住轮椅(图 3-73C)。

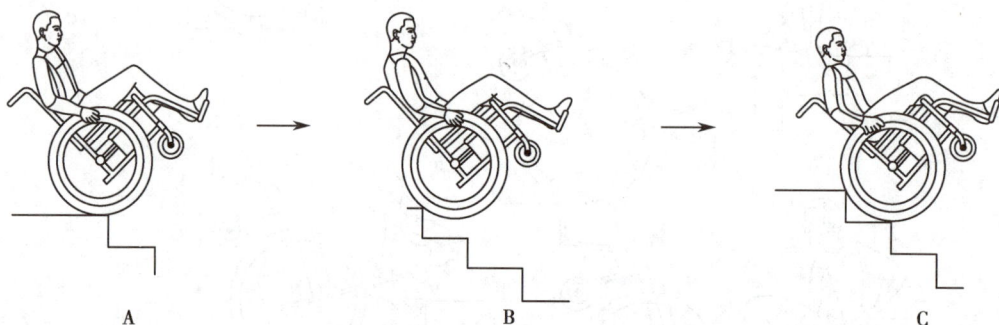

图 3-73　截瘫患者利用后轮维持平衡下楼梯

(2)他人协助上楼梯

1)后拖式:倒转轮椅,二轮着地,治疗师站在轮椅后面将轮椅向后拖上台阶,逐级而上。

2)前推式:治疗师站在轮椅后面将轮椅手柄向后下方拉,脚踩后倾杆,方向轮上台阶、提手向前上方,顺势将大轮滚上台阶、推进。

二、轮椅上下坡训练

准备可调整坡度的 6°~15° 的坡道。患者坐不稳或轮椅下斜坡时,需用束腰带保护患者。

1. 上坡道　躯干前倾,两臂用力摇动轮椅向上行走。坡道的角度越大,躯干前倾的角度就越大,以防止向后翻倒。

2. 下坡道　有两种方法:①四轮下法:当坡道的角度不很大时,四轮着地,躯干后仰,两手轻握住手轮圈,给手轮圈均匀地施加一些阻力,使轮椅向下行走的速度降低,并匀速地向下滑落;②抬前轮法:抬起前轮后慢慢推动手轮圈向前,两手给予手轮圈均匀地施加一些阻力,保持身体平衡,只用大轮滚动下坡。此外也可采用倒转轮椅下坡道,使轮椅缓慢下行,伸展头部和肩部并向后靠。

三、购物训练

购物训练包括挑选商品、付钱、搬运及储存。适用于脑创伤患者、精神病康复者、老年痴呆症患者。通过购物训练,使患者具有独立购买日常用品的能力。可分为模拟购物训练和实际购物训练两个阶段。

1. 模拟购物训练

(1)准备待购物品,如毛巾、牙刷、香皂、蔬菜等,将物品分类摆放。

(2)提供给患者此次需购物品的清单。

(3)让患者自行在所摆放物品中找到所需物品,放于购物车内(篮子代替)。

(4)治疗师检查患者所购物品是否正确,可重复训练。

(5)治疗师或家属扮演收银员,计算金额。

(6)患者付费。

(7)治疗师检查付费是否正确,重复训练。若模拟训练效果理想,可进行超市内实地购买训练。

2. 实际购物训练

(1)提供给患者此次需购物品的清单,治疗师或家属可预先向患者描述所需物品的特征,以加深患者的印象,便于找到所需物品。

(2)让患者自行找到所需物品,放于购物车内。

(3)治疗师检查患者所购物品是否正确,可重复训练。

(4)患者自行至收银处付费。

(5)治疗师或家属检查付费是否正确,重复训练(图3-74)。

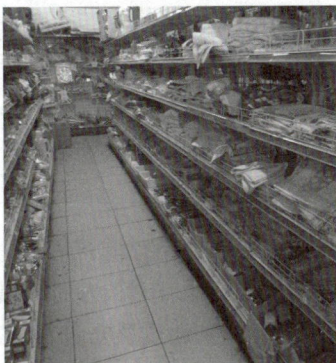

图 3-74　实际购物训练

(刘亚妃)

复习思考题

1. 试述日常生活活动的分类。

2. 列表比较作业治疗师与物理治疗师在关注患者步行时的异同点。

3. 论述偏瘫患者穿衣训练的基本流程。

4. 论述偏瘫患者由床到轮椅的独立转移法。

5. 案例分析题

小苏是初中三年级学生,在一次车祸中失去了双腿。小苏家住在三楼,离学校也比较远,因为照顾小苏,爸爸妈妈都没去工作了,家里的经济负担越来越重,小苏很想学会自理生活,这样可以减轻爸爸妈妈的负担。请问你计划如何帮助小苏改善生活自理能力?

扫一扫
测一测

第四章

治疗性作业活动

学习要点

治疗性作业活动的概念；治疗性作业活动的特点和作用；治疗性作业活动的应用原则；常用的治疗性作业活动的活动方式及其注意事项。

活动是作业治疗的核心，作业疗法的突出特点是利用作业活动进行身、心及社会等方面的功能康复。治疗性作业活动(therapeutic activities)直接取源于生活、工作、娱乐和休闲活动，通过反复进行有意义的、持续的或有规律的活动，及患者对完成作品的认识，操作过程的了解，对作业活动的器材、工具和材料的使用过程，达到患者功能恢复的目的。

第一节 概 述

一、概念

治疗性作业活动是作业治疗的重要组成部分，是作业治疗师根据患者具体情况，精心选择生产、生活或休闲娱乐中针对性的作业活动，维持和提高患者的功能，预防功能障碍或残疾的加重，使患者获得或提高独立生活能力，提高生活质量的一种方法。治疗性作业活动是作业治疗实用性及灵活性的具体体现，要求作业治疗师创造性、开拓性地开展工作。

治疗性作业活动具有如下特点：①具有较强的目的性和针对性，对患者有重要的治疗作用；②趣味性强，患者能积极主动地参与；③具有较强的实用性，能满足患者的需要。所选的作业活动与患者日常生活或工作学习有关；④防治并重，有助于改善或预防患者的功能障碍，提高生活质量；⑤符合患者的兴趣，活动方式可以调节，可操作性强。通过作业活动的工具、材料和操作台的高度来改变活动量，可在一定范围内由患者自己选择，临床应用广泛。

二、治疗作用

治疗性作业活动可防止患者功能障碍和残疾的加重，促进患者身心健康，维持或

改善功能,从而提高患者生活质量,并能帮助患者学习一定的生产技能,为将来重返生产岗位做准备。具体作用有:

(一) 躯体方面的治疗作用

能增强肌力、肌耐力,能改善关节活动度(range of motion,ROM),减轻疼痛和缓解症状,改善灵活性,改善平衡协调性,促进感觉恢复,提高 ADL 能力。如木工作业可以增加上肢的肌力和耐力,改善肩关节、肘关节、腕关节的活动范围,改善眼手协调性。

(二) 心理方面的治疗作用

能增强患者的独立感,减少依赖性,建立信心;成功的作业产品能提高患者的成就感和满足感;作业活动过程可以调节精神和转移注意力;调节情绪,促进心理平衡;改善认知、知觉功能。如木工作业的成品可以提高患者的成就感和自信心,木工作业过程还可以得到心理宣泄。

(三) 职业方面的治疗作用

生产性作业活动能提高患者的劳动技能,提高职业适应能力,从而增加再就业的信心,促进重返工作岗位。如根据患者就业情况有针对性地选择生产性作业训练,提高患者的就业能力。

三、应用原则

(一) 在全面评定的基础上,有目的地选择治疗性作业活动

治疗性作业活动前需要评定患者的病种特点和残损程度、部位,了解个人兴趣、爱好和特长,依据患者的具体情况给予不同的治疗性作业活动训练。

(二) 对活动进行分析,选择具有针对性且安全可行的活动

要有效地使用作业或有目的的活动,作业治疗师须在活动前对选定的作业进行活动分析,了解该活动的治疗价值、所需要的设备、用具和材料、花费、时间、空间及人员。必要时考虑通过适应和改造设备、环境及简化活动,确保患者安全有效地完成作业。

(三) 对活动进行必要的修改和调整,以适合患者的需要

如木工作业动作较多,其中具有代表性的动作是锯木、刨削和钉钉,主要适用于上肢肌力较弱、上肢关节活动受限、手部肌力较弱、手指精细协调性差者,但根据制作作品的规格和精致度不同等,可以将木工作业分为简易工程或复杂工程,可让患者参与木工作品的全部制作过程,也可以针对性地选择某个程序反复练习。进行象棋训练时将棋子与棋盘加上魔术贴可增加下棋的难度,游戏的同时加强肌力、耐力训练效果;将棋子、棋盘进行改造可用脚来完成下棋活动,以改善下肢的肌力或平衡协调功能;用筷子夹棋子则可改善手的精细功能和 ADL 能力;加粗手柄工具可使抓握功能稍差的患者较容易完成活动。

(四) 尽量以集体活动的方式进行活动,以提高患者治疗的积极性和治疗效果

作业治疗可以采取集体训练或一对一训练治疗,但集体训练的趣味性高于一对一治疗,且互相间可以帮助,应鼓励集体训练。

(五) 充分发挥治疗师的指导、协调作用,以保证活动的顺利进行

作业治疗师需要全面评估患者的情况,适时地加以引导或者提供适当帮助,使活动顺利进行,至少完成80%以上的作业量。

第二节 手工艺类作业活动

一、编织

手工编织是将植物的枝条、叶、茎、皮等加工后,用手工编织成工艺品的一种工艺操作,也包括各种编织丝线或毛线作品。手工编织在旧石器时代就已出现,是人类最古老的手工艺之一。随着人类社会的不断发展,手工编织的技术水平也在不断地提高,产品的用途也越来越广,成为现在的手工编织艺术。手工编织工具简单,活动易学易练,产品多种多样,特别适合用于手功能差的患者进行训练。这里对手工编织植物藤条和毛线的方法进行具体的介绍。

1. 常用工具及材料 丝线、毛线、编织用的竹片、竹叶、藤条、毛衣棒针、钩针、剪刀、镊子、钳子、尺子等。

2. 活动方式

(1)手工编织藤条:最基本的技法,包括编辫、平纹编织、花纹编织、绞编、编帽、勒编等工艺。编辫是草编中最普遍的技法,它没有经纬之分,将麦秸、玉米皮等原料边编边搓转,编成 3~7 股的草辫,通常作为草篮、草帽、地席的半成品原料。平纹编织是草编、柳编、藤编普遍运用的技法(图 4-1)。它以经纬为基础,按一定规律互相连续挑上(纬在经上)、压下(纬在经下),构成花纹。花纹编织是在平纹编织的基础上再予以变化,编织出链子扣、十字扣、梅花扣等花纹。绞编类似平纹编织,但结构紧密,不显露经纬。编帽是以呈放射状的原料互相掩压、旋转而编成圆形的帽子。勒编是柳编的常见技法。它以麻线为经,以柳条为纬,编织时将麻线和柳条勒紧,所以结构坚固,质地紧密。

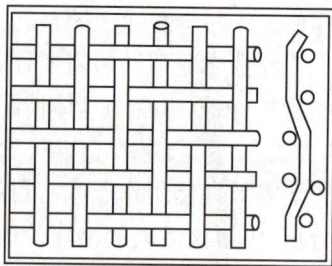

图 4-1 平纹编织

(2)编织毛衣:下面以双重正针的编织法为例介绍编织毛衣的基本过程。双重正针的编织法又叫胖针,先用单螺纹针起头,按以下图示来编织,双重正针编织常用于前襟或袖口边处编织。步骤如下:①以单螺纹针的方法起头(图 4-2);②第一针不编织,移过去(图 4-3);③表面针、带针(图 4-4);④把第三针从前面绕过再移过去,剩余的重复(图 4-5);⑤编织出需要的量(图 4-6)。

3. 注意事项

(1)进行编织时,会用到剪刀、钩针等具有危险性的工具,在使用和保管时要注意安全。

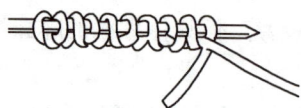

图 4-2 单罗纹针起头

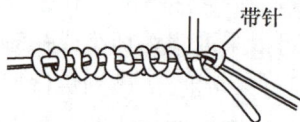

图 4-3 第一针不编织

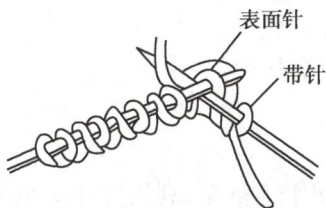

图 4-4　表面针、带针

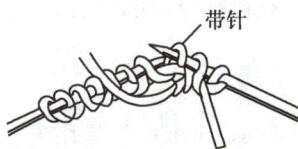

图 4-5　绕、移第三针

（2）草编和藤编时要处理好材料的边缘,防止被割伤或划伤。

（3）对于手功能较差者,可选用较粗的先进行操作;手部感觉差者,则宜选用较粗和边缘光滑的草或藤条编织,而不宜选过细的线和锋利的草和竹片,否则皮肤容易割伤。

（4）在进行毛衣编织时产生的细小绒毛对患者的呼吸系统有一定刺激性,因此对有呼吸疾患的患者应小心谨慎进行这项活动,必要时可以戴口罩。

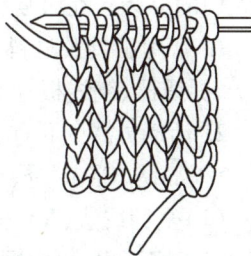

图 4-6　编织出需要的量

二、剪纸

剪纸是我国最普及的民间传统装饰艺术之一,因其材料易得、成本低廉、效果立见、适应面广,既可作为实用物,又可美化生活而深受人们喜爱,目前也广泛用于康复领域的作业治疗里。

1. 常用工具及材料　剪刀、刻刀、垫板,辅助工具有订书机、回形针、胶水、乳胶粘贴剪纸作固定用,毛笔、颜料及剪刻用的各类纸张以韧性强、纸质细的为好。

2. 活动方式

（1）折叠剪法:就是将一张方纸折叠三四折后,在上面画上图样,剪好图样展开后,一个和几个图样重复出现围成一圈,并呈圆形。这种形式称为团花。这样的方法也称为折叠剪纸。

（2）对称剪纸:就是将一张正方形纸中间对折,在上面画出图样,剪好的图样,左右（或上下）两半图样完全吻合。这样的剪纸图样叫做对称剪纸。

（3）阴阳剪纸法:就是在一张纸上画好图样,剪好后,块块纸片,条条纸线都相连。把它展开,一面的图样是"空心的"称为阴,一面是"实心的"称为阳,阴和阳是剪纸的两种重要的表现形式。实际应用时往往需要进行组合(图 4-7)。

3. 注意事项

（1）在进行剪纸时要注意安全,小心不要伤及自身。

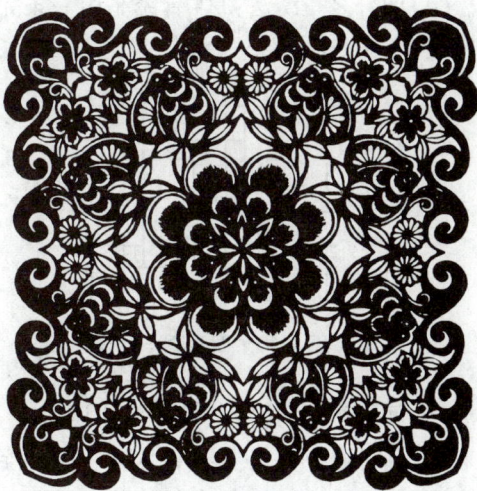

图 4-7　组合剪纸

（2）接触锋利的刀具和材料时要小心,避免受伤。

（3）对于有精神障碍的患者,尽量不采用剪纸活动。

三、十字绣

十字绣（cross stitch）,就是用专门的绣线和十字格布,利用经纬交织的搭十字的方法,对照专用的坐标图案进行刺绣,任何人都可以绣出同样效果的一种刺绣方法。由于它是一项易学易懂的手工艺,更是艺术的创新,因此流行非常广泛,受到不同年龄的人们的喜爱。在康复领域里,也常被应用于患者的治疗和训练中。

1. 常用工具及材料　各种规格的针、剪刀、各色丝线、十字绣的图案、尺子、绣架、绷子、拆线器、绕线板等。

2. 活动方式　目前常见的绣法有:扣眼绣、链绣、断绣、飞绣、羽毛绣、瓣绣、回针绣、克里岛绣、Crean绣、十字绣、法国结。

（1）全针绣法（X）:先由网眼1穿上来,再由网眼2穿下去,再由网眼3穿上来,再由网眼4穿下去,再由网眼5穿上来,再由网眼2穿下去,再由网眼3穿上来,再由网眼6穿下去,依此类推（图4-8）。

（2）半针绣法:半针绣是由一条对角线构成的,即为全针绣的一半（图4-9）。

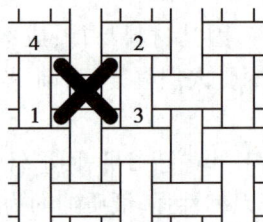

图4-8　全针绣法　　　　　图4-9　半针绣法

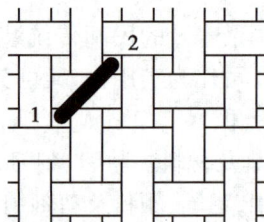

（3）四分之一绣法:1/4针绣是由对角线的一半构成的,如果要边线正方形中残留的部分,表现不同颜色,则需要有1/4针绣来表现（图4-10）。

（4）四分之二绣法:3/4针绣是由一条完整的对角线与半条对角线所构成出"人"字形状（图4-11）。

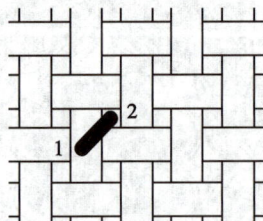

图4-10　四分之一绣法　　　　图4-11　四分之三绣法

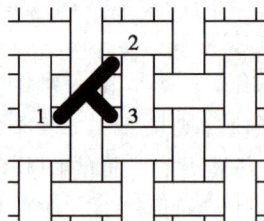

（5）回针绣法（边线）:第一针由网眼1上来,再由网眼2下去;第二针则由网眼3上来,再由网眼2下去,再由网眼4上来回到网眼3,除了第一针,其余每一针都是以回针的方式回到原穿上来的网眼中。回针一般用于绣过线、轮廓和字母（图4-12）。

（6）法兰西结:把针举到1的位置穿出,将线绕针一圈,把针插在2的位置。用不绣花的指握住绣花线的端部,把结拉紧,而后将针穿过织物,把住绣线,直到必须松开为止。若打大结,可适当增加线的股数,但只缠一次(图4-13)。

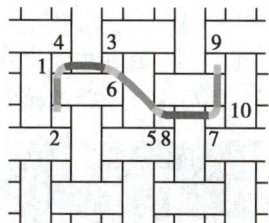

图4-12 回针绣法

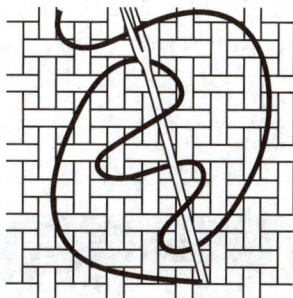

图4-13 法兰西结

3. 注意事项

(1)刺绣前清洁双手。

(2)进行十字绣时准备专用的容器放置针线,并在每次刺绣前后都要确认针的数目,防止不必要的危险发生。

(3)刺绣过程中,对于上肢灵活性差的患者要注意安全,避免被针扎伤。

四、粘贴作业

粘贴画是一种特殊的画,和真正的绘画不一样,粘贴画不用笔和颜色,而是用各种材料粘贴而做的。这些材料大都是日常生活中废弃的东西,所以有人称粘贴画是"环保艺术品"。

粘贴画作业

粘贴画通过独特的制作技艺,巧妙地利用材料和性能,充分展示了材料的美感,使整个画面具有浓郁的装饰风味。粘贴画有取材容易、制作方便、变化多样等特点,是一种深受人们喜爱的工艺美术项目,目前也广泛用于康复领域的作业治疗里。下面详细介绍树叶粘贴画的制作。

1. 常用工具及材料 剪刀、笔、镊子、胶水、棉签、小木棍、各种丝线、彩纸、橡皮泥、各种颜色的废弃材料,如易拉罐、泡沫、大小不同的各种豆类、树叶等。

2. 活动方式

(1)采集不同形状和颜色的树叶,如多菱形的红色枫树叶、圆形的深绿色桦树叶、长形的黄色的柳树叶及椭圆的胡枝子叶等,以保证图案结构的多样化,同时还需采集一些花瓣、叶梗、籽粒等。将采集好的原材料用一定量的吸水纸或旧报纸展平包好,使其干透。

(2)考虑好图案,选择合适画面需要的树叶,用镊子轻轻地放到画稿上,仔细摆放。认为达到了画面要求时,就在树叶背面涂上胶水,然后渐渐展平树叶,放到一边等胶水干透后就成了一幅剪贴画。例如贴一幅"蝴蝶戏花"的画面,可以选择红色的枫叶重叠成蝴蝶的翅膀,用细的叶梗做成蝴蝶的两根触须,还可以在枫叶上撒点细小的花籽作为蝴蝶翅膀上的斑点。然后准备几片红色的玫瑰花瓣,相互叠放后形成花朵的形状,再在花朵下面粘贴两片绿色的玫瑰花叶,这样就做成了"蝴蝶戏花"的画面。

(3)对于手功能差的患者为了增强手部训练,可选用豆类等较细小材料进行操作。如选择花生米或芸豆或开心果壳来训练,如果灵活性较差,可用筷子或镊子加强难度进行操作以达到训练的目的。

(4)在进行粘贴画活动时,可以独自完成一幅画,也可以多人合作完成,例如在构图、采集原材料、加工原材料、涂胶水、粘贴过程中,可以让几个患者分工合作,以培养团队合作精神。

豆贴画是指使用各种各样的豆为材料制作的粘贴作业,是近年才出现的一种新型手工艺方法,所创作的作品立体感强、视觉效果独特,给人耳目一新的感觉(图4-14)。

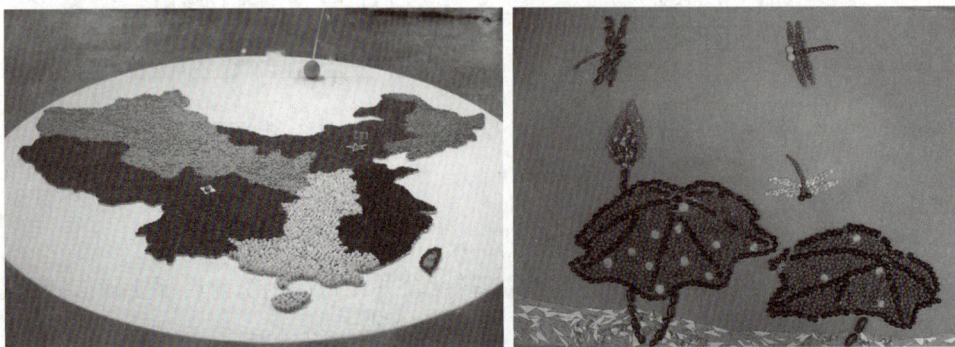

图 4-14　豆贴画作品

其特点是材料直接来自于日常所吃的粮食,作品颜色丰富,趣味性和吸引力强,操作简便,易于学习和创新,深受患者欢迎,也充分体现了作业治疗的灵活性和实用性。

3. 注意事项

(1)在采集原材料或加工原材料时要注意安全,尤其是需要登高采集树叶或花瓣时。

(2)注意保持环境卫生,加工后的废弃材料不能乱扔。

(3)对于有呼吸系统疾患的患者,不要使用粉末状材料进行训练。

(4)原材料要尽量保持干燥,可以提高作品质量并易于保存。

(5)完成后的作品应置于干燥环境保存,注意防霉变和虫蛀。

第三节　艺术类作业活动

一、绘画

绘画是一种在二维的平面上以手工方式临摹自然的艺术,绘画疗法是一种运用绘画治疗疾病和进行功能训练的方法,是心理艺术治疗的方法之一。绘画疗法让患者通过绘画的创作过程,利用非言语工具,将内心压抑的矛盾与冲突呈现出来,并且在绘画的过程中获得缓解与满足,从而达到诊断与治疗的目的。

在我国古代,人们已认识到了绘画的功能,仅仅欣赏都能使人心情舒畅,积极向上,甚至能增进身心健康,战胜疾病。在西方,20世纪20年代,伟大的心理学家弗洛伊德也提出了绘画可以治疗心理创伤。

1. 常用工具及材料　各种规格的绘画用纸、画笔(铅笔、毛笔、炭笔、水彩画笔、水粉画笔)、橡皮、直尺、小刀、画板、调色盒等。

2. 活动方式 适合于作业治疗的绘画方式主要有涂色、写生、创作、素描、临摹等。下面详细介绍每种绘画方式的具体操作。

(1)涂色:简单有趣,能激发患者的兴趣,提高信心。根据患者的功能水平和个人爱好选择不同的图画,可以根据图画的颜色要求涂色,也可以根据个人喜好来涂色。选择好图画后,采用彩色铅笔、蜡笔、颜料等在图案上着色。

(2)写生:利用周围的环境,可以让患者采用小组的方式在室内或野外写生,利于患者之间的交流。写生之前,要求患者仔细观察欲作画的对象,同时和周围的其他部分比较,以此来确定作画对象的大小、长短和形态。在写生中,先以几何形概括法描绘对象,构好图,安排好所描绘对象的大小位置,而后用长线条从整体入手,概括出各大部分的几何形状,再逐步描绘各个细部,描绘时要用观察比较的方法,即画左边时比较右边,画上部比较下部,用手中的铅笔当尺子比划所绘对象的倾斜度、平衡度、高低长短的比例等,做到心中有数,而不是光凭自己的主观意识作画。如让患者练习写生器皿静物时,可以要求患者先把两三个器皿的大体形状用几何形概括出来,哪个像三角形,哪个像圆形,哪个像梯形等,继而用短线条边画边修改出器皿的形状。通过这种方式,培养了患者空间构想能力,提高患者的注意力,又增强了手的灵活性。

(3)创作:可以单人创作,也可以多人合作进行。可以给予一个命题,让患者独立创作或采用合作方式完成。提供一张大的白纸,让患者随意在白纸上画上自己的想法。可以根据每个人的特长分工合作,每人负责一部分。如以《太空》命题,让患者进行创作。有的画太阳,有的画星星,有的画银河,还可以加上自己的想象,例如太空里还有外星人等,这样能够使每个患者都参与了活动,培养了患者的团队协作精神,活动中还动脑动手,促进了交流。

(4)临摹:首先让患者挑选一幅自己喜爱又简单的画来临摹。临摹前应仔细观察画的内容、布局、色彩、结构等,然后将画放在白纸旁边,照着画上的内容依样画葫芦,注意要有轻重节奏和粗细、明暗变化。不要贪多贪快,急于求成,培养患者的耐心和恒心。

3. 注意事项

(1)绘画前做好准备工作,提供足够的画笔、颜料、画板等,保证人手一份。

(2)欲创作的作品或写生的对象不能太复杂,应选择生活中常见或患者比较熟悉的事物进行绘画。

(3)绘画中要注意患者的身体精神状况,如果绘画时间较长,应嘱咐患者中途适当休息。

(4)根据患者的具体情况,绘画可以在卧位、坐位、立位下进行。对于手不能使用的患者,可以利用口、脚或借助自助具来进行绘画活动。

(5)绘画完毕,可以将患者的作品装入镜框里挂在墙壁上,不仅可以装饰作业治疗室,还能让患者随时看到自己的杰作,增强自己的信心和提高作画的兴趣。

二、书法

书法作业

书法是以汉字为表现对象,以毛笔及各类硬笔为表现工具的一种线条造型艺术。通过书法进行治疗和训练的方法称为书法疗法。现代书法包括硬笔书法、软笔书法和篆刻艺术三大类,按字体分楷书、隶书、行书、魏碑、篆书、草书等。

1. 常用工具及材料　文房四宝(笔、墨、纸、砚)为书法的主要工具和材料,笔包括毛笔和硬笔(钢笔、圆珠笔、铅笔、粉笔等),此外还可能需要使用刻刀、字帖、剪刀、镇尺、直尺等。

2. 代表性活动

(1)写字姿势:写毛笔字一般有坐姿和站姿两种姿势,写小字时以坐姿为主,写大字时以站姿为主。写钢笔字常用坐姿,与写毛笔字姿势基本相同。

1)正确的坐姿需头正、身正、腿展、臂开、足安。

2)正确的站姿为头俯、身躬、臂悬、足开。

(2)执笔方法

1)毛笔执笔方法:最佳执笔方法为五指执笔法,其方法可用五个字概括:按、压、钩、顶、抵。具体方法为:①按:用大拇指指腹斜而稍后仰的部位贴住笔杆内侧,由内向外用力;②压:用示指的第一节紧贴笔杆的外侧,由外向内用力;③钩:就是用中指第一节钩住笔杆的外侧,由外向内用力,加强食指的力量;④顶:用无名指指甲根部至第一节偏上部顶住笔杆右内侧,由右内向左外推,与钩的用力方向相对,用以加强大拇指的力量;⑤抵:就是用小指紧紧地抵着无名指,以增加无名指的力量。

2)钢笔执笔方法:一般采用三指执笔法,也可用 5 个字概括:按、压、顶、抵、靠,具体要求是:右手执笔,大拇指、食指、中指分别从三个方向捏住离笔尖 3cm 左右的笔杆下端。示指稍前,大拇指稍后,中指在内侧抵住笔杆,无名指和小指依次自然地放在中指的下方并向手心弯曲。笔杆上端斜靠在食指的近节指骨处,笔杆和纸面成 50° 左右夹角。

(3)运腕方法:写毛笔字时,腕部随着运笔的上提下按、轻重徐疾而作相应摆动的方法,又叫腕法。执笔在指,运笔则靠腕,运腕有保持中锋、开展笔势、充分调动全身力量、灵活进行提按顿挫的作用。运腕的方法主要有四种:

1)平腕:就是右手腕直接贴在桌上,适于写小字(图 4-15A)。

2)枕腕:用左手垫在右腕的下面,适于写一般的小字(图 4-15B)。

3)提腕:用肘部撑在桌面上,使手腕撬起来,是一种使用最广泛的运腕方法,适宜写 2~3 寸的中字(图 4-15C)。

4)悬腕:腕和整个右臂全部悬空,将活动轴心移到肩上,适合写大字(图 4-15D)。

(4)运笔方法:也称用笔,就是笔尖从落纸起书写各种点画起止运行的规律,每写一笔画,都包括笔、行笔、收笔三步。毛笔书法基本要求是笔锋"欲左先右、欲右先左、欲上先下、欲下先上"。笔的运行要"收藏笔锋,逆入平出","横画竖下,竖画横下","有往必收,无垂不缩",不能呆板的平来直去。当然,各种书法的运笔方法不尽相同,但归根到底都是上述基本法则的发展和变化。钢笔书法线条变化不大,笔法也简单,不需逆锋时"藏头"及回锋时"护尾"。

3. 活动的调整

(1)工具的选择:手功能不佳不能抓握者可使用自助具固定笔于手上,双上肢功能障碍者可使用脚书写或通过自助具用头、口书写;不能很好固定纸的可使用镇尺固定。

(2)姿势和位置的调整:根据需要可在坐位、站立位下进行训练。

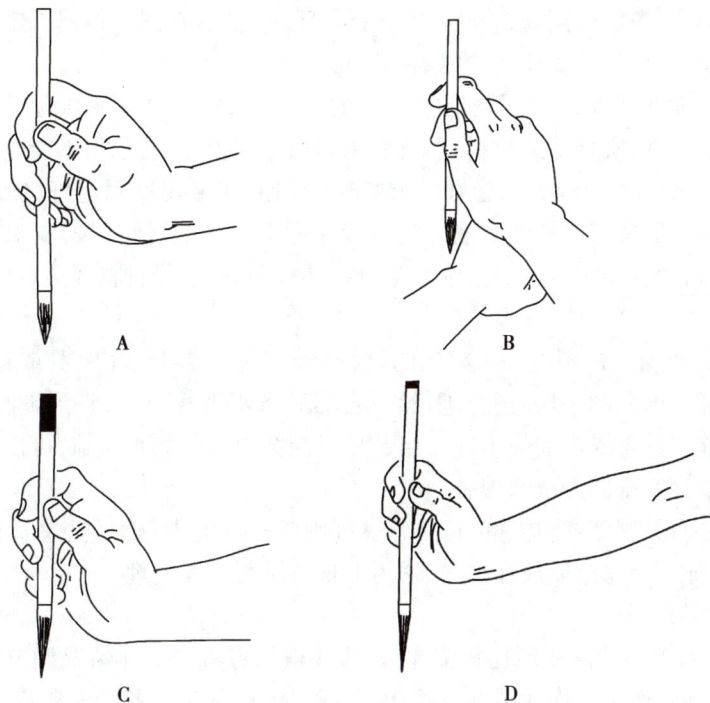

图 4-15　运腕方法

A. 平腕；B. 枕腕；C. 提腕；D. 悬腕

（3）活动本身的调整：根据患者的情况选择不同的方法进行训练，所选毛笔、钢笔、圆珠笔、铅笔、粉笔、水笔等笔的种类不同，训练要求和针对性也稍有不同，同一种笔写大字和小字对手和上肢的灵活性和 ROM 要求也不相同。

4. 注意事项

（1）注意所选取的姿势和持笔姿势正确，避免长时间不良姿势。

（2）毛笔书法训练时注意保持纸和治疗场所的清洁。

（3）毛笔书法训练前后均应对毛笔进行清洗，以保证书法质量。

第四节　生产类作业活动

一、木工作业

木工是以木材为工作对象的行为、方法或职业，它利用木工工具对木材进行加工，制作成各类作品的一系列作业活动。通过木工作业可以制作各种木制品，如：家具，玩具、艺术品、乐器等，既可以用于日常生活，又可以作为装饰品，具有实用性和观赏性。木工是康复治疗中常用的作业疗法之一，尤其适合于男性患者。

1. 常用工具及材料　木工台、锯、刨、锤子、钉子、改锥、钳子、钢尺、软尺、记号笔、砂纸、木材、合成板、木条、油漆、刷子等。

2. 活动方式　下面以制作书架为例介绍木工的制作过程。

（1）制图：根据木制品的功能和用途，画出作品的形状、比例和规格，根据日常生活中使用的书架,考虑长宽高为 60cm×20cm×150cm,然后在图上根据一定比例绘制出成品图,以及每块标有具体比例的材料的图形。

(2)选材:根据木制品的用途选择合适的材料。书架主要用于放置各种书籍,需要承重,因此采用厚实承重的材料,而且要求材料比较干燥,含水率不能过高。

(3)加工:先在木工台上把选好的材料用专门的固定装置固定好,然后用单手或双手持锯利用肩肘关节屈伸的力量平稳完成拉锯动作。把材料根据要求加工成相应规格的形状后,用刨子把材料表面刨平整,再用锉刀和砂纸将材料周边打磨光滑,进行精细的加工。

(4)组装:将所有按图例加工完成的材料进行组装,接合处用乳胶或钉子固定,在材料表面涂抹上薄薄的一层乳胶,进行组装,然后再用重物施压,直到乳胶干燥,多出来的乳胶应该在其干燥之前擦干净。组装后可能会出现一些小缝隙,可以用腻子或采用乳胶混合少许锯末的方法来填补。

(5)上漆:先用砂纸把做好的成品外表细细的打磨光滑,然后选择适当种类的漆上色,均匀涂抹。上完色后放在洁净、通风的地方进行干燥处理。

3. 注意事项

(1)进行木工活动需要消耗较多体力,应该根据患者的具体情况调节作业活动量和作业活动时间,而且在作业活动过程中要注意休息,避免患者过度疲劳。

(2)在作业活动过程中不可避免地会产生噪音和粉尘,应注意选择合适的场所和时间进行活动,避免对其他患者产生负面影响,在涂油漆的时间会产生刺鼻的气味,应该注意随时通风换气,必要时戴上口罩。避免对有呼吸系统疾患的患者采用木工作业治疗。

(3)使用锯子、刨子等锋利工具时注意避免割伤,尤其是手灵活性欠佳者和感觉障碍者。打磨时也要避免磨伤手部皮肤。

(4)木工作业时会用到油漆、木屑和化学溶剂等易燃物质,要注意防火,确保安全。

(5)在给成品上色时,要注意避免油漆污染地面或桌面,最好是先铺好废旧报纸。

课堂互动答案

课堂互动

　　患者,男,35 岁,右上肢肩关节、肘关节活动范围受限,拟进行木工作业,但活动耐力差,问可以通过哪些方法调整活动量?

二、金工作业

金工即为金属工艺,是中国工艺艺术的一个特殊门类,主要包括景泰蓝、烧瓷、花丝镶嵌、斑铜工艺、锡制工艺、铁画、金银饰品等,还包括车工、铣工、磨工、焊工等多种工种。金工因其制作过程中有捶打、拧、敲击、旋转等活动强度较大的动作,因此在康复治疗中常作为作业治疗方法,尤其是拧螺丝钉、组装等活动动作简单、安全性高,常用于作业治疗活动中。下面就详细介绍拧螺丝钉和钉钉子的活动过程。

1. 常用工具及材料　铁锤、钉子、螺丝刀、扳手、改刀、玩具零件、螺丝等。

2. 活动方式

（1）拧螺丝钉：①抓握：用拇指、中指、食指三指捏持，放于螺丝眼里；②旋转：利用拇指、食指的旋转将螺丝钉拧进眼里固定，或者用螺丝刀通过前臂的旋前旋后将螺丝钉旋转进眼里，或者利用腕关节的屈伸将螺丝钉旋转进眼里。

（2）钉钉子：①抓握：用拇指、中指、食指三指捏持，放于钉子眼里；②利用铁锤通过肘关节和腕关节的活动将钉子敲进钉子眼里，强度大时可以通过旋腰调动全身的力量。

3. 注意事项

（1）在进行捶打时要注意安全，小心不要伤及自身。

（2）接触锋利的刀具和材料时要小心，避免受伤。

（3）处理金属材料时可能有材料温度升高的情况，注意避免烧烫伤。

三、皮革作业

皮革应用于作业疗法中，力求改善患者手眼的协调能力，上肢肌力以及手的精细动作能力。而且通过完成作品可以充分展示患者的想象力和创造力，对患者的精神和心理都有明显的改善和调节作用。下面详细介绍皮革的操作过程。

1. 常用工具及材料　橡胶垫板、牛皮刀、剪刀、木槌、印钉工具一套，另外还有打孔器、纸、笔、图案书、胶水、调色盘、胶皮手套、海绵、颜料、毛笔等。

2. 活动方式　以制作钱包为例介绍皮革工艺的制作过程。首先在适当的皮革材料上用铅笔在作品所需要的部分画上标记，然后用裁牛皮的专用刀将原材料裁开。然后参考有关的图案书籍，利用印钉的各种形状组合成所希望的图形，也可以直接选择不同的印钉图案。确定图案后，将透明纸置于图纸上，仔细地将图案拓画下来。再用海绵蘸水后，轻轻地涂抹在皮革上，使皮革的表层得以濡润，待皮革略微变色后，再用刮片沿着图案线条，一边描画，一边用力压，使图案的痕迹显现在皮革上。将皮革置于橡胶板上，使用木槌敲击，帮助相应图案的印花刻于皮革上。再用纱布卷成长4～6cm，直径2～3cm的圆柱状，再用橡皮筋固定，浸水后涂抹皮革，均匀湿润皮革表面。在调色板内调匀颜料，用毛笔完成由浅色至深色着色的操作。然后将上光蜡均匀地涂抹于皮革的表面。最后将两层皮革的边缘部分用黏合剂黏合，牢固后在距离皮革边缘约4mm处均匀打孔，再用3mm宽的皮革线缝边。

3. 注意事项

（1）皮革活动对手的精细动作要求较高，并要求有视觉、认知的配合，因此对患者的手功能和认知功能有较高要求。

（2）在进行皮革活动时由于要用到牛皮刀等，因此要注意安全，避免被刀伤到。

四、制陶作业

陶艺是中国的传统古老文化，陶瓷的基本材料是土、水、火。人类通过掌握水土糅合的可塑性，流变性，以及成形方法和烧结规律，从而生产制造出不同的陶艺形态，最终使陶瓷器物产生美的享受。陶艺制品不仅与人们的生活密切相关，例如生活中使用的锅、碗、瓢、盆，很多都是由陶瓷制成；更能装点修饰、体现制作者的审美角度和生活情趣，具有独特的艺术语言和丰富的表现力。因此，陶艺制品逐渐被越来越多的人认识和制作,成为人们工作学习生活之余,放松精神、释放自我的又一休闲方式。在康复医疗中,陶艺制作也是一种常用的作业疗法。

1. 常用工具及材料 黏土、竹刀、釉彩、转盘、擀面杖、割泥线、围裙、电窑、面板、纱布、石膏粉或已制成的各种石膏模型、容器等。

2. 活动方式

(1)陶艺设计的基本过程如下:①构思、确定主题、画好构图;②在纸上画好实际大小原图,黑白稿,标明尺寸,注意收缩率;③动手造型制作(根据需要选用适当的成形法);④造型完成干燥后上釉,也有故意不上釉,只追求泥胎的效果;⑤(装窑)烧成,分一次烧成或素烧后再上釉二次烧成。

(2)陶艺的制作技法包括如下几种:

1)泥条盘筑成形法:取一块适量的泥料,用双手自然捏紧、转动,使其成圆棒状。将圆泥棒横放在工作台上,用手指均匀地搓动,边滚边搓,左右手指走动,从粗到细。自然、平和地搓泥条,根据需要搓成粗细一致、大小均匀的泥条。将泥条放在转盘上做一底部,然后将泥条边转边接边压紧,边转动转盘,依次加高,最后做成自己需要的造型。每增加一层需要内外压平、压密、压匀,以免干燥时开裂(图4-16、图4-17)。

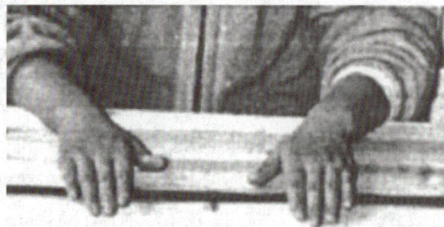

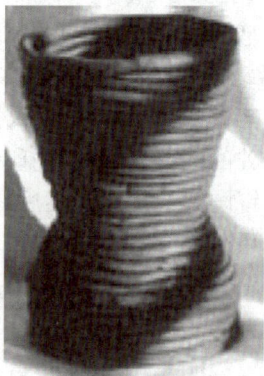

图4-16 泥条盘筑成形法操作步骤   图4-17 泥条盘筑成形法

2)手捏(雕塑)成形法:手捏、雕塑成形法是制作陶艺最原始、最基本、最简单的方法之一,也是初学陶艺者体验泥性——泥的厚薄、软硬、干湿程度最基本的练习,可以不用工具,光用手捏,有较大的自由度,只需要用手把泥团捏成你自己想要造型的形状即可,这也是最古老的制陶方法之一。还可用雕塑刀等工具做成雕像,在泥半干时将雕像挖空。

3)泥板成形法:泥板成形就是将泥块通过人工或压泥机滚压成泥板,然后用这些泥板来进行塑造。滚泥板时,应把泥块放在两块布中间进行,从泥块的中心向四周扩散(转动布块),注意泥的厚度,要符合所做陶艺作品的需要。制作时要利用泥的柔软性,可以像用布一样成形,而利用泥板的坚硬特点时又可把它当成木板一样来成形。泥板成形应用范围很广,从平面到立体,都可以进行造型变化,如利用泥板湿软时可进行弯曲、卷合的特点,可制作成自然、优美的造型,也可利用泥板半干时坚硬的特点制作挺直的器物。

3. 注意事项

（1）在陶艺制作过程中要用到竹刀等工具，因此要求患者要注意安全，避免受到伤害。

（2）在使用石膏粉时注意粉尘的防护。

（3）烧制时要防止烫伤，尤其是感觉减退者。

（4）未用完的黏土应装入塑料袋，置于密闭容器中保存，防止干燥。

（5）在陶艺制作时，根据患者的需要来选择姿势，以针对性训练站立平衡、上肢肌力、关节活动度、坐位平衡和耐力。

（6）完成后的作品应置于干燥环境保存，注意防霉变和虫蛀。

第五节　体育类作业活动

体育活动主要包括健身类、娱乐类和竞技类体育。体育疗法指通过特定的体育活动来治疗疾病和恢复机体功能的方法，在预防医学、临床医学和康复治疗中占有很重要地位，是一种医疗性的体育活动。

早在数千年以前，体育运动在我国就已经作为健身、防病的重要手段之一而被广为运用，如五禽戏（模仿虎、鹿、猿、熊、鸟五种禽兽动作的体操）、太极拳、八段锦等。这些体育活动成为古代劳动人民防治疾病的有效手段。随着时代的发展，中西医结合的应用，体育疗法也获得了突飞猛进的发展。

常用于康复训练的体育活动有篮球、足球、排球、游泳、太极拳、八段锦、五禽戏、乒乓球等。本节仅对篮球及飞镖做详细介绍。

一、篮球

篮球是深受广大群众喜爱的体育运动项目，竞技性和趣味性都比较强，运动量适中，适合伤残患者进行运动训练，甚至在轮椅上都可以进行，所以现在轮椅篮球已成为患者体育活动中正式的比赛项目。在篮球运动中，患者不仅增强了机体的平衡性、协调性，更加强了肌力和耐力，同时还改善了患者精神面貌。因此，篮球是一项具有良好治疗效果的娱乐、体育活动。

1. 常用工具及材料　只要具备宽敞明亮的场地、篮球、特制的篮球架或轮椅、运动服和运动鞋即可参与训练。其中场地尺寸约 18m×10m，空间高度约为 7m，要求空间内没有任何障碍物。

2. 活动方式

（1）传球：主要针对平衡训练和扩大关节活动范围，包括胸前传球、肩上传球、单手背后传球等技术。传球技术是篮球的基本技术，因此练习传球对于篮球比赛是非常重要的。下面我们着重介绍一下胸前传球，肩上传球，单手背后传球的方法：①胸前传球：面向要传球的队友，抬头、稍弯腰，手指张开，将球持在胸前，肘微向外，伸臂向外推球时，向前跨出一步（如果是坐在轮椅上，则不必了），球出手时手指向上、向前推；②肩上传球：以右手为例，左脚向前迈出半步，右手持球于肩上，身体向右转将球引至右肩后上方，上臂抬起与肩平。出球时，右脚蹬地，迅速转体带动右臂，主动摆动前臂，手腕前扣，手指拨球，将球传出。若患者坐在轮椅上传球，则要求患者将轮椅左侧向前滑出半步,右手持球于肩上,上半身向右倾斜将球引至右肩后上方,上臂抬起,出球时,将轮椅固定不动,迅速回转上半身,带动右臂主动摆动前臂,将球传出;③单手背后传球:以右手为例,用右手传球时,左脚向侧前方跨步,上体前倾,侧对传球队友,双手持球后摆到身体右侧时,左手迅速离开球体,右手引球继续沿髋关节横轴方向后摆至臀部的一刹那,右手向传球方向急促扣腕,食、中、无名指用力拨球将球传出。如果患者坐在轮椅上则要求运动员将轮椅左侧向前驱动半步,上半身前倾,侧对传球目标,双手持球后摆到身体右侧,左手迅速离开球体,右手引球继续向后摆到臀部,右手用力将球传出。这种传球方式要求患者上肢的灵活性要好,尤其是手指,当然,也可以通过这种传球方式来训练上肢的关节活动度。

(2)投篮:主要用于训练上肢肌力和耐力,训练可采用原地投篮、轮椅上投篮。①原地投篮时,要两脚前后自然开立,两膝微屈,上体稍前倾,重心落在两脚之间。双手持球,两肘自然下垂,将球置于胸前,目视瞄准点,投篮时,两脚蹬地,腰腹伸展,两臂向前上方伸出,两手腕同时外翻,拇指稍用力压球,食指、中指拨球,使球从拇指、食指、中指指端飞出;②如果患者坐在轮椅上则要求运动员投篮时,固定好轮椅,重心要在身体中间,上体稍前倾,伸展上肢,双手持球,两肘自然下垂,抱球于胸前,目视瞄准点,投篮时,腰腹伸展,两臂向前上方伸出,将球飞出。

3. 注意事项

(1)运动场地应足够宽敞,注意保持场地的清洁卫生和平整,不能有凹凸不平或异物,以免患者在运动中发生意外。

(2)训练时注意安全,防止跌倒等意外情况发生,必须配备足够的医务人员进行保护。

(3)在进行投篮或运球时注意保持平衡,可以让患者在腕关节和膝关节等容易受伤的部位使用护具加以保护,以防摔伤。

(4)根据患者的具体情况,可采用降低高度的特质篮球架以及特制的轮椅。

(5)可在坐位、站立位、轮椅上坐位进行训练使活动更具针对性。

(6)此项活动需要消耗过多的体力,要注意适当休息,避免过度疲劳。

二、飞镖

飞镖运动是一项风靡全球的室内体育运动,集趣味性、竞技性于一体,深受普通大众的欢迎。飞镖运动历史悠久,起源于 15 世纪的英格兰,十几年前才正式传入我国。飞镖运动是室内体育运动,集趣味性、竞技性于一体,技术简单易于掌握,不需要专门的场地和设施,且运动量适宜,不受年龄、性别的限制,经济实惠,是作业治疗最为常用的训练项目之一。较适合用于进行肘部及手部关节活动度训练、平衡训练、协调训练、耐力训练等。

1. 常用工具及材料　飞镖器材十分简单,只要有镖盘和飞镖就可进行训练和比赛。

2. 活动方式

(1)基本姿势和动作:①肩:在投掷过程中肩部保持不动,只有手臂是动的,身体的其他部分都应保持一定的姿势不动;②肘:在投掷动作的前期即手臂后甩时肘部应基本保持不动,在手臂前挥飞镖加速过程中的某一点,肘部顺势上扬;③腕:腕固定不动或通过甩腕的动作来增加速度。

（2）投掷过程：可选择站立位、坐位和轮椅坐位进行训练。①瞄准：使眼睛、镖、目标点成一线；②后移：后移程度依个人而定，一般说来越远越好，但不要移得太远；③加速：不要太快，也不要太用力，尽量自然圆滑的运动，沿着一定的抛物线方向。在此过程应适当地提肘，如果采用甩腕动作，也要遵循原来的曲线方向，直到飞镖脱手；④释放：只要用正确的方法投掷，此步骤只是前面几步的自然延伸；⑤随势动作：在投出镖之后，手应继续沿着原来瞄准目标的方向而不是立刻下垂手臂。

3. 注意事项

（1）注意安全，有攻击行为者不适于参加本活动。

（2）使用适当的防护措施，避免飞镖损伤周围墙面或人群。

（3）为保证安全和避免损坏治疗场所，可使用吸盘式飞镖进行训练，也可选用粘贴性飞镖或用吸盘式羽毛球取代飞镖。

第六节　园艺类作业活动

园艺活动包括种植花草、栽培盆景、园艺设计、游园活动等。利用园艺活动进行训练以达到愉悦心情，促使身心健康目的的训练方法称为园艺疗法。园艺疗法是对于有必要在其身体以及精神方面进行改善的人们，利用植物栽培与园艺操作活动，从社会、教育、心理以及身体诸方面对他们进行调节的一种有效方法。下面着重介绍花木种植和花木欣赏。

一、花木种植

花木种植是指通过种植园林植物所进行的活动，包括园林花卉的生产、园林树木的生产以及园林草坪的生产及养护等活动。较适合用于进行肢体实用功能训练、耐力训练、肌力训练、平衡和体位转换训练等。

1. 常用工具及材料

（1）常用工具：花盆、铁锹、耙子、花剪、花铲、水桶、喷壶、喷雾器、浸种容器、手套、塑料薄膜等。

（2）常用材料：培养土、园林植物、草花种子、肥料、农药等。

2. 活动方式

（1）草花的播种育苗：包括培养土的配制、苗床（箱）的准备、净种、种子消毒、播种、覆土、保湿、移苗、定植等过程。

（2）花卉的养护管理：包括上盆、换盆、盆花摆放、转盆、倒盆、松盆、施肥、浇水、整形修剪等。

3. 注意事项

（1）可选择室内和室外场地进行训练，如身体功能较好者可选室外训练，而体弱者或活动不便者宜进行室内训练。园艺场地可能存在不平整和有其他障碍物的情况，训练时要预防摔倒，平衡功能欠佳者尤其注意。

（2）根据患者情况和场地条件，选择不同活动或不同工序进行训练，如可仅选浇水、松土、修剪中的一个或多个活动进行训练。可通过改变工作位置（如花架的位置和高度)使训练更具针对性。

(3)手抓握功能不佳者使用加粗手柄工具或自助具,改变手柄形状以利于手功能欠佳者使用。部分工具较锋利,有自伤和伤人者慎选此活动。

(4)对初学者和情绪控制欠佳者不宜选用名贵花卉进行训练以免造成不必要的损失。

(5)注意不同植物对阳光的需求和控制。

(6)根据花木的需要控制浇水量和时间。

(7)在种植活动中使用的肥料及杀虫剂要进行严格保管,避免中毒。

二、花木欣赏

花木通过迷人的色彩、绚丽的花朵、芳香的气息以及别致的造型给人以心旷神怡的感受,通过花木欣赏可调节情绪、愉悦心情,增加对生命的热爱和生活的信心,通过游园活动增加了与大自然接近的机会,激发生活的热情。

1. 常用工具及材料　无需特殊工具和材料,但需要有合适的场地和场所,如医院花园、周围公共花园、绿化带等。

2. 活动方式

(1)花木欣赏:通过选择不同的花草种类可达到相应的治疗作用,如欣赏红色使人产生激动感,黄色使人产生明快感,蓝花、白花使人产生宁静感,绿色植物给人积极向上的感觉。丁香花有止痛、杀菌、净化空气的作用;茉莉花有理气解郁的作用;菊花有清热明目的功效;仙人掌可以吸收大量辐射污染;艾草具有安神助眠功效。

(2)游园活动:通过集体游活动方式进行,如到附近的花园、公园进行游玩并开展活动(如写生、摄影等),可改善心理状态,强化运动功能,增加人际交往能力,密切医患关系。

3. 注意事项

(1)注意花木的选择,避免使用有害花草进行训练。

(2)尽量选取户外场地进行,但对于行动不便或病情严重者可在室内进行,甚至置于床边的一盆小花或一束鲜花也会给患者带来生活的勇气和信心。

(3)户外活动时不宜到较远的场所进行,并提前做好安全防护。注意温度对患者的影响,尤其是体温调节功能障碍的患者。

(4)根据需要选择相应的活动和程度,如可自己驱动轮椅到公园,也可在他人帮助下前往。

第七节　治疗性游戏类作业活动

治疗性游戏有智力游戏和活动性游戏之分:前者如下棋、积木、打牌、拼图等;后者如追逐、接力及利用球、棒、绳等器材进行的活动,多为集体活动,并有情节和规则,具有竞赛性。无论是单人或多人的游戏,都能有效地促进患者的"参与"意识,增加与他人交流沟通的机会。在精神方面,可以放松心情,增加乐趣,增强生活的信心和希望;在身体功能方面,提高手的抓握能力,手眼协调能力以及身体的平衡能力。常用于康复训练的游戏有桌上游戏,如棋类(包括围棋、象棋、军棋等)、扑克、麻将、跳棋等;运动身体的游戏,如套圈、飞镖、击鼓传花、丢手绢等;还有其他游戏如学说绕口令、拼图等。下面就拼图、跳棋、扑克等游戏作详细的介绍。

一、智力拼图

智力拼图是将一张图片粘在硬纸板上,把它剪成不规则的小碎片,然后按照图案拼接起来,拼接完后又容易随意拆开,并可以反复多次地进行同样的活动。智力拼图可以培养患者的注意力和耐心,转移不良情绪,放松心情;还能改善有智力障碍或认知障碍的患者的状况,加强患者坐位平衡能力和上肢手指的抓握能力。总之,智力拼图是作业治疗中常用并有效的方法之一。

1. 常用工具及材料　不同规格、不同分割片数的半成品的纸质拼图、不同形状物体的镶嵌式玩具、硬纸板、纸、彩色笔、直尺、图案参考书、颜料、砂纸等。

2. 活动方式

(1)自制平面连体智力拼图板:①先确定图案,可以直接采用旧的挂历上的图案,也可以自己创作;②将图案绘制在一张较薄的白纸上,并用彩色笔或颜料上色;③待颜料干后,将绘制好的画纸用胶水贴在合成板或硬纸板上;④用剪刀或线锯小心的沿图案线条将合成板或硬纸板切割成不同规格若干块;⑤用砂纸将切割的边缘磨细,并打磨光滑。

(2)自制平面分体智力拼图板:①准备两张硬纸板或合成板;②将若干形状图案(可以是几何图形,也可以是日常用品等)绘制在一张底板上,并上色;③用剪刀或线锯小心地沿图案线条将合成板或硬纸板切割成若干块;④将合成板的镂空部分边缘打磨光滑,并与准备好的另一块板粘贴;⑤再将取下的各种形状的木块打磨光滑,将其底部边缘制成斜面,方便患者拿起及放下木块,并涂上不同颜色。

3. 注意事项

(1)设计图案是应根据患者的功能水平来选择难易程度不同的图案。

(2)在切割或用剪刀的时候一定要注意安全。

(3)为了方便不同状况的患者练习手的多种抓握方式,可以在不同形状的木块上加上把手,如球状、杆状、环状。

二、跳棋

跳棋是一项老少皆宜、流传广泛的益智型棋类游戏,也是世界上最古老、最普及的智力游戏之一。因其规则简单,又不需要特殊的工具,还能娱乐放松心情,所以在作业治疗里常用来进行注意力和耐力的训练,以及改善手的灵活性和思维的敏捷性。

1. 常用工具及材料　跳棋棋盘、跳棋玻璃珠。

2. 活动方式　跳棋的游戏规则很简单,首先,游戏参与人数必须是偶数,即2人、4人或者6人,然后一方与对角线的一方对抗。棋子的移动可以一步步在有直线连接的相邻六个方向进行,如果相邻位置上有任何方的一个棋子,该位置直线方向下一个位置是空的,则可以直接"跳"到该空位上,"跳"的过程中,只要满足相同条件就可以连续进行。谁最先把对面的阵地全部占领,谁就取得胜利。

如果患者上肢健全,只是手指灵活度不够,则可以直接训练用手指夹持跳棋或改用筷子夹持跳棋进行游戏;或者利用魔术贴增大棋子的阻力,以此训练手的力量,改善

跳棋作业

手的灵活性,增强日常生活能力;如果患者下肢灵活度差,也可以在地板上铺上放大了的棋盘,用特制的可以用脚钩的棋子进行游戏。这样可以训练下肢的肌力和灵活性。

3. 注意事项

(1)注意基本礼节,尊重对手。

(2)避免大声喧哗,以免影响他人正常治疗。

(3)注意控制情绪,尤其是易激动的患者和心肺功能不良的患者。

(4)在进行改装棋子的游戏中,尤其是利用下肢的患者,注意安全,小心摔倒。

三、牌类

牌类游戏包括扑克、麻将等,是深为广大群众所喜爱的娱乐活动之一。牌类游戏是集益智性、趣味性、博弈性于一体的运动,是作业疗法中重要的组成部分。

1. 常用工具及材料 扑克牌、桌椅、麻将等。

2. 活动方式

(1)扑克:目前最热门的玩法是"斗地主","斗地主"是一种三人玩的争先型牌类游戏(四人也能玩),每局牌有一个玩家是"地主",独自对抗另两个组成同盟的玩家。地主的目标是(以合法的出牌方式)先出完手里所有的牌,而农民的目标是在地主出完牌以前,农民中的任何一人先出完手里所有的牌。其余大众流行玩法还有"拖拉机","拖拉机"又名"双抠",是一种在中国各地广为流传的扑克游戏,是由著名的扑克牌局"升级"发展演化而来。和"升级"一样,牌局采用四人结对竞赛,抢分升级的方式进行。基本规则也和"升级"相似。具有规则简明、对抗性强等特点。"拖拉机"在保留"升级"的上述优点的同时,增加了牌的张数(由54张变为108张),取消了对底牌压分的限制,使牌局的变化更为丰富。"对牌""拖拉机"(这也是"拖拉机"这一游戏名称的由来)等出牌形式和"双抠翻倍"等规则的增加,使牌局更富有娱乐性和刺激性。能提高患者的兴趣。总之,打扑克可以对患者进行计算、记忆和思维训练,还能培养团队合作精神。

(2)麻将:打麻将可以促进手的灵活性,促进感觉功能的恢复,提高认知,改善心理状况。步骤如下:①洗牌:把牌全反扣过来,使牌面朝下。玩家双手搓动牌,使牌均匀而无序地运动,称为"洗牌";②码牌:洗均匀之后,每人码一排,两张牌上下摞在一起为一墩,并码成牌墙摆在自己门前,四人牌墙左右相接成正方形;③开牌:庄家掷骰,三颗骰子的总和所得的点数就是开牌的基数。以庄家为第一位,按逆时针方向顺序点数,数到点数的位置为开牌的牌墙。从右向左依次数到与点数相同的那一墩,由庄家开始抓下两墩牌,下一家再按顺时针方向顺序抓牌,直到每个人抓3次共12张牌,再由庄家跳牌(隔一墩)抓上层两牌,其他人依次各抓一张。庄家共有14张牌,其他人各有13张牌;④理牌、审牌、补花:分类整理手中的牌,整齐排列,审视牌势。如手中有花牌,首先由庄家补花,即是从牌墙的尾端取一张牌。另外三家依次逐一补花,若补回来的是花牌,则待该轮完结后再补;⑤行牌:行牌即是打牌进行过程。由庄家打出第一张牌开始,此过程包括抓牌、出牌、吃牌、碰牌、开杠(明杠、暗杠)、补牌,直至和牌或荒牌。

3. 注意事项

(1)注意游戏的时间控制,防止患者沉迷于牌类游戏而影响休息,打乱了正常生活习惯或耽误了其他治疗项目。

（2）进行牌类游戏严禁赌博。

（3）注意情绪的控制,尤其是心肺功能差或有脑血管疾病患者,并避免过度的激动和兴奋。

（4）在进行牌类游戏时,如果手功能差者或截肢者可以用持牌器代替抓握,或者为了训练患者,则可改变麻将的重量和粗糙程度来改变游戏的难度。

第八节　其他治疗性作业活动

一、砂磨板作业

砂磨板由砂磨台与磨具组成(图 4-18),用 0°~45°可调节倾斜角的桌面,上面放木盘样的磨具。砂磨具的主体是一块木板,它可以在台板上滑动,不同砂磨具的区别之处在于手柄的形状、位置不同,供患者根据不同的需要选用。砂磨板具有方便、安全、实用、稳定性好、易于操作的特点。台架耐用,长期使用不松垮;台板倾角可调整。

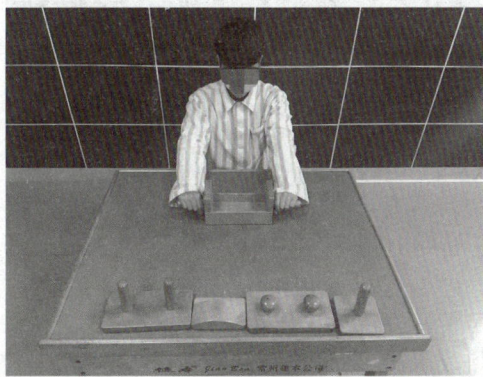

图 4-18　砂磨板

1. 常用工具及材料　砂磨板为木质材料,包括木质台板、木质砂磨具、钢或木质台架。

2. 活动方式　砂磨板作业通过让患者模仿木工砂磨的作业活动,对上肢功能进行训练的一种方法。患者可根据功能障碍情况,采用坐位或立位等不同体位进行针对性训练,增大患肢关节活动度,提高肌力及手的抓握能力,改善患肢动作的协调性。训练时患者双手握磨具,用健肢带动患肢做屈伸活动,使磨具在桌面上反复运动。

（1）协调性训练活动:偏瘫患者可模仿木工作业中用砂纸磨木板的操作,进行上肢伸展运动训练,改善上肢粗大动作的协调性。患者可从坐位开始训练,逐渐达到立位姿势。

（2）关节活动度训练:患者利用砂磨具做上肢伸展、屈曲运动,训练上肢各大关节的关节活动度。

（3）肌力训练:通过在砂磨具木板底面不加砂纸、加砂纸或加不同粒度的砂纸,使砂磨作业训练中获得不同的运动阻力,从而起到训练上肢肌力的作用。砂磨台还可以增加砂磨板的摩擦力,通过抗阻力活动,提高上肢肌力。改变砂磨具木板底面的摩擦力,或者在砂磨具木板上加不同重量的沙袋,以达到砂磨作业训练中获得不同程度的运动阻力,提高肌力和耐力。

3. 注意事项

(1)手指灵活性欠佳的患者可通过自助具万能袖带,代替抓握动作。

(2)注意保持正确的姿势。

(3)避免摔倒。

二、滚筒作业

滚筒作业是用于偏瘫、脑瘫等运动失调患者进行平衡、协调训练的作业治疗用具,主要是一个可以滚动的长圆柱状体(图 4-19)。滚筒作业活动可缓解肌痉挛,扩大关节活动范围、改善平衡和协调能力,促进脑瘫儿童的保护性姿势反射及抬头。

滚筒作业

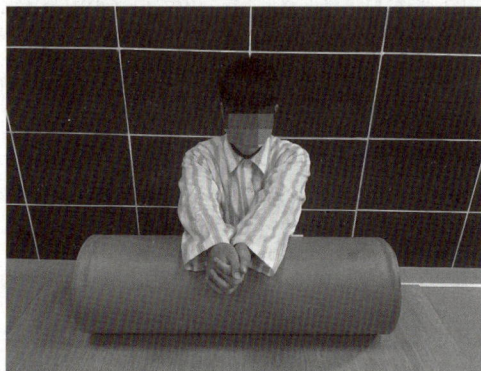

图 4-19 滚筒

1. 常用工具及材料　滚筒、桌子和体操垫。

2. 活动方式　滚筒训练包括筒滚动和肢体运动,主要训练头颈控制、上肢肌力、平衡功能及躯体旋转功能等。训练时,可根据患者具体情况进行选择:①放在桌上,用健肢带动患肢做前后滚动,训练上肢的关节活动及运动的协调性;②放在垫子上,趴在上面,利用上肢做前后运动;③滚动或仰躺上面,做背部按摩运动;④骑在较粗的滚筒上,由治疗师推滚筒,诱导患儿不断调节身体重心,进行平衡功能训练。

下面以偏瘫为例介绍滚筒的训练方法。将滚筒置于桌面上,嘱患者健肢带动患肢随筒滚动,以训练上肢粗大运动的协调性,增加上肢关节的活动度,同时缓解偏瘫患者的上肢痉挛;患者还可以自己应用滚筒做助力运动。多数偏瘫患者在坐位或者站位不能克服重力完成肩关节前屈、肘关节伸展、前臂旋后、腕关节背伸及手指伸展,所以滚筒训练可显著改善患者的上肢各个关节的活动范围。

(1)痉挛阶段的患者:嘱患者 Bobath 握手,上举上肢,并把双上肢置于滚筒之上,利用健侧上肢带动患侧上肢在滚筒上滚动。

(2)联带运动阶段的患者:嘱患者 Bobath 握手,上举上肢,并把双上肢置于滚筒之上,利用健侧上肢带动患侧上肢在滚筒上滚动,待肩关节能够前屈 90°且不伴随疼痛,上肢痉挛有所缓解之后,利用健侧手带动患侧前臂做前臂旋后运动。

（3）部分分离运动阶段的患者：上述动作能够完成之后，先由治疗师帮助患者做腕关节的背伸运动，然后给予口令协助患者完成助力运动，从而逐渐诱发出手腕及手指功能。

3. 注意事项

（1）不同功能阶段的患者，滚筒的应用方法各异。

（2）做好保护工作，防止患者摔伤。

（孙晓莉）

复习思考题

1. 简述治疗性作业活动的作用。
2. 临床如何选择及应用治疗性作业活动？

扫一扫
测一测

第五章

- - - - - - -

辅 助 技 术

🔍 **学习要点**

辅助技术的概念;辅助器具的分类及常用的辅助器具;助行器的种类、适用对象、制作要求及使用训练;轮椅处方的制订及使用训练;能量节约技术的应用;辅助技术服务的流程。

随着康复医学的发展,尤其是全面康复目标的提出,一个新兴的第三产业——辅助技术服务正在悄然兴起。辅助技术在实现全面康复中发挥着越来越重要的作用,特别是当存在某些不可逆的功能障碍时,辅助技术可以帮助这些功能障碍者参与活动,为之创造条件,在某种意义上可以说是消除了患者重返社会的物理障碍。辅助技术包含了现代科技成分、理论架构、辅助器具本身、评估及服务系统、团队合作方式等能够促进身心障碍者功能活动的一个整体概念。

第一节 概 述

一、概念

辅助技术(assistive technology,AT)是指为改善患者所面临的功能问题而设计和利用的装置、服务、策略和训练。辅助技术能帮助患者进行功能代偿,以促进其独立生活并充分发挥他们潜力,在使患者达到康复目标的过程中有着不可替代的作用。

二、分类

辅助技术主要包括辅助技术装置和辅助技术服务两部分的内容。

(一)辅助技术装置

辅助技术装置是指任何能解决患者在日常生活、工作、娱乐和生活自理中的功能问题,能给患者提供更多的选择,增加患者的参与性,使患者有更多的控制力或耐受力、获得更多的娱乐和自主能力的装置。简单地说,辅助技术装置是可用于增加或改善患者功能的任何项目、设备或产品,可分为低技术含量的简单辅助器具和高科技辅助设备两大类。低技术含量的简单辅助器具如改造餐具、穿衣用具、写字与通讯用自助具等;高科技辅助设备如改良计算机、环境控制系统等,本教材不作详细介绍。

不管是低技术含量的简单辅助器具,还是高科技辅助设备,都应具备以下 3 个特点:

1. 广泛性　包括市场现有的、改进型的或定做的。

2. 补偿性　强调对功能能力的补偿,这是唯一用来衡量辅助技术装置的成功与否的标准。

3. 个体性　每一种装置的应用都是独立的、特殊的。

(二) 辅助技术服务

辅助技术服务是指能直接帮助患者在选择、获得或应用辅助技术装置方面提供的服务。这些服务包括:

1. 评价个体患者的需要和辅助技师的技能。

2. 提出所需辅助技术装置的要求。

3. 选择、设计、修理和制造辅助技术系统。

4. 与其他理疗和作业治疗项目合作,开展服务。

5. 培训患者以及陪伴患者使用辅助技术装置的人员。

三、作用

辅助技术的应用,在实现全面康复的目标中起着非常重要的作用,在某种意义上可以说是消除了残疾人的功能障碍,实现了残疾人回归家庭、重返社会的愿望。辅助器具则是辅助技术的重要组成部分,其作用有:

1. 代偿失去的功能　如截肢者装配假肢后,可以像健全人一样行走、骑车和负重劳动。

2. 恢复和改善功能　如足下垂者配置足托矫形器能够有效改善步态,偏瘫患者能够通过平行杠、助行器等康复训练器具的训练恢复其行走功能。

3. 提高生活自理能力　辅助器具涉及起居、洗漱、进食、行动、如厕、家务、交流等生活的各个层面,是发挥功能障碍者潜能、辅助自理生活的重要工具。

4. 提高学习与交流沟通能力　助听器、书写、电脑、电话自助具可以提高患者学习及沟通能力。

5. 提高运动能力,防止并发症　帮助患者早日开始活动,预防肌肉萎缩,维持关节活动范围。

6. 增加就业机会,减轻社会负担　如偏瘫患者借助辅助器具完全可以胜任一定的工作。

7. 改善心理状态　患者可借助辅助器具重新行走和简单的日常生活活动,脱离整日卧床的困境,很大程度上改善患者的心理状态和心理情绪。

8. 提高生活质量　患者独立活动能力及运动能力的增强,心理状态的改善可使患者积极参与社会、生活、工作,从而提高生活质量。

第二节　辅助器具

低技术含量的简单辅助器具,是为了帮助患者完成日常生活动作而设计的简单工具,对有功能障碍的患者的康复有着不可或缺、不可替代的作用。

一、概念

辅助器具简称辅具(assistive technology device,ATD),指功能障碍者使用的,特殊制作的或通常可得到的任何产品(包括器械、仪器、设备和技术系统),用于活动和参与,或为保护、支撑、训练、测量或替代身体功能(结构),或为防止损伤、活动或参与限制。

辅助器具具有技术含量较低、制作简单而且操作方便的优点,能够有效地防止、补偿、减轻或替代因残疾造成的身体功能减弱或丧失,可以让患者更好地进行功能活动,帮助其从依赖向自立过渡,逐步提高 ADL 能力,增强全面康复的信心。

二、分类和术语

(一) 按辅助器具的使用人群分类

根据《中华人民共和国残疾人保障法》,我国有 6 类残疾人,不同类型的残疾人分别需要不同的辅助器具。

1. 视力残者 包括低视力者辅助器具如助视器和盲人辅助器具如导盲辅助器具。

2. 听力残疾者 常用的用品用具有两类:一类是补偿听力功能用品,如助听器;另一类是生活辅助器具,如遥控闪光门铃、时控振荡"闹钟"及视觉呼叫器等。

3. 言语残疾者 如语言器、沟通板。

4. 肢体残疾者 如假肢、矫形器、轮椅。

5. 智力残疾者 包括智力开发的物品和教材等。

6. 精神残疾者 手工作业辅助器具或感觉统合辅助器具。

此外,老年人也需要老花镜、手杖等辅助器具。这种分类方法的优点是使用方便,缺点是不能反映出这些辅助器具的本质区别。

(二) 按辅助器具的用途分类

不同的辅助器具有不同的用途。该分类方法可粗可细,通常分为生活类、移乘类、信息类、训练类、教育类、就业类、娱乐类以及家具环境类等。该类分类方法优点是使用方便、针对性强,缺点也是不能反映出这些辅助器具的功能区别。

(三) 按辅助器具的功能分类

我国国家康复辅具研究中心按照最新国际标准,编制了国家标准《康复辅助器具分类和术语》(GB/T 16432-2016)。该标准规定了康复辅助器具的分类,主要内容包括分类原则、分类中的要素和规则、主次支三级分类,将康复辅助器具按功能分为 12 个大类,即个人医疗的辅助器具、技能训练辅助器具、矫形器和假肢、个人生活自理和防护辅助器具、个人移动辅助器具、家务辅助器具、家庭和其他场所的家具和适配件、通讯和信息辅助器具、操作物体和器具的辅助器具、环境改善和评估辅助器具、就业和职业培训辅助器具、休闲娱乐辅助器具。

三、常用辅助器具

辅助器具种类繁多,有直接选购、适当改造和量身定做 3 种来源形式。作业治疗常用的辅助器具包括矫形器、轮椅、助行器具、自助具。这里侧重介绍常用的日常生活类、阅读书写类、通讯交流类、家务劳动类辅助器具。

（一）更衣辅助器具

1. 穿衣棒　棒的一端为 L 形钩,另一端为单钩,使用时用 L 形钩可把要穿的衣服拉上,用另一端可将要脱的衣服推掉,使外衣、T 恤衫易于穿脱。用于手粗大、功能尚可但关节活动受限者,肢体协调障碍者及坐位平衡能力差而不能弯腰者(图 5-1)。

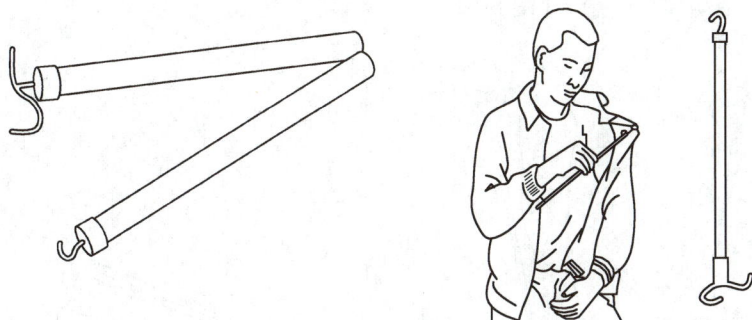

图 5-1　穿衣棒

2. 系扣钩　适用于手指功能欠佳者(图 5-2)。

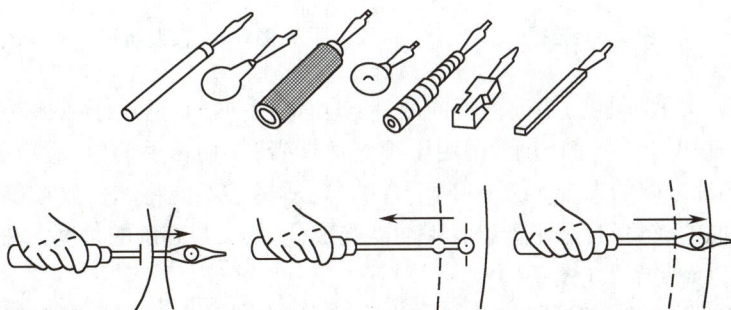

图 5-2　系扣钩

3. 魔术扣　可以代替 T 恤衫和外衣的纽扣,便于手指不灵活者穿衣。

4. 穿袜器　用一弹性塑料片热塑成开口喇叭筒状,宽口缘系上两根带子,使用时将袜口套在筒上,脚从宽口缘进入袜子后,继续向后牵拉两根带子,筒脱出袜子即穿上。适用于不能弯腰、手精细功能不佳、肢体协调障碍者(图 5-3)。

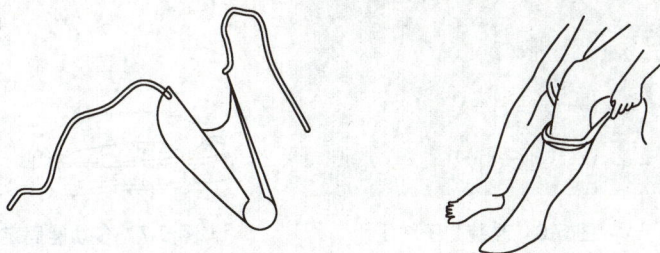

图 5-3　穿袜器

5. 鞋拔　穿鞋时帮助伸进鞋中的光滑的板状物,用一张硬壳纸或塑料制成。用时,足伸入鞋中,足跟紧贴鞋拔,用力蹬入,然后将鞋拔抽出。供弯腰不方便的患者使用(图5-4)。

6. 弹性鞋带 穿鞋时能自动松开和收紧,不必经常松紧鞋带。

(二)进食辅助器具

1. 筷子 在两根筷子中间安装一根弹簧片,筷子头可自动打开。适于仅能完成抓握而不能主动伸指的患者(图5-5)。

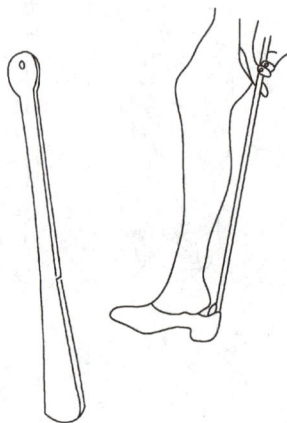

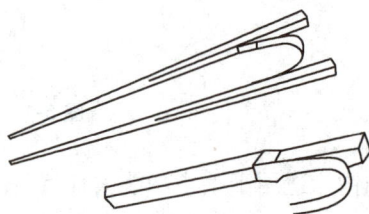

图5-4 鞋拔　　　　图5-5 改装筷子

2. 勺子 根据不同需要进行不同改造:①加粗手柄勺:适用于抓握功能不佳者;②带手固定夹(C形夹)的勺子:适用于不能抓握者;③加长手柄勺:适用于上肢活动受限、达不到碟或碗的患者;④手柄向下弯的勺:适用于不能将匙勺放在碟上的患者;⑤向一方弯曲的成角勺:适用于患者手功能受限,匙或叉与碟碗的角度无法正常,故改变勺的角度以满足需要(图5-6)。

3. 多功能固定带 又称万能袖带,用皮革、帆布或软塑料制成环形固定带,两侧装有尼龙搭扣,掌侧面为双层的筒形插袋。可以将勺、叉、梳子、牙刷、笔等物品的柄插入其中,起固定作用(图5-7)。

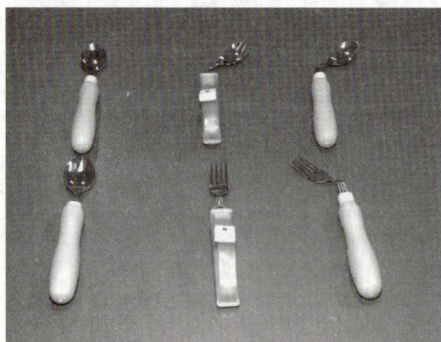

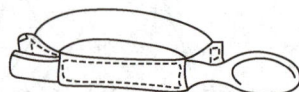

图5-6 改装勺子　　　　图5-7 多功能固定带

4. 水杯 对四肢瘫、类风湿关节炎等因拿杯困难的患者,可对水杯进行改造。①双耳杯:适合单手稳定和协调性较差患者使用;②吸管固定器:将固定器置于杯沿,角度可随意调整。适合协调性较差的患者使用(图5-8)。

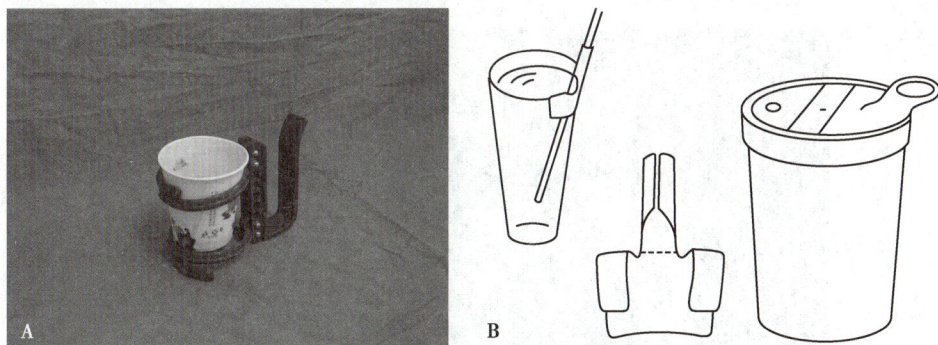

图 5-8　改装水杯

5. 防洒碗、碟　包括：①防洒碗（防滑防洒吸盘碗）：采用在餐桌上放置防滑垫或在碗底部安装负压吸引结构，可以解决固定问题。适用于手功能不佳者或单手使用者（图 5-9）；②防洒碟边：将防洒的碟边放在碟上，食物不会洒出。适合单手使用者使用。

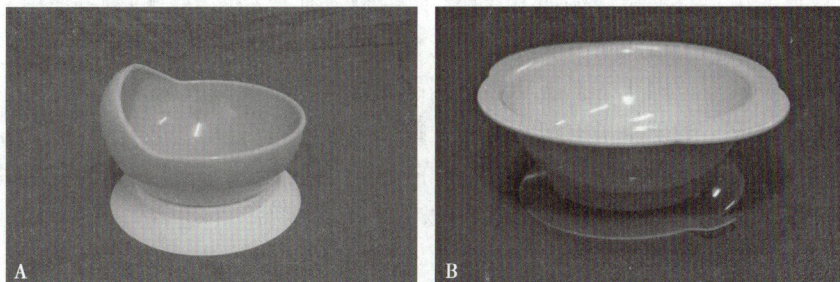

图 5-9　防洒碗

（三）梳洗辅助器具

1. 刷子　在一根直径 3cm、长 12cm 左右的木棒中心钻一孔，孔直径与牙刷柄相适应，孔深 3~4cm，将普通牙刷把插入木棒孔中，固定牢固即可使用，或设计带负压吸盘的刷子，固定在水池边备用。适用于手抓握功能不佳者（图 5-10）。

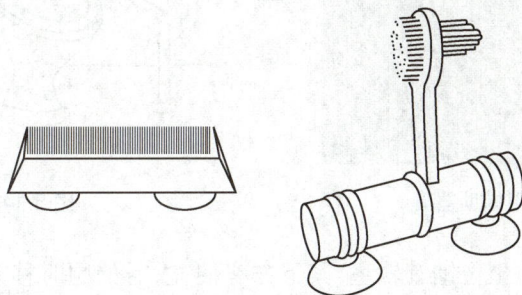

图 5-10　改装刷子

2. 梳子　将梳子绑上木条作手柄即可。适用于上肢关节活动受限者（图 5-11）。
3. 剃须刀　手指捏握功能丧失的患者，可以利用 2~4 指的伸展，固定剃须刀，完成剃须动作（图 5-12）。

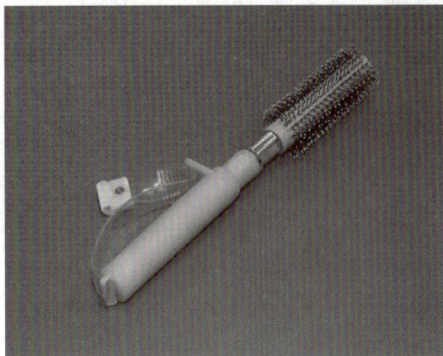

图 5-11 改装梳子

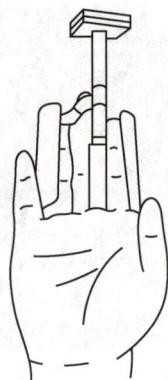

图 5-12 剃须刀的固定

4. 剪指甲辅助器具 指甲钳底部粘两个吸盘,便能固定在台上。适用于手功能不佳者,尤其适合偏瘫或截肢者使用(图 5-13)。

（四）洗澡辅助器具

1. 双环毛巾 将毛巾两端加上双环。适合双手抓握功能较差的患者使用。

2. 长臂洗澡刷 适用于合手抓握功能较差或体力低下的患者使用。

3. 洗澡手套 适用于手抓握功能不好的患者或使用洗澡液洗澡时。

4. 防滑地胶 置于湿滑的地方可防止摔倒。

5. 洗澡椅 垫了海绵的椅,提供舒适的坐位,并可疏水,高度可调整。适用于体力低下的患者、下肢关节活动受限或无力以及平衡功能不佳的患者。

（五）如厕辅助器具

1. 可调节便器 坐便器的高度和周围的扶手均可以调节。适用于不同身高的患者(图 5-14)。

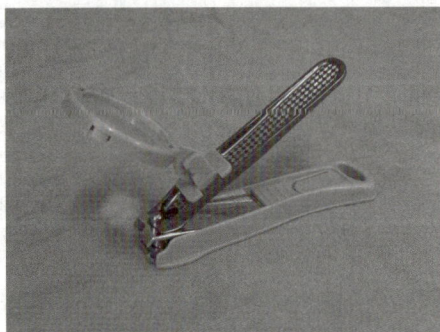

图 5-13 剪指甲辅助器具

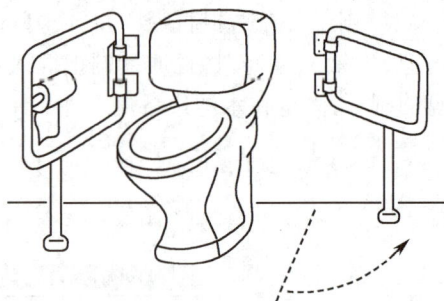

图 5-14 坐便器

2. 轮椅式便池 坐位铺有软垫,其下方有便盆,需如厕时移开座位上的木板,即可使用座位下的便盆。

3. 加高坐厕板 使大腿关节屈伸有困难者易于坐下和起立。坐板可直接安装在厕所上,易于清洁。

4. 扶手 适用于平衡功能不佳者和下肢无力者(图 5-15)。

5. 助起式坐圈 双手抓握两侧扶手,用向下压的力量使便器坐垫弹起,协助患者完成起立动作(图 5-16)。

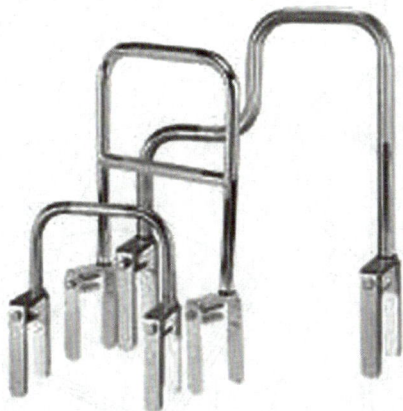

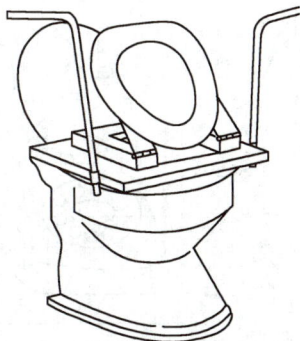

图 5-15　扶手　　　　　　　图 5-16　助起式坐圈

6. 厕纸夹　可以使用铝管制成的厕纸夹,可调节长度和夹住卫生纸。适用于上肢关节活动范围受限者或下肢无力而不能使臀部抬离坐便器者(图 5-17)。

(六) 交流用辅助器具

1. 书写用辅助器具

(1)加粗笔:改造方法较多。①用橡皮圈绑上笔杆;②卷上海绵、泡沫胶;③在笔杆上穿上一块乳胶;④用 2cm×22cm 的皮革(或低温热塑材料)制成 3 个圆筒状的套子,分别将笔、拇指和食指插入;⑤用乒乓球或高尔夫球穿几个孔将笔杆穿过;⑥穿上小横杆;⑦用弹性布条固定;⑧用黏土成形固定柄等。可方便握持有困难患者使用(图 5-18)。

(2)免握笔:将笔套在附于自动粘贴带上的小带中,再绑于手掌上,或将笔插入万能袖带,用于写字或触击电脑键盘。可帮助手指无力者使用。

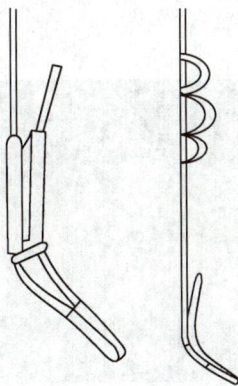

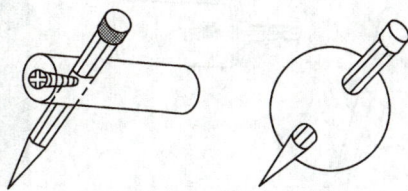

图 5-17　厕纸夹　　　　　　图 5-18　书写用自助具

2. 电话　可在话筒上安装一个"C"形夹,四指一起卡入其中便可以提起电话筒;或把带橡皮头的铅笔笔尖插入一圆球中,患者可握住圆球,用橡皮头端拨号(图 5-19)。

3. 翻书器　可用一根末端为橡胶的金属棒绕手掌或插入万能袖带中翻书;四肢瘫痪患者可用口棒翻书页(图 5-20)。

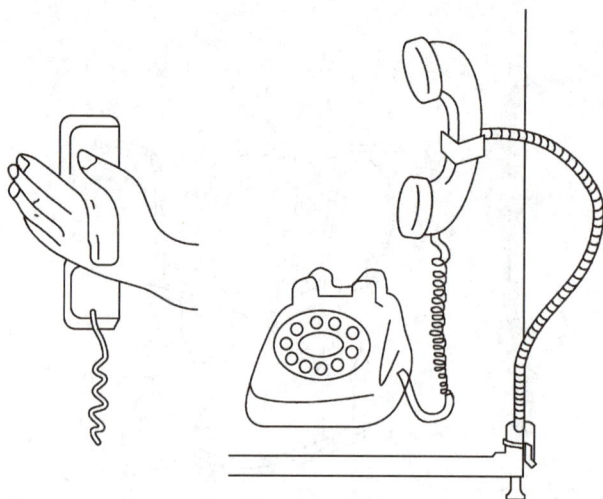

图 5-19　改装电话　　　　　　　　　　　　图 5-20　翻书器

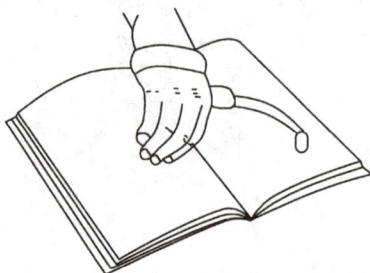

4. 交流辅助设备　如指取式屏幕,即随便指一下可被传感器翻译,身体很小的移动就可在屏幕上选择 1 个字或 1 个字母。小型手提式计算机还有内在的打印机和声音输出,键盘也可根据患者的需要进行调节。

5. 电脑使用辅助器　用于辅助使用电脑的打字辅助器(加长的指套)、嘴控鼠标等。

(七) 其他辅助器具

1. 改装的钥匙　可将钥匙孔内穿一根短棍,或加一个硬塑料片(图 5-21)。

2. 特制砧板　①在砧板上安装各种类型的刀片,患者可用一只手完成苹果、土豆剥皮、切片、切丝等加工;②在砧板的左上方加直角挡板,防止被切食物被推出去;③或在砧板上钉三颗钉子,尖端朝上,可将西红柿、土豆、洋葱等易滚动食品插在钉子上进行加工(图 5-22)。

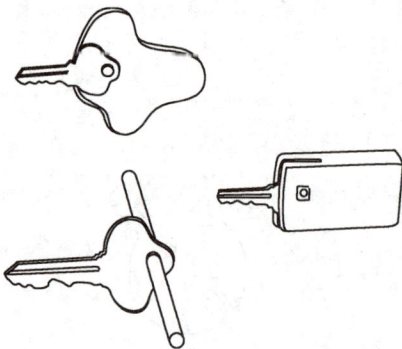

图 5-21　改装钥匙　　　　　　　　　　　　图 5-22　特制砧板

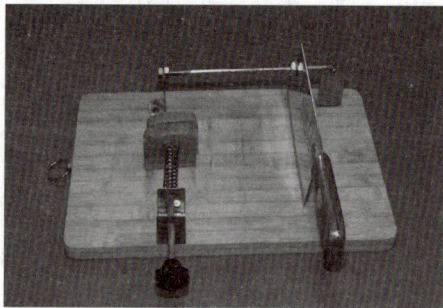

3. 清洁辅助器具　下方有吸盘固定,刷子固定于上方,单手持杯、碗即可在刷上清洗,或用螺钉将一把较大的刷子固定在两个直径 9cm 左右的吸盘上,再将带有吸盘的刷子固定在较光滑的台面上,就可将需洗刷的物品洗刷干净,或将一长柄刷固定在金属板上,用螺钉将金属板固定在自来水管上即可,使用时可在自来水冲洗同时刷洗

餐具(图5-23~图5-25)。

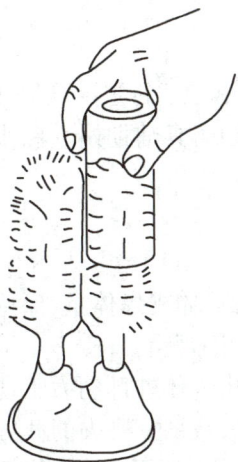

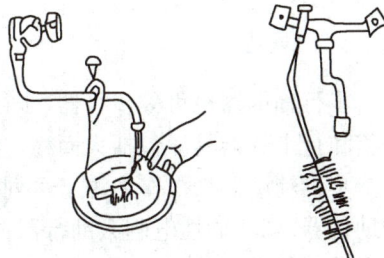

图5-23　洗杯、碗刷　　　　图5-24　辅助刷　　　　图5-25　清洁餐具刷

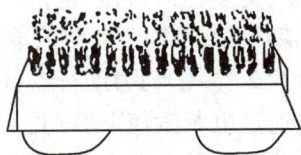

4. 拾物器　拾物器的手柄多为手枪样,使用时只要用手指扣动扳机,由扳机牵动控制顶端钩的连线,即可打开拾物器顶端的钩,将掉到地上的东西夹住取到手。适用于抓握功能低下或无法弯腰的患者拾物用,也适用于坐在轮椅上或长期卧床的患者取高物(图5-26)。

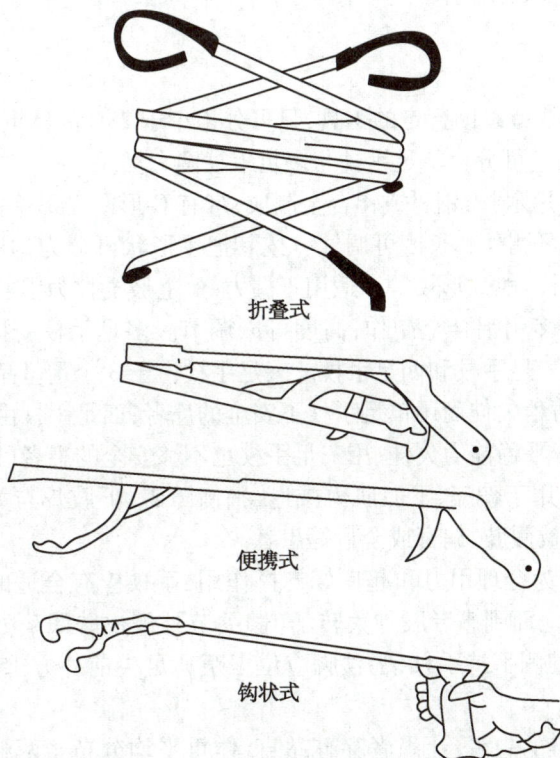

折叠式

便携式

钩状式

图5-26　拾物器

第三节　助　行　器

步行辅助器具即辅助行走的器具,属于外部辅助设备。站立和独立行走困难是常见的下肢功能障碍,多数患者在步行训练开始时常需用步行辅助器具辅助站立和步行,少数患者甚至需要终生使用。

一、概述

步行辅助器也可称步行器、步行架,更多称助行器,是指辅助人体支撑体重、保持平衡和行走的器具。包括大而稳定的助行架,小而不稳定的单足手杖等。

步行辅助器从操作力源上可划分为3类:①动力助行器:即由人体外部动力驱动的助行器;②功能性电刺激助行器:是通过电刺激使下肢功能丧失或部分丧失的截瘫患者站立行走的助行器;③无动力助行器:即无人体外部力源,使用者利用自身体能操作的助行器,这里主要介绍动力助行器。

根据结构和功能,将助行器分为两大类:杖类助行器和助行架。

1. 杖类助行器　包括手杖、腋杖、肘杖和前臂杖、带座拐杖。一般来说,手杖适用于偏瘫或单侧下肢瘫痪的患者;前臂杖和腋杖适用于截瘫患者。

2. 助行架　包括标准型助行架、轮式助行架、助行椅和助行台。助行架的支撑面大,较腋杖更稳定,多在室内使用。

二、手杖

手杖为一只手扶持以助行走的工具,只可分担小于25%的体重。

1. 种类与结构　可分为单足手杖与多足手杖两大类。

(1)单足手杖:用木材、钢材或铝合金制成,带有C形或T形手柄。按其长度是否可调可分为长度不可调杖和长度可调杖。按其把手形状可分为钩形杖、丁字形杖、斜形杖、铲形杖、球头杖、鹅颈形杖等。适用于握力好、上肢支撑力强的患者(图5-27)。

(2)多足手杖:多用铝合金制作,高度可以调节。多足手杖支撑面积较大,稳定,可以直立。可分为三足手杖和四足手杖。三足手杖由于3个足呈品字形,比单足杖稳定,适用于平衡能力稍欠佳而用单足手杖不安全的患者;四足手杖由于有四足,支撑面广而更为稳定,用于平稳能力欠佳、用三足手杖也不够安全的患者(图5-28)。

2. 适应证　适用于偏瘫、下肢肌力减退、平衡障碍、下肢骨与关节病变、老年人、单侧下肢截肢或佩戴假肢、偏盲或全盲等患者。

3. 制作要求　为合理用力和起良好支撑作用,手杖应有合适的长度。一般要求手杖的长度约等于地面到患者股骨大转子(髋关节外侧皮肤凹陷处)的高度,并且在肘关节屈曲30°下健侧手持手杖,手杖脚应位于距离足尖前外方15cm左右。其确定方法如下:

(1)站直无困难的患者:让患者穿鞋站直,体重平均分布于两腿上,眼视前方,肩臂松弛,前臂尺骨茎突至地面的距离即为手杖的长度。制作时治疗师检查确认患者无前、后、左、右倾以及穿的鞋亦是普通高度的情况下,将不可调的Fischer型手杖的套头去除,翻过来(足朝上,把手朝地),将把手放地板上,垂直地靠于患者身侧,在与患者

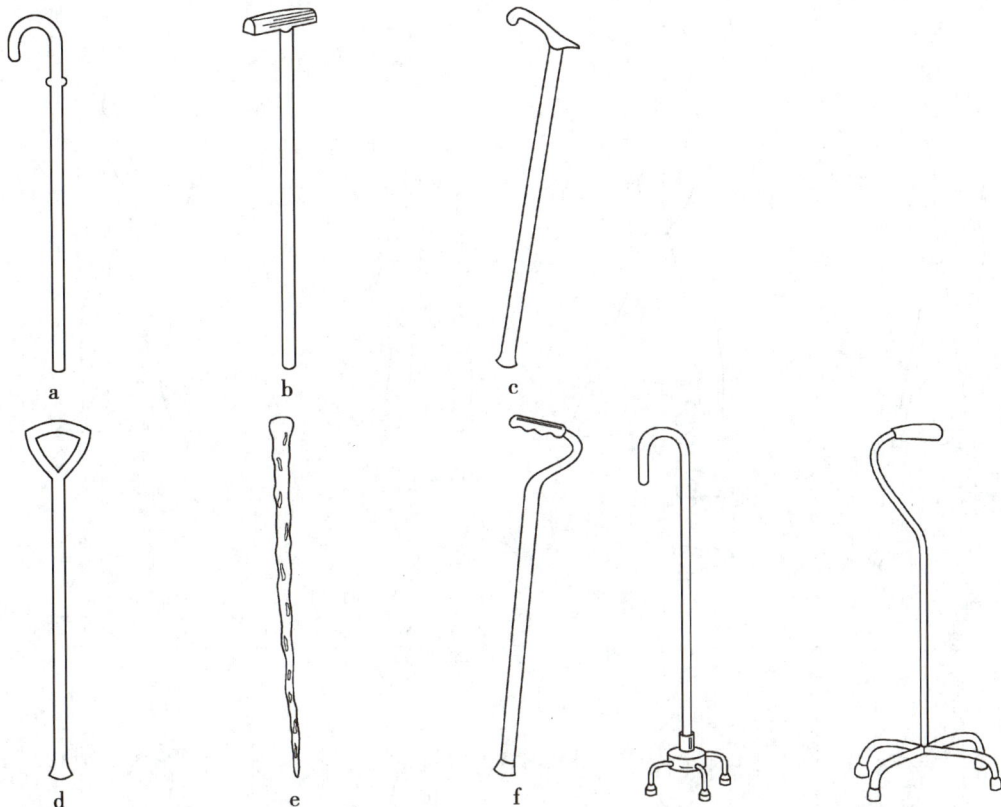

图 5-27　手杖按手形状分类

图 5-28　多足手杖

前臂尺骨茎突水平平齐处于手杖上作一记号，锯去多余的长度，套回套头即可。如为可调节的手杖，不必翻过来，就地按以上标准调节即可。

（2）站直有困难的患者：可用仰卧位测定。此时让患者呈直线仰卧，双手放身旁，测量自尺骨茎突到足底的距离，然后增加 2.5cm（留出穿鞋时鞋后部的高度）。

（3）穿鞋或下肢矫形器辅助站立的患者：让患者站直，体重平均分布于两腿上，使肘关节屈曲 30°、腕关节背伸，此时小趾前外侧 15cm 至背伸掌面的距离即为手杖的长度。

4. 训练方法

（1）三点步行：使用手杖时先伸出手杖，再迈患侧足，最后迈健侧足的步行方法。一般初期训练或平衡功能较差的患者可按后型、并列型、前型的顺序进行训练（图 5-29）。

1）后型：健侧足迈出的步幅较小，健侧足落地后足尖在患侧足尖之后。

2）并列型：健侧足落地后足尖与患侧足尖在一条横线上。

3）前型：健侧足迈出的步幅较大，健侧足落地后足尖超过患侧足尖（图 5-30）。

（2）两点步行：当患者具有一定平衡功能或较好掌握了三点步行方法后，可进行两点步行训练，是手杖与患足作为一点、健侧作为一点，交替支撑体重的步行方式。①手杖和患足同时伸出支撑体重；②迈出健足。偏瘫程度较轻、平衡功能好的患者以及恢复后期的患者也可应用此种步行方式（图 5-31）。

（3）上、下楼梯：适用于手足足够有力的患者。

1）上楼梯训练：①健手扶楼梯扶手，手杖放患侧下肢；②健手先向前向上移，健侧下肢迈上一级楼梯，手杖上移；③迈上患侧下肢。

手杖三点步行

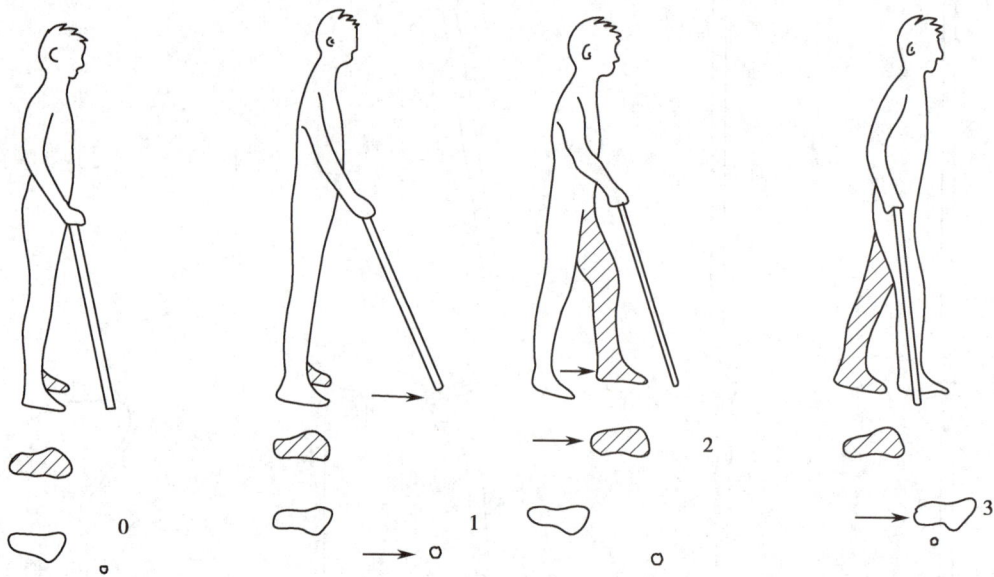

图 5-29　手杖三点步行

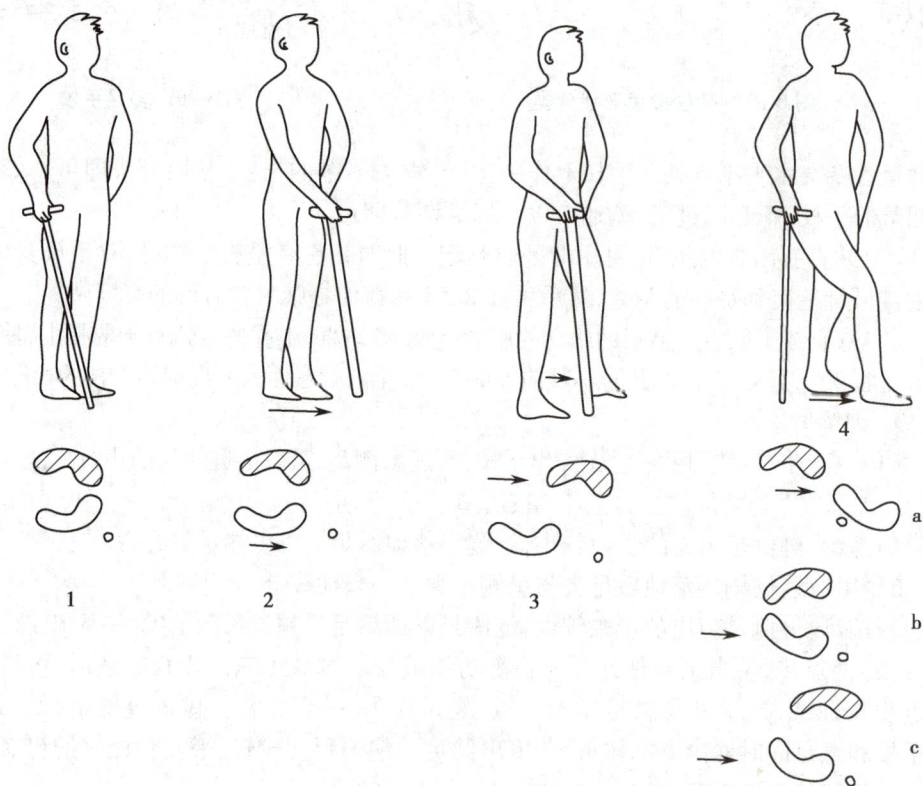

图 5-30　手杖三点步行的各种类型

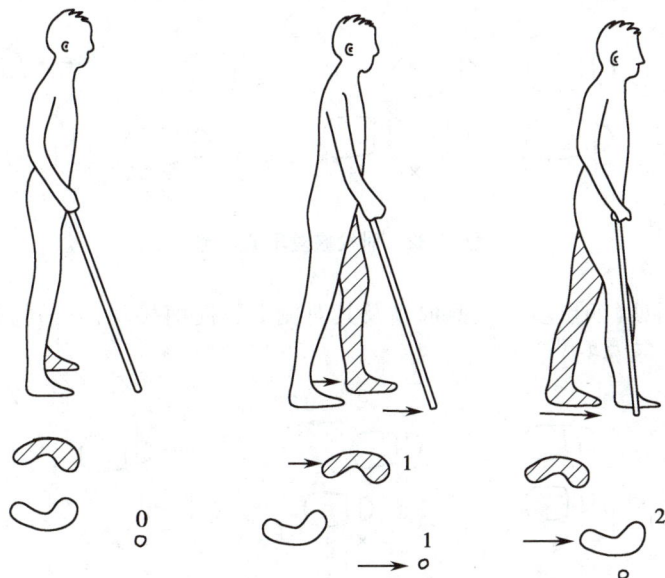

图 5-31　手杖两点步行

2）下楼梯方法：①健手先向前向下移，手杖下移；②患侧下肢下移；③健侧下肢下移。

5. 注意事项

（1）患者上肢和肩的肌力正常才能使用手杖，腕和手握的强度必须能承担其体重。如不能，应选用后面讲的有托槽的杖，改由水平放置的前臂来支重。

（2）应教患者使用手杖行走时眼视前方而不是看着地面，而且要鼓励用正常的足先着地、用足趾支撑离地的步态。

（3）手杖的长度应该合适，正确的长度应该是患者站直以手杖柱地时，肘关节有30°左右的屈曲，这样行走时伸肘下推手杖才能支撑起其体重。

三、肘杖

1. 结构　主要由铝管制成。由可包绕前臂的前臂套、把手、直立杆、可调节的槽口、锁钉及橡皮拐头等几部组成。可利用前臂和手共同支撑，不对身体局部产生压迫；可单侧手或双侧手同时使用，双肘杖同时使用可减轻下肢承重，提高行走的稳定性。上下两端均可调，上端调节以适应前臂长度，下端调节改变肘杖的高度。

2. 适应证

（1）双下肢无力或不协调。

（2）单侧下肢无力且不允许该侧肢体负重时。

（3）累及全身的双侧肢体严重无力或不协调，或双上肢无使用手杖的足够力量情况。

3. 制作要求　与可调节手杖的测量方法相同。

4. 训练方法

（1）恢复早期（四点步）：将一侧肘杖向前移，迈对侧下肢，移动对侧肘杖，移动另一侧下肢（图 5-32）。

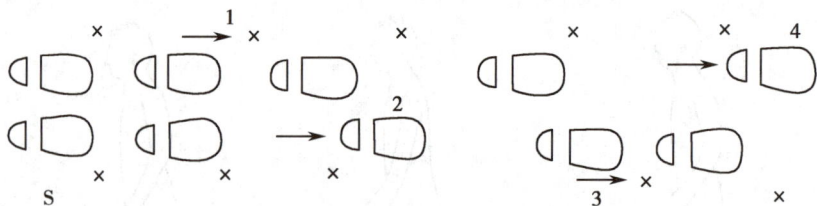

图 5-32　肘杖恢复早期步态

（2）恢复后期（四点步）：一侧肘杖及其对侧下肢向前移动，另一侧肘杖及其对侧下肢向前移动（图 5-33）。

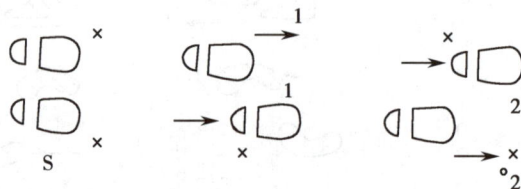

图 5-33　肘杖恢复后期步态

（3）部分负重步态：将肘杖与部分负重下肢同时向前移动，健侧下肢迈越肘杖的足。

5. 注意事项

（1）前臂套松紧适宜：过紧，会难于移动肘杖；太松，会失去支撑力。

（2）前臂套需保持在肘与腕之间距离中点稍上方。

四、前臂支撑拐

前臂杖亦称洛氏拐（Lofstrand crutch），可减少下肢40%~50%的负重，也可提供较好的腕部稳定度。

1. 结构　由杆的固定部分、杆的可调节部分、把手位置调节钮、把手、托槽、衬垫、臂固定带以及套头八部分构成（图 5-34）。

2. 适应证　适用于单侧或双侧下肢无力而腕、手不能负重的患者。

3. 制作要求　测量方法包括立位测量和卧位测量两种。

（1）立位测量：患者站直，肩与上肢放松，目视正前方，测量自地面到尺骨鹰嘴的距离。

（2）卧位测量：患者仰卧床上，肩与上肢放松于体侧，测量足底到尺骨鹰嘴的距离再加 2.5cm。

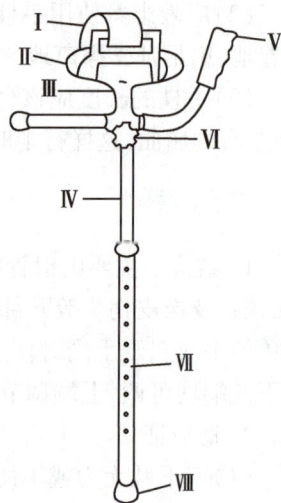

图 5-34　前臂支撑拐

两种测量方法测出的长度均相当于从托槽垫的表面到套头之间的距离。

4. 训练方法　持前臂支撑拐进行步行训练：①将手从托槽上方穿过，握住把手，前臂水平支撑在托槽上；②将一侧前臂支撑拐向前移，迈对侧下肢；③移对侧前臂支撑拐，移另一侧下肢。

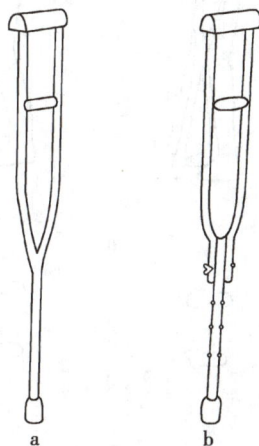

5. 注意事项

（1）拐不能放于离身体前方太远处，否则会引起直立位身体的不平衡。

（2）欲尝试在无监护下行走前要先确定患者已有充分的平衡和协调能力，因为前臂支撑拐是系紧于前臂上的，有危险时不能迅速抛弃，会妨碍手的防护性伸出。

五、腋杖

腋杖可协助站立及步行，可减少下肢80%的负重。

1. 种类与结构　腋杖可分为标准式和长度可调式两种，由腋垫、拐托、把手、侧弓、伸展杆、橡皮拐头、调节螺丝及螺栓等部分构成（图5-35）。

2. 适应证　适用于任何原因导致步行不稳定，且手杖或肘杖无法提供足够稳定功能的情况。如单侧下肢无力而不能部分或完全负重的情况和双下肢功能不全、不能用左右腿交替迈步的情况等。

3. 制作要求　确定腋杖长度最简单的方法是用身长减去41cm，站立时大转子的高度即为把手的位置。测量时患者应着常穿的鞋站立。若患者下肢或上肢有短缩畸形，可让患者穿上鞋或下肢矫形器仰卧，将腋杖轻轻贴近腋窝，在小趾前外侧15cm处与足底平齐处即为腋杖最合适的长度。合适腋杖的腋垫顶部与腋窝的距离应有5cm或三横指。

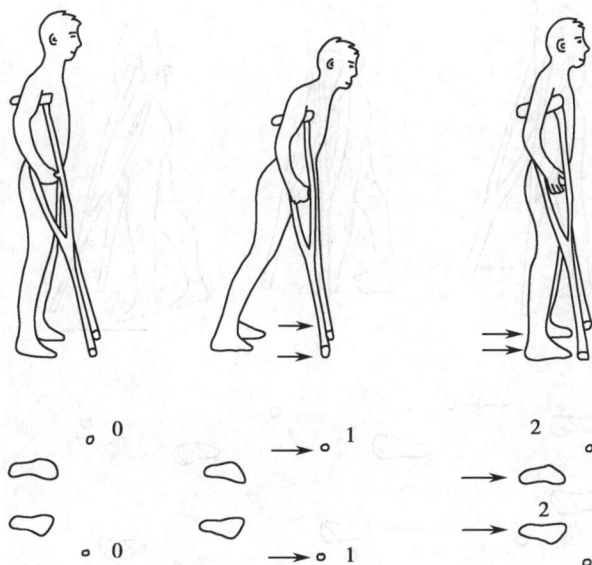

图 5-35　腋杖

4. 训练方法　以适应双腋杖步行为例，根据腋杖和足移顺序不同，可分为以下几种：

（1）摆至步：是开始步行常用的方法，也适用于道路不平，人多拥挤的场合。①同时伸出两支腋杖；②支撑并向前摆身体使双足同时拖地向前，到达腋杖落地点附近（图5-36）。

图 5-36　腋杖摆至步

（2）摆过步：又称迈越步。在拐杖步行中速度最快，常于患者摆至步成功后或恢复后期使用。①双侧拐同时向前方伸出，患者支撑把手，使身体重心前移；②利用上肢支撑力使双足离地，下肢向前摆到双足在拐杖着地点前方位置着地；③双拐向前伸出取得平衡（图 5-37）。

腋杖摆过步

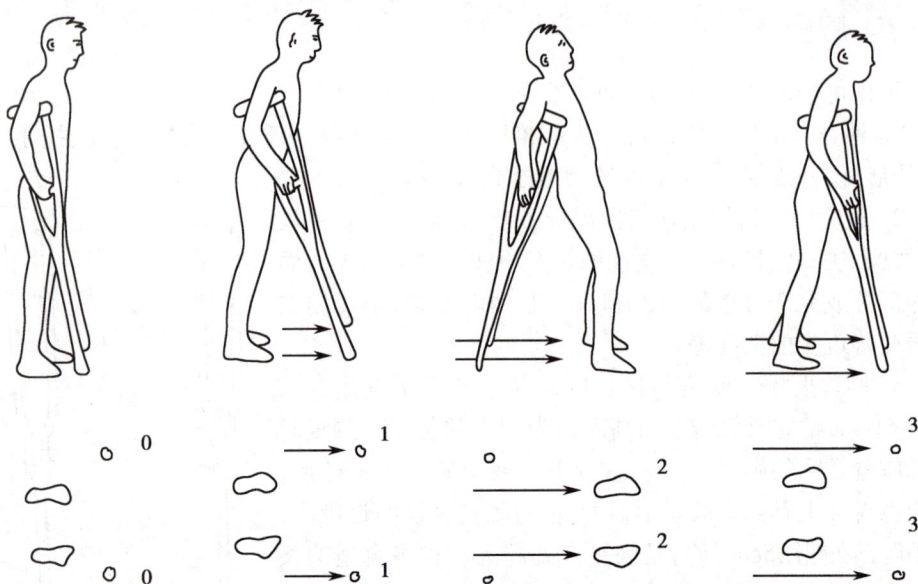

图 5-37　腋杖摆过步

（3）四点步行：又称四动作或四点。适用于恢复早期，是双下肢运动功能障碍患者经常采用的步行方式之一。①伸出左侧腋杖，迈出右足；②伸出右侧腋杖；③迈出左足（图 5-38）。

腋杖四点步行

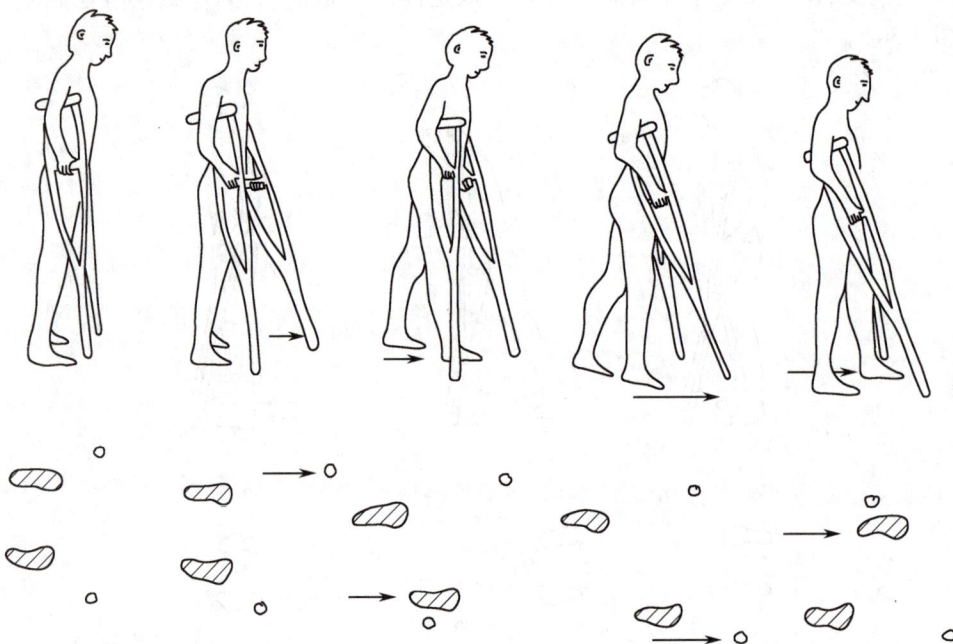

图 5-38　腋杖四点步行

（4）三点步行:是常用的步行方式之一。①将两侧腋杖同时伸出,双侧腋杖先落地;②迈出患侧足或不能负重的足;③将对侧足(健侧足)伸出(图5-39)。

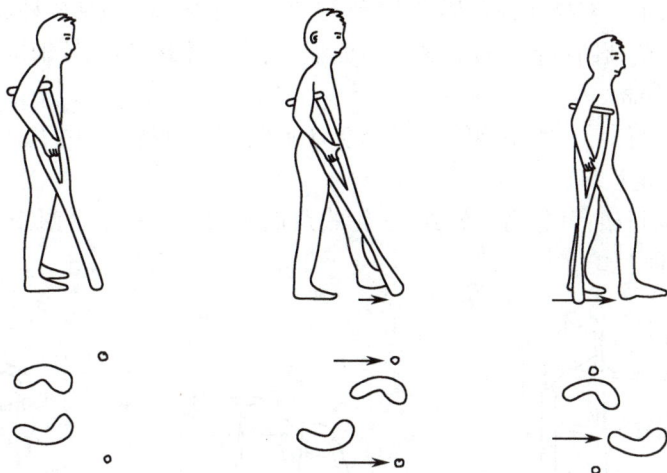

图5-39　腋杖三点步行

（5）两点步行:常在掌握四点步行后训练。①一侧腋杖和对侧足同时伸出作为第一着力点;②另一侧腋杖和另一侧足再向前伸出作为第二着力点。如此反复(图5-40)。

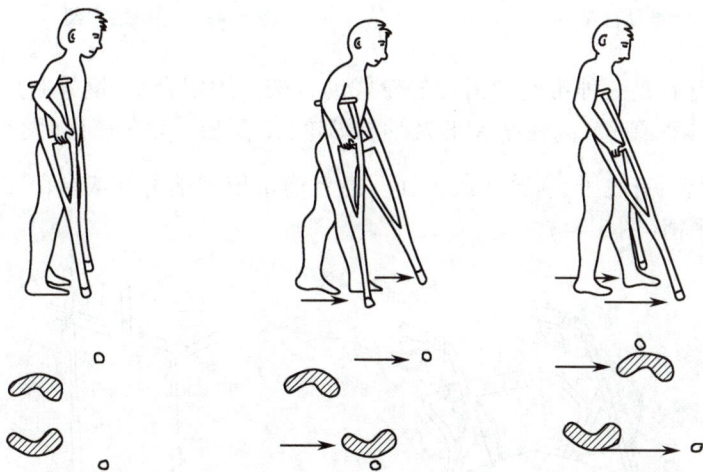

图5-40　腋杖两点步行

（6）部分负重步态:将腋杖与部分负重下肢同时向前移动,健侧下肢迈越腋杖的足。

（7）免负荷步态:行走时先将腋杖向前,然后负重下肢向前。

5. 注意事项

（1）教会患者通过把手负重,而不是靠腋垫,否则易损伤臂丛神经。

（2）腋垫需抵在侧胸壁上,通过肩和上肢的参与得到更多的支持。

（3）正常情况下腋杖与躯干侧面应成15°。

六、助行架

单个使用、由双臂操作的框架式步行辅助器具称助行架,包括各种标准助行架、轮椅助行架、助行椅及助行台。助行架支撑面积大、稳定性好,但比较笨重。

1. 种类与结构

(1)标准助行架:一般用钢管或铝合金管制成,重量很轻,可将患者保护在其中。支撑面积大、稳定性好(图5-41)。

(2)轮椅助行架:可分为两轮式、三轮式及四轮式。具有带手闸制动及其他辅助支撑功能等多种形式(图5-42)。

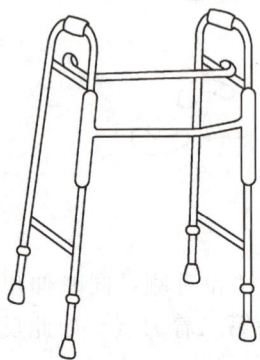
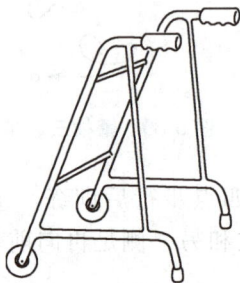
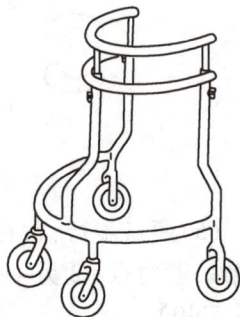

图 5-41　标准助行架　　　　　　图 5-42　轮椅助行架

(3)助行椅:是一种带座和吊带的轮式助行架。用铝合金、钢管制成。配有可锁刹车闸、座、扶手、篮筐、高强度 ABS 及轴承脚轮,12 层板半软包座面(图5-43)。

(4)助行台:有轮子、前臂托或台面。患者通常依靠前臂托或台面支撑部分体重和保持身体平衡(图5-44)。

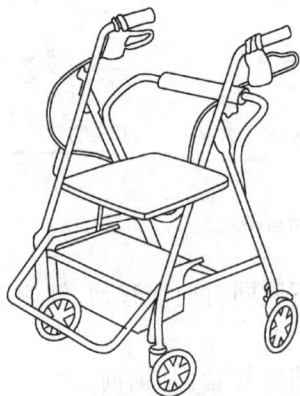
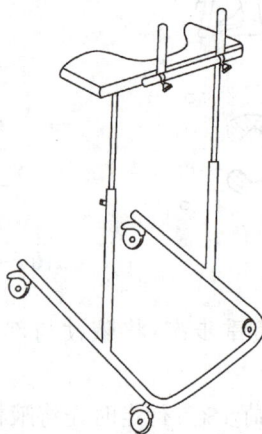

图 5-43　助行椅　　　　　　图 5-44　助行台

2. 适应证

(1)助行架:适用于站立平衡差、下肢肌力低下的患者或老年人;单侧下肢无力或截肢的患者；全身或双下肢肌力降低或协调性差，需要独立、稳定站立者；广泛性体能减弱者等。

（2）轮椅助行架：适用于下肢功能障碍，且不能抬起助行架步行的患者。

（3）助行椅：适用于老年人和行走不便的人。

（4）助行台：适用于下肢功能障碍，合并上肢功能障碍或不协调患者；上、下肢均受累而不能通过腕与手承重的患者；前臂有畸形，前臂支撑拐不适用的患者。

3. 制作要求

（1）标准助行架、轮椅助行架和助行椅：与测量手杖高度的方法相同。

（2）助行台：与前臂支撑拐的测量方法相同，但为了合适与舒适，可根据患者残疾程度进行调整。

4. 训练方法

（1）标准助行架：①提起助行架放在前方适当位置；②上肢伸出一臂长，向前迈一步，落在助行架两后足连线水平附近；③迈另一侧下肢（图5-45）。

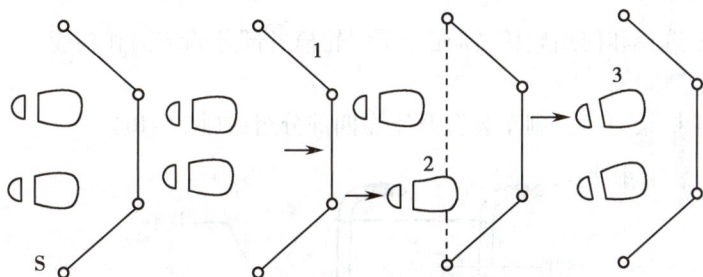

图 5-45　标准助行架训练步态

（2）轮式助行架和助行椅：操作简单，但大多数轮式助行架在有限的空间内难以操作。应用时治疗师要确保患者学会使用各种闸，以便在下斜坡时能控制好速度不发生危险。

（3）助行台：将前臂平放于支撑架上，利用助行器带动身体前移。

5. 注意事项

（1）扶手高度合适、高度调整后应支撑稳定。

（2）框架有足够的支撑稳定性。

（3）患者有能力向前移动。

第四节　轮　椅

一、适应证

轮椅（wheelchair，W/C）是康复常用的辅助移动工具之一，是患者在步行功能减退或丧失或需减少活动的能量消耗时常选用的代步工具。可用于室内、室外，由他人帮助推行或由乘坐者自己转动轮圈移动。患者不仅可以借助轮椅代步，更可以借助轮椅进行锻炼和参与社会活动，提高生活的质量和信心。

凡借助轮椅能离开病床,最大限度地恢复或代偿功能,提高独立性,扩大生活范围,参加各种社会活动以及娱乐活动者都属于轮椅的使用对象。一般认为,具有下列情况者可以考虑使用轮椅:

1. 各种原因引起的步行功能减退或丧失的患者 如截肢、下肢骨折未愈合、截瘫、严重的关节炎症或因疾病致下肢负重时疼痛的患者。

2. 禁止步行的患者 并非运动系统疾病,但步行对全身状态不利者常需暂时性使用轮椅代步,如因严重的心脏疾病需要限制活动量的患者。

3. 中枢神经疾患使独立步行有危险的患者 如因严重的帕金森病难以步行的患者。

4. 高龄老人 随着人口的老龄化,长期卧床的老年人增多。通过使用轮椅让老年人保持坐位,不仅可以改善老年人的循环系统功能,还可以使其达到调节生活、改善生活质量的效果。

二、轮椅的结构与功能

为正确地选择和使用轮椅,需充分了解轮椅各部分的结构和功能。

(一) 普通轮椅

一般由轮椅架、车轮、刹车装置及座靠四部分组成(图 5-46)。

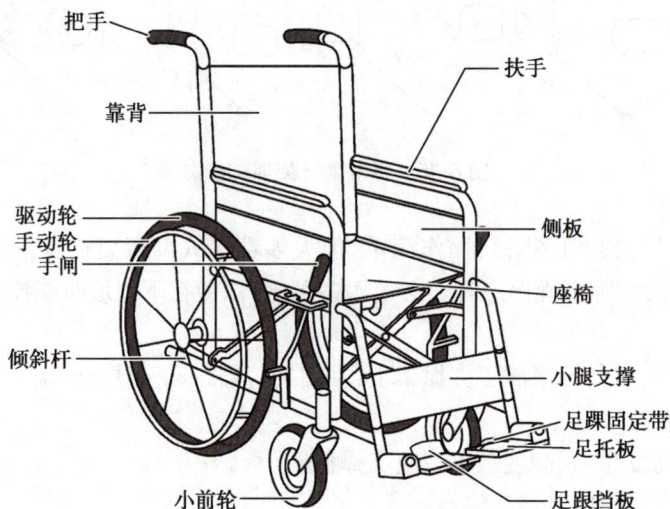

图 5-46 轮椅的结构

1. 轮椅架 轮椅架是轮椅的核心结构,有折叠式和固定式两种。目前临床上使用的轮椅大多为折叠式。体积小,便于携带和运送。一般椅长 103cm,宽 63cm,折叠后为 32cm。

2. 车轮 轮椅通过大车轮和脚轮与地面接触。

(1)大车轮:是轮椅的承重部分,轮的直径有 51cm、56cm、61cm、66cm 数种。除了少数轮椅应使用环境要求用实心轮胎外,多用充气轮胎。

(2)小车轮:是轮椅的转向部分,直径有 12cm、15cm、18cm、20cm 数种。直径大的小轮易于越过小的障碍物和特殊的地毯,但直径太大使整个轮椅所占空间变大,行动不方便。正常小轮在大轮之前,但下肢截瘫患者使用的轮椅,常将小轮放在大轮之后。操作中要注意的是小轮的方向最好可与大轮垂直,否则易倾倒。

3. 轮胎　有实心内胎、有充气内胎和无内胎充气型 3 种。实心型在平地行驶较快且不易爆破,易推动,但在不平路上振动大,且卡入与轮胎同宽的沟内时不易拔出;有充气内胎的较难推,也易刺破,但振动比实心的小;无内胎充气型因无内胎不会刺破,而且内部也充气、坐起来舒服,但比实心的较难推。

4. 手轮圈　为轮椅所独有,直径一般比大轮圈小 5cm。偏瘫患者用单手驱动,需再加一个直径更小的以供选择。手轮圈一般由患者直接推动,若功能不佳,为易于驱动,可有下列方式的改动:

(1)在手轮圈表面加橡皮等以增加摩擦力。

(2)沿手轮圈四周增加推动把手:有以下几种:①水平推把:用于颈 5 脊柱损伤时,因患者肱二头肌健全,手放在推把上,靠屈肘力可推车前进;若无水平推把,则无法推动;②垂直推把:用于类风湿关节炎肩手关节活动受限时,因患者无法使用水平推把;③加粗推把:用于手指运动严重受限而不易握拳的患者,也适用于骨关节炎、心脏疾病或老年患者。

5. 车闸　车闸用于刹住大车轮以减慢速度或停止或把轮椅保持在固定位置。大轮应每轮均有车闸,偏瘫者只能用一只手时,只好用单手刹车,但也可装延长杆,操纵两侧刹车。普通轮椅的车闸有凹口车闸(图 5-47)和肘节式车闸(图 5-48)两种:

(1)凹口式车闸:此车闸安全可靠,但较费力。调整后在斜坡上也能刹住,若调到 1 级在平地上不能刹住为失效。

(2)肘节式车闸:利用杠杆原理,通过几个关节而后制动,其力学优点比凹口式车闸强,但失效较快。为加大患者的刹车力,常在车闸上加延长杆,但此杆易损伤,如不经常检查会影响安全。

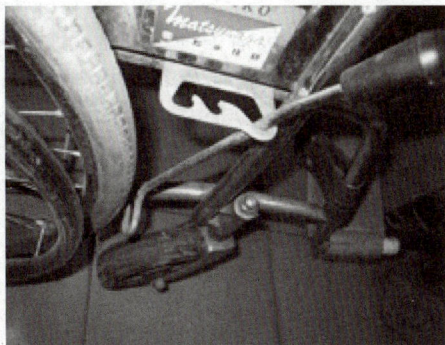

图 5-47　轮椅凹口式车闸

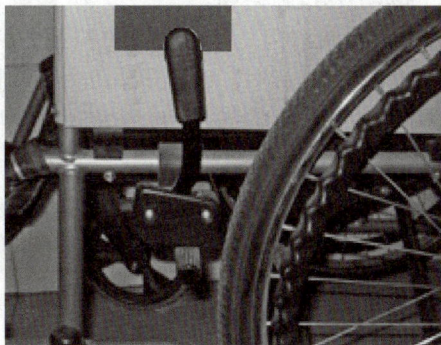

图 5-48　轮椅肘节式车闸

6. 椅座和坐垫　座椅与坐垫可为患者提供坐位的支持。椅座的高、深、宽取决于患者的体型,一般深为 41~43cm,宽 40~46cm,高 45~50cm。为避免压疮,对垫子要高度注意,有可能尽量用蛋篓型或 Roto 垫,这种垫由一块大塑料做成,上面有大量直径 5cm 左右的乳头状塑胶空心柱,每个柱都柔软易动,患者坐上后受压面变成大量的受压点,而且患者稍一移动,受压点随乳头的移动而改变,这样就可以不断地变换受压点,避免经常压迫同一部位造成压疮。如无上述垫子,则需用层型泡沫塑料,其厚度应有 10cm,上层为 0.5cm 厚的高密度聚氯基甲酸酯泡沫塑料,下层为中密度的同样性质的塑料,高密度者支持性强,中密度者柔软舒适。在坐位时,坐骨结节承压很大,常超出正常毛细血管端压力的 1~16 倍,易缺血形成压疮。为避免此处压力过大,常在相应处的垫子上挖去一块,让坐骨结节架空,挖时前方应在坐骨结节前 2.5cm 处,侧方应在该结节外侧 2.5cm 处,深度在 7.5cm 左右,挖后垫子呈凹字形,缺口在后,若采用上述垫子加上切口,可以相当有效地防止压疮的产生。

7. 腿托及脚托 腿托的作用是防止下肢瘫痪患者的小腿向后滑落,有横跨两侧式和两侧分开式两种。脚托有固定式、开合可卸式、膝部角度可调式等。

8. 扶手或臂托 一般高出椅座面 22.5~25cm,分为长扶手和短扶手,有些可调节高度,还可在扶手上架上搭板,供读书、用餐。

9. 靠背 靠背有高矮及可倾斜和不可倾斜之分。如患者对躯干的平衡和控制较好,可选择用低靠背的轮椅,使患者有较大的活动度。反之,要选用高靠背轮椅。

(二) 电动轮椅

电动轮椅是在手动轮椅的机械结构基础上发展起来的,实际就是加上电动马达的轮椅。以蓄电池提供能源,直流电机驱动行驶,行车速度接近正常人的步行速度,也可在不用电动时人力驱动。具有车速平稳、操作简便、轻巧、美观、无污染、噪音低等特点。适用于上肢肌力不强或手功能很弱不能驱动轮椅的患者或虽能驱动但距离过大则体力不能负担的患者,但电动轮椅的操纵需要一定的知识,故要求患者智力正常,需有足够的视力、判断力和运动控制的能力。

电动轮椅除具有普通轮椅的基本构造外,还具有:

1. 蓄电池 可充电补充能源,每次充电 6~8 小时,可行驶 30~50km。

2. 驱动结构 由 2 只 12V 蓄电池提供能源,2 个 24V 直流电机提供动力,接通电源后直接驱动轮子运转。有前轮驱动式和后轮驱动式,后轮驱动式居多,但前轮驱动式的易于越过障碍物。

3. 控制结构 电动轮椅的控制方式很多,有体动控制(包括手控、臂控、肩控、头控、舌控、颊控、颌控、脚控等)、气动控制(吹或吸)、声音控制、人体生物电控制(肌电控制等)等。头控、舌控、颊控、颌控、气控、声控及人体生物电控制主要适用于四肢瘫的患者。

4. 变速结构 有无级变速和有级变速两种。

5. 刹车 大都采用马达反转的作用,为确保安全另应加有充分有效的手刹车。

三、轮椅处方

现今辅具科技的发展,所强调的是个体化的轮椅。对于需长期使用轮椅的患者,经过医生与治疗师商讨之后再选定轮椅,必要时考虑定制,此时就得根据患者情况开具轮椅处方。

轮椅处方是康复医师、治疗师等根据患者的年龄、疾病及损伤程度、健康状况、转移能力、生活方式等开具的订购处方。

(一) 内容与格式

轮椅处方应包括车型、大车轮、小车轮、手动圈及轮椅各有关部件的规格标准和材质、颜色、附属品等。表 5-1 为轮椅处方的常用格式。

表 5-1 轮椅处方

姓名		性别		年龄		职业	
住址				联系电话			
残疾类型							
使用者的类型		成年人、儿童、幼儿、下肢截肢者					
轮椅的类型		普通型、前轮驱动型(室内用)、单手驱动型(左、右)、下肢截肢用轮椅、竞技用轮椅					
驱动方式		手动(双轮、单轮:左、右) 电动(手控、颊控、颏控、气控)其他					
座席		宽度　　cm;高度　　cm;深度　　cm					
大车轮		规格　　cm,轮胎(充气、实心)					
脚轮		规格　　cm,轮胎(充气、实心),脚轮锁(要,不要)					
靠背		普通型、可拆卸式、后倾靠背(半倾、全倾) 可开式靠背(要,不要)、头托(要,不要)					
手轮		规格　　cm,普通型、推把(水平、垂直、加粗)					
扶手		长扶手、短扶手;可卸式(是,否)、扶手垫(要,不要)					
脚托		固定式、抬起式、分开式、可卸式、左右(分别、共用) 脚跟环(要,不要)、脚踝带(要,不要)、脚缓冲器(要,不要)					
腿托		横跨两侧式、两侧分开式					
车闸		凹口式、肘节式、延长式(右　cm,左　cm)、运动用可卸式					
颜色		轮椅架　　色;座位　　色					
附属品		座垫　　靠背垫　　扶手垫　　轮椅桌　　安全带					
特记事项							
处方者		日期　　年　　月　　日					

(二)各部件参数测量要求

1. **座位宽度** 被测量者坐在测量用椅上,测量两臀间或两股之间最宽处的距离,再加 5cm 为座位宽度,即坐下以后两边各有 2.5cm 的空隙,一般为 40~46cm。座位太窄,上下轮椅更困难,臀部及大腿组织容易受到压迫;座位太宽则不易坐稳,操纵轮椅不方便,双肢易疲劳,进出大门也有困难。

2. **座位深度** 被测量者坐在测量用椅上,测量臀部向后最突出处至小腿腓肠肌的水平距离再减去 5cm 为座位深度,一般为 41~43cm。若座位太短,体重将主要落在坐骨上,易造成局部受压过多;若座位太长会压迫腘窝部影响局部的血液循环,并易刺激该部位皮肤。对大腿较短或有髋、膝屈曲挛缩的患者,则使用短座位较好。

3. **座位高度** 被测量者坐在测量用椅上,膝关节屈曲 90°,足底着地,测量腘窝至地面的距离即为座位高度。坐位太高,轮椅不能入桌旁;坐位太低,则坐骨承受重量过大。

4. 扶手高度　被测量者坐在测量用椅上,上臂自然下垂肘关节屈曲 90°,测量椅面至前臂下缘的距离再加 2.5cm 为扶手高度,一般为 22.5~25cm。适当的扶手高度有助于保持正确的身体姿势和平衡,并可使上肢放置在舒适的位置上。扶手太高,上臂被迫上抬,易感疲劳。扶手太低,则需要上身前倾才能维持平衡,不仅容易疲劳,还会影响呼吸。

5. 靠背高度　靠背越高,越稳定,靠背越低,上身及上肢的活动就越大。①低靠背:测量坐面至腋窝的实际距离(一臂或两臂向前平伸)再减去 10cm;②高靠背:测量坐面至肩部或后枕部的实际高度。

6. 坐垫　为了舒服和防止褥疮,轮椅的椅座上应放坐垫。常见的坐垫有泡沫橡胶垫(5~10cm 厚)或凝胶垫。为防止座位下陷可在坐垫下放一张 0.6cm 厚的胶合板。

7. 轮椅其他辅助件　是为了满足特殊患者的需要而设计,如增加手柄摩擦面,车匣延伸,防震装置,扶手安装臂托,或是方便患者吃饭、写字的轮椅桌等。

四、轮椅使用训练

轮椅的使用训练包括有减压训练、驱动训练、转移训练、上下阶梯训练等。

(一) 乘坐轮椅的正确姿势

乘坐轮椅时维持良好的姿势才能舒适而方便进行操纵,同时可降低压疮发生率。

1. 坐姿端正、双目平视、两肩放松、上肢悬垂于腋中线或双手握扶住扶手,身体上部稍向前倾。

2. 臀部紧贴后靠背。当驱车运动时,臀部与腹肌收缩,有利于骨盆的稳定,并减少臀部的异常活动。如果身体着力在臀部说明座位太深,需换以较浅的椅座,或将一小靠垫垂直安放在患者背后。

3. 大小腿之间的角度在 110°~130°范围以内,以 120°为最合适,髋部与膝部处于同一高度。内收肌痉挛者,需在两膝间安放衬垫以预防压疮。

4. 两足平行、双足间距与骨盆同宽,有利于稳定骨盆,并可分担身体重量。

5. 驱车时,肘关节保持 30°左右屈曲为宜,以减少上肢肌肉的疲劳程度。

6. 坐不稳的患者或下斜坡时要给患者束腰带,行进时速度缓慢。

(二) 减压训练

减压训练的目的是为了预防压疮。减压训练即撑起身体训练,由于久坐轮椅者坐骨结节等处压力大,应从第一天乘坐轮椅起就开始掌握减压动作。减压方法有多种。根据乘坐者的功能和能力,指导患者进行有效的减压。减压的动作需两侧交替进行,一般每隔 30 分钟左右 1 次,每次至少减压 10 秒(图 5-49)。

脊髓损伤患者不同节段损伤因残留功能不同需使用不同的减压技术,具体做法参考如下:

1. C_5 损伤　用一侧肘部从后方绕过轮椅手推把并勾住手推把,利用屈肘的力量使躯干向一侧倾斜,对侧臀部离开椅面进行减压,片刻后再换另一侧。

2. C_6 损伤　无肱三头肌功能患者可将一侧肘关节绕过手推把,手支撑于大轮上,利用肘部的被动锁定支撑身体上抬,完成一侧减压,然后进行另一侧。

3. C_7 损伤　患者有一定的伸肘功能,可将手支撑于一侧扶手上,另一侧屈肘,前臂支撑于扶手上,用伸肘的力量将同侧躯干上抬进行减压,然后进行另一侧。

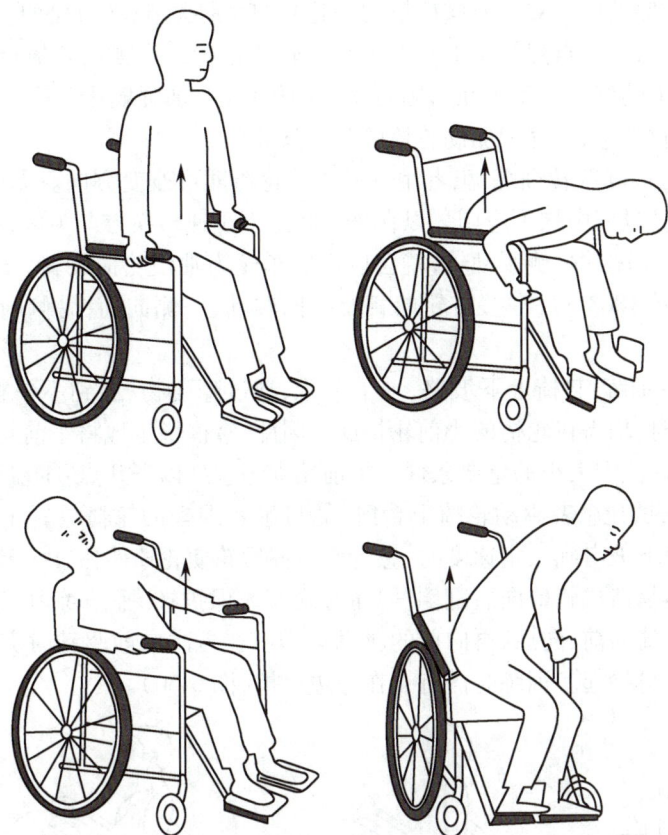

图 5-49 减压轮训练

4. C_8 损伤 可一手支撑于扶手上,另一手支撑于对侧大轮,双侧同时伸肘,使支撑于扶手侧的手充分减压,然后进行另一侧。

5. $T_1 \sim T_4$ 损伤 双上肢可同时支撑于两侧大轮上,使躯干上抬,但由于躯干上部力量及平衡的影响,还不能将手支撑于轮椅扶手上将躯干充分抬高。

6. T_5 及以下损伤 患者双上肢肌力足够,上部躯干控制良好,可直接将手支撑于两侧扶手上充分抬高躯干进行减压。

7. 帮助下减压 部分患者由于损伤严重、体重过重、并发症等原因不能进行自我减压,需要照顾者帮助进行。方法为:①帮助者跨步站立于轮椅后面,患者双臂交叉放于胸前,帮助者双手从患者双腋下穿过,抓住患者的前臂;②帮助者双臂紧贴患者胸壁,伸直髋部,利用躯干和下肢的力量抬起患者,此时应注意不能将患者重量放在腋部以免造成肩部损伤;③抬高 20 ~ 30 秒后慢慢放下。若帮助者力量或身高不足,不能完成上述动作,也可以将患者轮椅后倾数秒,通过改变受力点位置来完成减压。

(三) 驱动训练

1. 独立驱动训练

(1)平地驱动训练:驱动轮椅的过程可分为驱动期和放松期。方法:①驱动前:松开车闸,身体向后坐直,眼看前方;②驱动期:双上肢后伸,稍屈肘,双手握紧手轮的后

C_8 损伤减压训练

$T_1 \sim T_4$ 损伤减压训练

T_5 及以下损伤减压训练

帮助下减压训练

半部分,上身前倾的同时双上肢向前推动手轮并伸直肘关节;③放松期:当肘关节完全伸展后松开手轮,上肢自然放松下垂于大轮的轴心位置。为提高轮椅行驶速度,需注意患者在轮椅上的姿势。正确地掌握驱动期和放松期,加强躯干的平衡训练和上肢、手指的肌力强化训练,是完成驱动轮椅的基本条件。

(2)转换方向和旋转训练:患者用一手驱动轮椅即可改变方向。无论是在前进还是在后退的行驶过程中均可应用。以在静止状态下迅速转换方向为例,可一手固定一侧手动轮,另一手驱动另侧手动轮,就会以固定车轮为轴使轮椅旋转。若需在固定位置上使轮椅旋转180°,可使左、右轮向相反方向驱动,一侧向前,另侧向后,便可完成快速180°旋转。

(3)抬前轮训练:轮椅上下坡路、上下台阶、越过障碍物、遇到不平整的路面或是希望快速行驶时,均需将轮椅的小前轮抬起。因此,掌握稳定地将小前轮抬起的技能,是决定轮椅活动范围大小的重要条件。抬前轮训练包括以下几点:①在轮椅前放一低台阶(2~3cm),试让患者驱动轮椅上台阶;②将患者乘坐的轮椅放置于坡路上,向背后滑动,在轮椅下坡滑到一定速度时,患者用力握后轮使轮椅停住,由于惯性作用有利于前轮抬起,但易造成轮椅向后翻倒,因而必须有人保护;③平地练习,患者双手紧握手动轮,完成轮椅向前、向后、再向前的驱动动作。在再次向前驱动时突然加力,同时躯干后倾,前轮可抬起。训练时需有人在旁边保护(图 5-50)。

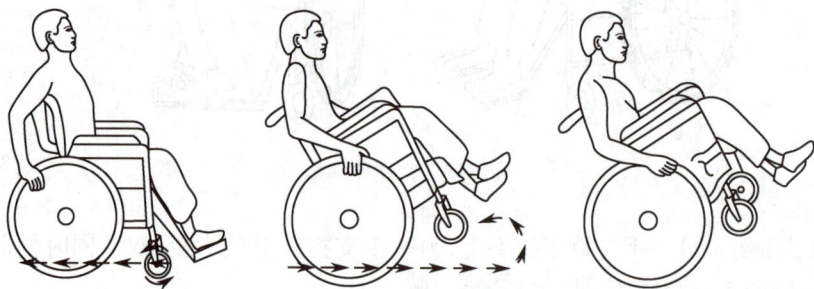

图 5-50 抬起轮椅前轮训练

(4)单手驱动轮椅的训练:偏瘫或上肢截瘫患者使用轮椅机会较多。在使用时,患者将患足放在足托板上,患侧上肢放置在扶手上,用健侧上肢驱动手轮,健侧足着地作为舵来掌握方向。经过短时间训练,一般患者可单独完成驱动动作,但在屋外或不平整的路面仍比较困难,需他人辅助。

(5)脊髓损伤患者轮椅应用训练:对于脊髓损伤患者来讲,轮椅是替代其下肢的重要代步工具。即使是具有实用性拐拐步行能力的患者,在距离较长或路面复杂等许多场合都需使用轮椅。因此,轮椅应用训练是提高患者生活质量的重要保证。伤后2~3个月患者脊柱稳定性良好、坐位训练已完成、可独立坐15分钟以上时即可进行轮椅训练。

C$_5$损伤患者四肢功能全无,训练使用频控或气控操纵电动轮椅;C$_6$损伤患者利用手的粗大移动功能拨动电动轮椅上的杆式开关,可以手控操纵电动轮椅;C$_7$损伤患者利用屈肘力带动伸腕的手,推动加大手轮圈摩擦力的轮椅,因患者手不能抓握,需用手掌根部推动轮椅手轮圈,同时由于患者手的感觉功能减退或消失,推动轮椅时应戴

手套保护,以防手腕部受伤;C$_8$以下损伤患者能驱动标准轮椅自由活动,可以进行轮椅的平衡和技巧训练等。

(6)安全跌倒和重新坐直的训练:患者在驱动轮椅时有发生跌倒的可能。在即将跌倒时,患者应迅速扭转头部,一只手抓住同侧的车轮,另一只手抓住对侧的扶手。在训练的过程中,应使轮椅把手着地,尽量避免患者的头着地;发生跌倒后,用双手拉动轮椅前部提起躯干,一手放于地上,一手抓住对侧的车轮向后用力,臀部向前上方移动,使跌倒的轮椅朝直立位转动,双手逐步向前移动,直至轮椅直立。

2. 他人驱动训练　不能自行操纵轮椅的患者需他人推动轮椅。

(1)四轮着地法:四轮着地,轮椅保持水平,向前推。

(2)二轮着地法:患者坐稳于轮椅,轮椅后倾,使方向轮悬空、大轮着地,向前推或向后拉。

他人驱动时需注意:①平地行驶时要注意速度、方向的及时调整;②做转移动作前要刹住轮椅;③推动轮椅上陡坡时,手臂要伸直用力,并注意保护患者身体;④下陡坡时轮椅倒退行驶;⑤随时观察患者情况。

(四) 转移训练

应用轮椅的患者,常需由轮椅转至床、训练椅、坐厕、浴缸或汽车,或进行相反方向的转移。具体见本教材第三章相关内容。本节内容重点讲解轮椅-地面间的转移。驱动轮椅发生跌倒时,患者应能自行从地面转移到轮椅上。

前方转移:将轮椅摆好置于自己前方,患者跪位,双手支撑轮椅扶手,将身体上提,放松一只手,迅速扭转身体坐于轮椅上。

后方转移:将轮椅置于自己后方,双手从身后支撑轮椅边缘,低头抬臀使臀部靠向轮椅椅座,坐于轮椅上。

侧方转移:将轮椅置于自己侧方,患者一手支撑轮椅椅座,一手支撑地面,双手同时向下用力,使下肢直立并弯腰,臀部置于椅座上,支撑地面的手在腿上移动,直至身体坐直。

(五) 上下阶梯、上下坡训练

对于上肢功能良好的患者,在掌握了轮椅使用基本技术后,再学会如上下台阶或楼梯、上下坡较为复杂的轮椅高级应用技术,对扩大患者的活动范围有很大的帮助。具体见本教材第三章相关内容。

(六) 注意事项

当今轮椅使用者越来越多,因而治疗师应该将轮椅使用注意事项详细告知患者和家属。

1. 使用折叠式轮椅时应正确打开和收起,使座席自然展开或折叠,不要抓住两侧扶手用力向两边推拉。

2. 推轮椅者应先查看路面再推动轮椅,从背后推动轮椅前要事先告知,并确保患者的手未放在车轮上、肘未伸出扶手外、脚放在脚托上。

3. 推动轮椅时不可快速推动或嬉耍。

4. 不使用轮椅时需把车闸打开,利于轮胎和轮闸的保养。

5. 为方便轮椅出入,应在台阶处修建防滑坡道,并在侧面安装扶手。

6. 注意轮椅的保养

（1）保持车身清洁放于干燥通风处,防止配件锈蚀。

（2）请定期检查轮椅使用状况,及时检修,转动部位定期加注少量润滑油。

（3）轮胎保持气压充足,不能与油、酸性物质接触,以防变质。

第五节　能量节约技术

有些患者或老年人因心肺耐力不足或肌力低下,难于正常完成各种活动,以致影响了生活质量和学习、工作的效率,活动不得当甚至还带来继发性损害。因此,指导患者在活动中利用人体工效学原理进行自我保护、减少体能消耗和预防继发性损害是非常必要的。

一、概念

能量节约技术又称体能节约技术,是指在日常生活或工作活动中,通过借助适当的辅助器具、周密的活动安排与活动简化,以减少活动中的能量消耗的技术或方法。如在最佳体位下进行行走和手部活动、借用合适助具、改造家居环境等。

二、原则

能量节约其实就是尽量避免无意义或无结果的体能消耗,在日常生活和工作中养成良好的习惯。应坚持以下几项原则:

1. 安排合理

（1）提前安排:提前安排每日活动,使繁重与轻巧的活动交替进行,并尽量减少不必要的活动。

（2）做好准备:在开始活动前,把活动所需的物品先准备好,并置于易取到的地方,避免不必要的身体旋转和前倾。

（3）中间休息:完成一项活动后,要给予充分的休息,在体能恢复后再进行下一项活动。

2. 活动简化

（1）简化工作程序:使用现代化家居产品简化工作程序,如使用洗衣机洗衣、洗碗机洗碗、电动剃须刀剃须等。

（2）使用辅助器具:必要时使用辅助器具,如借助长柄的浴刷洗澡、长柄鞋拔拔鞋、利用手推车搬运比较重的物品等。

（3）减少手的活动:活动中尽量使用质量轻的用具或工具,避免拿或推重物。

3. 节奏适度

（1）给予充足的时间来完成活动,活动的节奏不宜太快。

（2）在活动过程中,情绪稳定,不急不躁。

（3）在感到疲乏前,应有计划地休息 10 分钟左右。

4. 姿势正确

（1）尽量坐着完成,手肘承托于桌面,肘不放在高于肩膀的位置,使活动变得轻松。

（2）进行活动时要挺直腰背,避免站立过久、蹲着或弯着腰工作,不良的姿势会浪费体力。

（3）尽量不用单手而是双手做事，避免双手抬举过高，活动时双臂紧贴身侧。

5. 环境调整

（1）活动环境温湿度适宜，温度 25℃左右，湿度 50%～60% 为宜。

（2）湿热环境易出现呼吸短促、降低患者的有氧代谢能力，应尽量减少或避免与湿热环境接触的机会。

6. 呼吸配合

（1）活动中配合呼吸：准备出力时，应呼气；当用力时，应吸气。

（2）呼吸练习：控制呼吸节奏，用鼻轻吸气约 2 秒，然后用口慢慢将气吹出，时间为 4～6 秒；做伸展扩胸的动作时吸气，当做收向身体的动作时呼气。

三、应用

（一）日常生活中的应用

1. 进食　注意进食时姿势，情况允许尽量坐起进食，坐直不弯腰，或头稍前倾 45°左右，便于食物进入；将双手肘部承托在桌面上，菜碟靠近身体；使用加粗手柄的勺子、防滑垫、防洒碗碟等。或使用抗重力的上肢支持设备如悬吊带辅助移动上肢将食物送入口中（图 5-51）。

2. 梳洗　洗头和化妆时尽量坐下，若预计活动耗时会超过 5 分钟，应将肘部放在桌上或双肘撑在面盆上进行活动；洗脸不用裸手，可使用轻薄小毛巾，减少拧毛巾的消耗；拧毛巾时配合呼吸，擦脸时不同时遮掩口鼻；尽量留短发，使用电动牙刷、电动剃须刀、长柄梳子，减少上肢活动。

3. 穿脱衣物　将衣物置于随手可及的地方；尽量坐下进行穿脱，身旁有椅或扶手作支撑；有患肢者先脱健侧后脱患侧，穿衣相反；选择无鞋带的鞋。

4. 如厕　使用坐厕或坐便器；排便时配合呼吸，避免憋气；多食蔬菜、水果，保持大便通畅，养成良好的排便习惯。

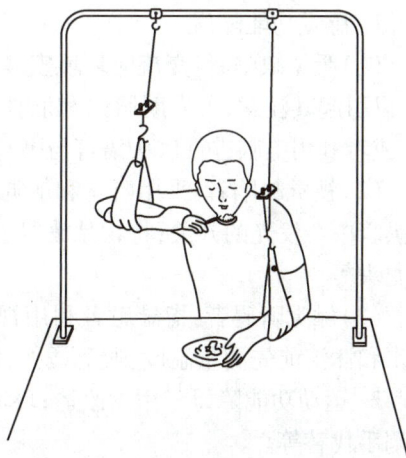

图 5-51　悬吊带辅助将食物送入口

5. 洗澡　洗澡前备好所需用品；坐下来洗澡或使用浴缸；使用长柄海绵刷或长毛巾清洁背部；在浴室安装扶手、手柄或放置防滑垫。

6. 做饭　做饭前准备好所有需要的材料；在厨房内或门外放椅子，便于中途休息所用；必要时使用辅助器具。

7. 洗、熨衣服　洗衣时，用分装好的洗衣粉，使用洗衣机及干衣机；熨烫衣服时，可将一块石棉放在烫衣架上，患者能直接将烫斗放在上面；坐下来洗、熨和折叠衣物；对太重的衣物应分次从洗衣机内拿出或放入。

8. 清洁及打扫　有计划地进行每日家务分工；清洁灰尘时可使用吸尘器并戴口罩；用小推车装载重物；必要时使用辅助器具。

9. 收拾房间　合理安排,床不靠墙摆设;整理床时在床的两侧分别进行,整完一侧再转至另一侧,不用抛的动作。

10. 购物　事先列好购物清单,计划好购物路线;购物中使用推车,少用购物袋;重的物品尽量使用送货服务,或托人购买。

11. 照顾婴幼儿　喂饭时,将孩子放在与患者同高的位置,用保温器保温饭菜;洗澡时将孩子安置在一个有负压吸引装置的座位上;穿衣时,将孩子放在地板上最安全,衣服应宽松、易穿着。

（二）工作中的应用

1. 保持正确的工作姿势　如坐位工作保持上臂垂直放于体侧,肘屈曲不超过70°～90°,放于桌面,腕手放松,避免进行肘部过度屈曲、前臂持续旋前或旋后、腕部反复向尺侧或桡侧偏移、持续抓握或拧捏等活动。

2. 高度和位置合理的工作台或工作平面　坐位工作时尽量将所有物件放在手能触及的范围,手的活动范围不超过15cm;立位下的工作平面高度,女性在95～105cm,男性应在100～110cm。

（三）功能障碍者的应用

对于一些功能障碍患者,通过优化活动方法、简化活动程序及降低活动难度,可以更好地适应日常生活需要。

1. 感觉功能障碍

(1)听觉缺陷者:交流时环境安静,避免外界噪音干扰;说话时眼睛注视听觉缺陷者,以引起其注意;可借助唇语和肢体语言辅助交流,会用电脑的可利用电脑进行交流,或者利用电脑进行口头语言与书写语言的转换。

(2)视觉缺陷者:采用听觉和触觉替代视觉,如听声音认人;增强光线,减少反光,如黑暗中会发光的开关;将物品放置于身体旁边或采用鲜艳的颜色作为提示,如彩色水龙头等。

(3)触觉障碍者:指导患者利用视觉代偿;常戴手套以保护双手免受伤害;进食、饮水和沐浴前先测量温度,避免烫伤;避免使用尖锐的工具和物品。

2. 运动功能障碍　用物改造;环境改造;使用辅助器具;训练单手活动,或用非优势侧手代替等。

3. 认知功能障碍　使用大的日历或卡片提醒患者需要做的活动;将每日需要进行的活动,分时间、步骤写好清单或画成图画挂在醒目的地方;使用可发声的钟表提醒需要进行的活动;随身携带写有家庭住址、常用电话号码等的记事本。

4. 言语功能障碍　讲话放慢速度,多重复;交流时使用简短句子或关键词;学会使用手语、表情;通过书画及图画等进行交流。

第六节　辅助技术服务

一、评估

功能障碍不同,所使用的辅助器具也就不一样,选择辅助器具前要进行系统评定,了解使用者目前的功能和预后,以便选择使用者合适的辅助器具,评定可以由作业治疗师或其他康复治疗师完成。

（一）躯体功能评估

1. 运动功能评估　肌力、肌耐力、ROM、平衡协调等。

2. 感觉功能评估　浅感觉、深感觉、复合感觉等。

3. 认知功能评估　注意力、记忆力、学习能力、问题解决能力。

4. 心理功能评估　抑郁、焦虑等。

5. 情绪行为评估　自伤行为、攻击行为等。

（二）辅助器具评估

1. 评估预选的辅助器具,看是否符合患者的身体结构与功能,是否达到预期目标。

2. 评估辅助器具的功用是否满足使用者的需求,是否满足服务对象功能的要求,是否需要特别的改、定制。

（三）环境评估

对残疾人生活环境,如家居、学校、工作场所等的空间范围、安全性进行评估,提出环境无障碍改造方案。

二、制订方案

（一）制订辅助器具方案

1. 确定辅助器具的获得途径是借用、试用、租用还是购买。

2. 确定辅助器具的应用方式是直接购买,还是购买后再进行改良,或是量身定做。

3. 确定辅助器具选用方案。

（二）辅助器具选用方案

因功能障碍的性质和程度不同而使用不同的辅助器具,制订方案时要考虑到其类型、尺寸大小、材质及使用范围。还要充分地考虑使用者的功能、意愿、操作能力等其他情况。

三、使用前训练

在使用前应进行系统训练,以便更好地应用辅助器具。训练的内容一般包括:肌力训练、耐力训练、ROM 训练、平衡训练、感觉训练、认知功能训练、心理治疗等,训练的内容根据评估结果来选择。

四、配置

配置需要考虑一些因素:制作的时间、体位以及使用者的耐受程度、配置安全性及装配过程中是否符合人体生物力学原理、维修保养等。配置时最好能给使用者提供样品试用,方便其有对比及选择自己喜欢并适合其功能的辅助器具。

五、使用训练

使用训练的内容包括穿戴或组装、维持平衡能力、转移训练、轮椅驱动和利用辅助器具进行日常生活活动,具体每一种辅助器具的使用训练见前面章节。

六、再评估

配置辅助器具并进行适当训练后要进行再评估,以便了解是否达到预期的功能,能否正常使用辅助器具,是否需要改进,是否有安全顾虑,如有问题应及时进行处理。

再评估后,使用者能安全独立的使用辅助器具,便可以交付使用并作相关指导保养;如达不到代偿功能要求,则要对辅助器具进行改进;如果是环境达不到要求,则要对环境进行改造并进行适应性训练;如不能独立使用,则教会其训练方法。

七、随访

辅助器具使用一段时间后要根据产品情况(表5-2)定期进行随访,以便了解使用的频率以及性能和状态是否正常,以确定是否需要调整、更换或修改。随访的形式有很多种,如通过电话、问卷调查、委托他人、上门服务等形式进行。

表5-2 常用辅助器具使用年限

适用残疾类别	品种类型名称	使用周期	内容备注
肢体残疾类	坐便器类	5年	坐便椅
	沐浴椅(凳)	5年	
	腋拐	3年	材质:不锈钢/铝合金
	腋拐配件类	1年	拐胶垫/拐胶头
	轮椅类	5年	疗养型轮椅/交通型轮椅(手摇)
	手杖类	3年	伸缩手杖/四折手杖/手杖凳/四脚手杖
	生活自助类	3年	防洒碗/(粗柄/扣带/夹持/弯头)长度可调叉或勺/可调梳/可调牙刷
	助行架(器)	3年	
	肘拐	3年	
	手指分离器(板)	3年	
	防褥疮坐垫	2年	
	沐浴防滑垫	2年	
	沐浴刷类	1年	长柄沐浴刷/弯柄沐浴刷
	按摩球(8cm)	1年	
视力残疾类	盲人计时类	3年	电子盲表/语音报时闹钟
	盲人娱乐类	3年	盲人象棋/盲人扑克
	盲文写字板	3年	
	盲杖	2年	
	手持放大镜	5年	
	助视器(眼镜型)	3年	注明所需助视器倍数高低(视力越差所需倍数越高)
	读写立式助视器	3年	光学玻璃

续表

适用残疾类别	品种类型名称	使用周期	内容备注
听力言语残疾类	盒式助听器	3年	中功率（听力损失 46～70dB）/大功率（听力损失 71～90dB）
	震动闹钟	3年	
	闪光门铃	3年	
智力残疾类	智力积木类	3年	
	智力拼版类	3年	

（刘　样）

复习思考题

1. 简述手杖长度的测量方法。
2. 简述手杖三点步行分型。
3. C_6 水平脊髓损伤者可能需要的辅助器具有哪些？
4. 轮椅的各部件参数是怎么样的？

扫一扫
测一测

第六章

矫形器的使用

学习要点

> 矫形器的分类与功能;矫形器的使用目的和原则;矫形器的制作程序;常用低温热塑矫形器;矫形器使用训练。

矫形器的使用可以对患者减退或失去的功能进行补偿和代偿,在康复医学领域中占有十分重要的地位,是一种重要的治疗方法。矫形器属于辅助器具的范畴,其制作和装配历史由来已久,治疗师可根据患者的不同需求,为患者制作和装配适宜的矫形器。

第一节 概 述

一、概念

概念

矫形器(orthosis)是装配于人体外部,通过力的作用,以保护、稳定肢体,预防、矫正畸形,补偿功能和辅助治疗骨关节及神经肌肉疾患的器械的总称。

矫形器一词最早由美国 Vernon Nickel 在 1953 年提出,orthosis 是希腊语中 ortho 和 statikos 二词组合的略写,当时被称为夹板或支具。最早的夹板用于固定治疗肢体的骨折,18 世纪以后薄铁制造工艺高度发展,欧洲已有大量精巧的夹板、支具生产。在我国,明代已经应用了木制围腰,中医骨伤科应用小夹板治疗骨折的历史久远。近年来,随着矫形外科、康复医学及现代高分子材料学、生物力学的发展,矫形器的研发、制作、装配取得了长足的进步,在欧美发达国家不仅被广泛应用于临床骨科、矫形外科及康复医学科,而且已经成为运动创伤外科和骨外科制动、固定、治疗、康复训练等主要的辅助装置。

二、命名与分类

(一) 命名

历史上矫形器的名称很多,曾被称为支具、夹板、矫形装置、矫形器械、支持物,国内也称为支架、辅助器等。20 世纪 70 年代后,国际上逐渐统称为矫形器。为解决矫形器名称杂乱的问题,1972 年美国国家假肢矫形器教育委员会提出了矫形器统一命名方案(表 6-1),该方案规定以矫形器所包含关节的第一个英文字母组成矫形器的名称。1992 年国际标准组织(ISO)把这一方案确认为国际标准。

表 6-1　矫形器统一命名方案

矫形器中文名称	英文缩写	英文名称
足矫形器	FO	foot orthosis
踝足矫形器	AFO	ankle foot orthosis
膝踝足矫形器	KAFO	knee ankle foot orthosis
髋膝踝足矫形器	HKAFO	hip knee ankle foot orthosis
膝矫形器	KO	knee orthosis
手矫形器	HO	hand orthosis
腕手矫形器	WHO	wrist hand orthosis
肘腕手矫形器	EWHO	elbow wrist hand orthosis
肩肘腕手矫形器	SE-WHO	shoulder elbow wrist hand orthosis
颈矫形器	CO	cervical orthosis
胸腰骶矫形器	TLSO	thorax lumbar sacrum orthosis
腰骶矫形器	LSO	lumbar sacrum orthosis

（二）分类

临床矫形器种类繁多,分类方法也多,根据分类方法不同而名称各有不同。

1. 按装配部位分　有上肢矫形器、下肢矫形器、脊柱矫形器。

2. 按治疗阶段分　分为临时矫形器、治疗用矫形器及功能性矫形器。

3. 按矫形目的分　有即装矫形器、矫正用矫形器、保护用矫形器、固定用矫形器及减负用矫形器等。

4. 按主要制作材料分　有石膏矫形器、塑料矫形器、金属矫形器、皮制矫形器、布制矫形器等。

5. 按所治疗的疾病分　有脊髓灰质炎后遗症用矫形器、脊柱侧弯矫形器、骨折治疗矫形器、股骨头无菌坏死矫形器等。

6. 按穿戴后肢体能否活动分　分为静止性矫形器和动态性矫形器。前者不能活动,通常用来固定或保护肢体;后者则带有关节或弹力部件,肢体可做单向或多向的运动。

三、主要功能

不同种类矫形器的功能不同,有的只具有单一的功能,有的同时具备多种功能。

矫形器的常见功能有：

1. 保护功能　通过对病变肢体及关节的固定和保护,促进炎症、水肿的消散及吸收,减轻疼痛;保持肢体和关节的正常对线关系;防止肢体再次受损,从而促进病变的愈合。如用于治疗骨折的各种矫形器,即是通过力的作用来矫正肢体畸形或防止畸形的加重。

2. 稳定功能　通过固定肢体以及对异常活动的限制,维持骨、关节、脊柱的稳定性,减轻疼痛或恢复其承重功能和运动功能,并且有利于功能训练及下肢承重能力的重建。如弛缓性瘫痪、痉挛性瘫痪等原因引起的功能障碍,均可通过矫形器的稳定作用得到一定程度的改善。

3. 代偿功能　通过矫形器的外力源装置,对肌力较弱者给予助力;代偿已瘫痪的肌肉的功能;使关节处于功能位,使其维持正常功能运动。如常用于脑卒中患者足下垂时的弹性拉力带,能在行走时代替瘫痪胫前肌的功能。

4. 矫正功能　通过三点力作用原理矫正肢体已出现的畸形,也可通过矫形器的限制,预防潜在畸形的发生和发展。如用于预防或矫正儿童因肌力不平衡、骨发育异常等产生的脊柱畸形的矫正带、英姿带。

5. 减负功能　通过矫形器的压力传导和支撑(如对坐骨结节、膝关节及下肢其他部位),能部分或完全免除肢体或躯干长轴的承重,促进组织修复。如用于治疗股骨头无菌性坏死的坐骨承重下肢矫形器。

6. 改进功能　矫形器可以改进患者各种日常生活和工作,如步行、进食、穿衣、操作电脑。

四、使用原则

使用矫形器是为了达到保护关节、限制异常活动、矫正或预防畸形、代偿功能、增强能力的目的。使用矫形器的过程中应遵守以下原则。

(一) 正确安全使用

指导患者正确有效地使用矫形器,操作时按照程序逐一进行,做到安全、正确,不损坏矫形器。要教会患者穿脱矫形器及进行相应的功能训练,如使用上肢矫形器时,应教会患者进行日常生活活动的训练;使用下肢矫形器时,要进行保持身体平衡、迈步、行走、坐下、起立、上下楼梯和正确使用拐杖或助行器辅助行走等训练。

(二) 掌握穿戴时间

矫形器穿戴时间的长短由治疗的需要决定,有的需持续穿戴,有的只需在训练或工作时穿戴;有的只需穿戴数周,有的则需穿戴数月。如对于脑卒中后的偏瘫患者,早期穿戴上肢吊带对预防和治疗肩关节半脱位有积极意义,但进入 Brunnstrom Ⅲ～Ⅳ级,患者在痉挛期通常不会出现拉伤或肩关节半脱位,因此不必继续使用吊带,否则会增加肩关节内收、内旋畸形的发生。

(三) 穿戴稳定牢靠

矫形器穿戴在肢体上要稳固,以免松脱影响治疗效果;矫形器的辅助件如螺丝、弹簧、弹力皮筋要牢靠,否则会造成组织损伤。

(四) 局部情况观察

矫形器的压力过大会影响肢体血液循环,导致肢体肿胀或疼痛、皮肤苍白或破损等异常。使用中要随时观察局部情况,尤其在初装的前两天更应密切观察,发现异常应及时采取有效措施、调节固定带或松解矫形器等。夏天还应避免汗水的淤积,防止皮肤感染。

(五) 定期进行复查

定期复查可以了解患者穿戴矫形器的情况,方便制订下一阶段的治疗方案,必要时需调整、修改或更换矫形器。

第二节　矫形器的制作

随着新材料、新工艺的问世和患者对矫形器要求的提高,矫形器的种类及功能越来越多,制作工艺要求也越来越高。但各种矫形器必须具备以下特点:治疗效果良好,结构简单,轻便耐用,安全可靠,穿戴方便,无压痛和其他副作用,价格低廉,其中以治疗效果良好最为重要。目前,制作矫形器的材料以塑料和金属材料为主,而热塑类材料更广泛地应用在矫形器制作中,特别是低温热塑板材具有良好的可塑性,是目前制作矫形器的主要材料之一。

一、低温热塑板的特性

低温热塑板为聚丙烯或聚乙烯化合物,是石油的衍生物,加热至60~80℃材料就可以被软化,软化后可以在肢体上直接塑形,无需石膏造模,其制作过程简单、快速,并且容易加工和修改。为满足治疗和制作的需要,供应商提供各种不同特性的低温热塑板材供临床选择。因此,了解低温热塑板的性能有助于掌握其操作技术。

1. 可塑性与牵拉性　放入60~80℃热水中即可完全透明软化,可随意适当拉伸、塑形,操作简便、快捷。

2. 记忆性　在塑形不满意时,可重新放入60~80℃热水中,再次软化,材料可恢复以前大小、形状,并可再次塑形,重复使用。

3. 透气性好、不怕水　有孔低温热塑板上置有众多网眼,增加皮肤通气、散热、排汗功能,可防止皮肤红肿、瘙痒。同时,患者可随时洗浴洁身,有利于提高患者的生活质量。

4. 黏附性　在热塑成形操作中,低温热塑板表面或断面间可任意粘接,医生操作简单、方便、快捷。

5. 加热与冷却时间　加热时间是指材料放入热水后充分软化所需要的时间,温度在60~80℃时,多数材料的加热时间是3~5分钟,如果加热时间不够,会出现材料表面已软化而内部没有软化的情况,会影响塑形的效果。如果加热时间过长,会使材料变性,影响矫形器使用寿命,材料可反复加热软化。

冷却时间是指材料从软化到塑形直至变硬的时间,这段时间是制作矫形器的主要阶段。低温热塑板的冷却时间一般是3~5分钟,如果需要延长冷却时间,可用弹力绷带包裹塑形部位以保持热量,如果需要缩短冷却时间,可用冷水冲洗的方法加快其固化。

6. 质量轻、厚度薄、强度高　低温热塑板厚为1.6~4.0mm,仅为石膏重量的1/4~1/3,并且有很高的韧性,不易破损或折断,使用安全、可靠。

低温热塑板的厚度选择

通常情况下,2.4mm 厚的骨定板适用于固定成人的手、腕部及儿童躯干,3.2mm 的骨定板适用于成人躯干及四肢。不能将较薄的骨定板用于大面积的固定。

二、制作程序

(一) 取肢体纸样

1. 绘制轮廓图 患者取坐位或卧位,患肢平放于白纸上呈中立位,铅笔垂直于桌面,沿肢体边缘画出其轮廓图(图 6-1)。

2. 记录相关的标志点 根据肢体测量尺寸,以肢体轮廓线为基础,放大轮廓的尺寸,一般是在轮廓的两侧各放宽该肢体周径长度的 1/4,掌部是以其厚度的 1/2 尺寸放宽(图 6-2)。

手功能位
矫形器制作

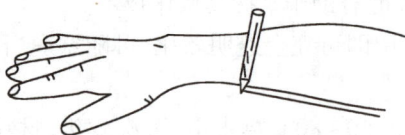

图 6-1 取肢体轮廓线图

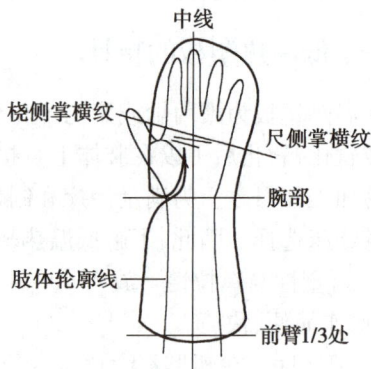

图 6-2 绘纸样图

3. 注明患者姓名、性别、诊断、矫形器名称、左右侧、辅助件及制作日期等。

(二) 矫形器的塑形

塑形过程大致按如下步骤进行:

1. 沿纸样图剪下纸样,在患肢上比试纸样大小,观察与肢体是否合适。

2. 将纸样置于板材上,在板材上画出其样式,然后沿着线条裁剪,将裁剪好的板材放入热水中,待软化后取出,平整地放于桌面上。

3. 用毛巾将板材擦拭干净,用剪刀对板材的边缘进行修剪。

4. 板材再一次放入热水中,软化后取出,用毛巾擦拭干净,抹上少量滑石粉,操作者自身感觉不烫时再放置于患者治疗部位上。

5. 患者取坐位或卧位,在患肢上套上保护性棉纱套,肢体置于功能位或治疗要求的体位进行装配。

(三) 半成品修整

当矫形器的基本形态完成后,应将多余的边缘剪去。矫形器的边缘若有毛刺、锐角时要将边缘部修整。观察塑形好的半成品与实际是否有差异,需在局部加温进行调整，必要时重新塑形。

（四） 附件的制作与安装

根据需要安装支架、弹性材料、固定带等附件。

三、常用矫形器

（一） 上肢矫形器

上肢矫形器根据功能分为固定性（静止性）和功能性（可动性）两大类。前者没有运动装置，用于固定、支持、制动。后者有运动装置，可允许肢体活动或控制、帮助肢体运动。使用目的是保持肢体于功能位，提供牵引力以防止关节挛缩，预防或矫正上肢畸形，补偿上肢肌肉失去的力量以及辅助无力肢体运动或替代手的功能等。常用的上肢矫形器有以下几种。

1. 肩关节外展矫形器　肩关节外展矫形器适用于腋神经麻痹、肩关节处骨折、臂丛神经损伤、急性肩周炎的患者。作用是保持肩关节外展 70°～90°，肘关节屈曲 90°，伸腕 30°的功能位，用于减轻肩关节周围肌肉、韧带负荷。此时，上肢的重量通过骨盆支座承受在髂嵴上方，并用两根皮带将矫形器固定在躯干侧。多用轻质金属或塑料制成，其他采用布料、皮革、帆布袋缝制（图6-3）。

2. 肱骨固定矫形器　肱骨固定矫形器适用于肱骨骨折的患者。对肱骨干中段骨折有较好的固定作用，上臂为管形矫形器，接合部粘贴在一起。对于骨折较轻的患者，可以分为前、后两片的管状矫形器，便于取下做运动训练，而对于较严重的肱骨骨折，还须将肩、肘关节同时固定，使肘关节处于功能位，进行制动，从而促进骨折愈合（图6-4）。

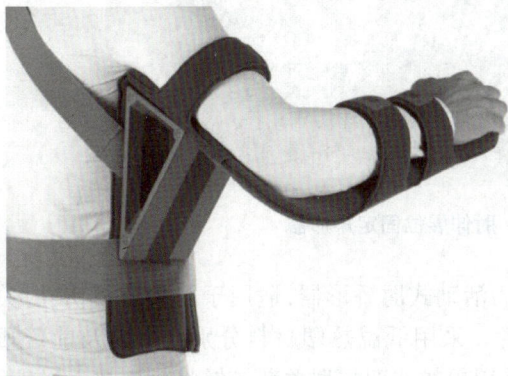

图6-3　肩关节外展矫形器　　　图6-4　肱骨固定矫形器

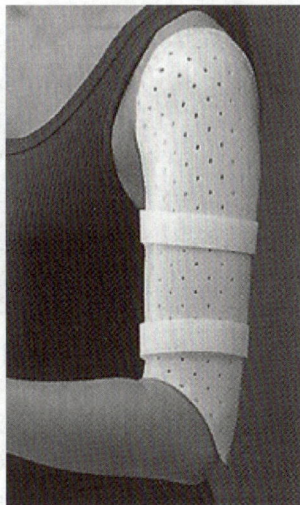

3. 平衡式前臂矫形器　平衡式前臂矫形器主要适用于肩、肘关节肌肉重度无力或麻痹，同时又使用轮椅的患者。多安装在轮椅上以帮助上肢功能活动，又称为轮椅式前臂辅助装置。利用连动杆和两个滚动轴支撑上肢，使其保持平衡，依靠肩胛带的运动使上肢保持在进食的功能位，帮助吃饭、饮水等日常生活活动。其结构包括设在轮椅上的底座、金属支架、近侧和远侧轴承和前臂桡侧支持架等。使用这种矫形器时要求肩关节和肘关节仍有 1~2 级肌力(图 6-5)。

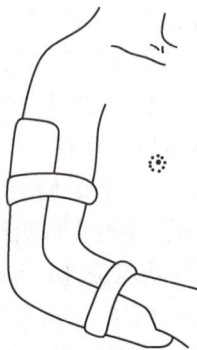

4. 肘功能位固定矫形器　又称肘关节屈曲矫形器,适用于肘关节术后,软组织损伤,肘部骨折及肘关节不稳患者。为背侧开口朝向掌侧的"U"形矫形器。目的是将肘关节屈曲 90°,固定于功能位,保护肘关节,限制关节活动及矫正肘关节畸形(图 6-6)。

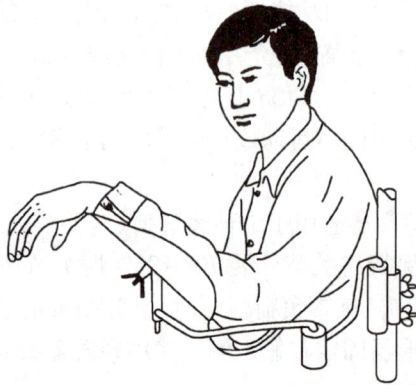

图 6-5　平衡式前臂矫形器　　　　图 6-6　肘功能位固定矫形器

5. 肘伸展位固定矫形器　肘伸展位固定矫形器适用于烧伤后肘关节定位及肘关节术后须伸直的患者,是在肘关节置于伸直位下塑造的,目的是使肘关节制动及防止肘关节屈曲挛缩。该矫形器在使用后应适当进行关节被动屈曲运动,以保护肘关节屈曲功能(图 6-7)。

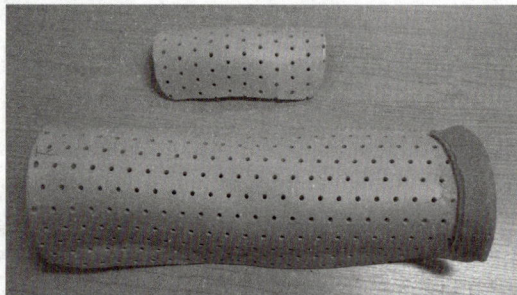

图 6-7　肘伸展位固定矫形器

6. 铰链式肘屈曲矫形器　又称为活动式肘矫形器,适用于肘关节损伤、肘关节术后训练、肘关节挛缩、肌力低下的患者。采用低温热塑材料分别在上臂及前臂塑成开口朝向掌侧的"U"形箍,或称臂托,采用单幅或双幅肘关节铰链将其连接,铰链角度可调节,以维持或增加肘关节伸展、屈曲的范围(图 6-8)。

7. 尺骨固定矫形器　尺骨固定矫形器适用于尺骨或桡骨中段轻度骨折的患者。对于骨折较轻的患者,采用尺、桡二片组合的管形矫形器。对于较严重的尺骨骨折,除了采用一次成形的管形固定,还必须将腕关节及肘关节固定起来,并将肘关节置于功能位(图 6-9)。

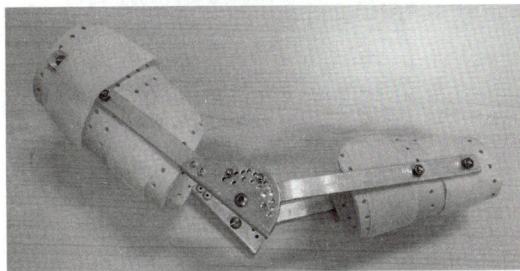

图 6-8　铰链式肘屈曲矫形器

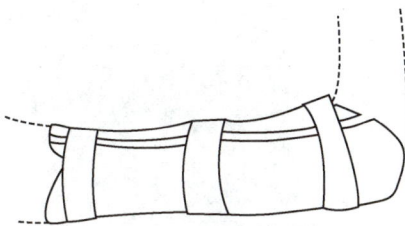

图 6-9　尺骨固定矫形器

8. 抗痉挛矫形器　抗痉挛矫形器的作用主要是抵抗手屈肌痉挛,降低肌张力。前臂为开口朝向北侧的"U"形臂托,腕关节背伸 10°～30°,手掌部掌凹明显,使五指分开微屈(图 6-10)。

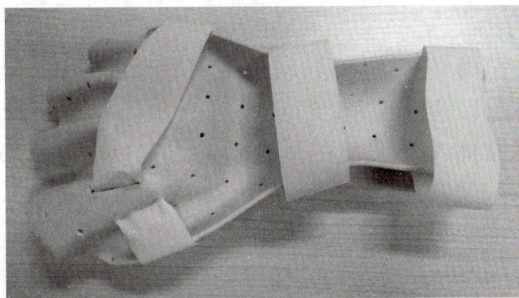

图 6-10　抗痉挛矫形器

9. 腕手功能位矫形器　腕手功能位矫形器的治疗目的是使腕关节与手指保持在功能位(图 6-11),同样的方法也可以使手腕置于休息位。

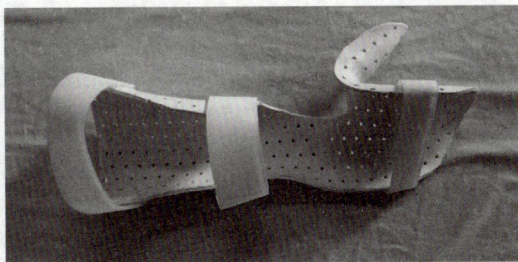

图 6-11　腕手功能位矫形器

10. 掌侧腕伸展矫形器　掌侧腕伸展矫形器在维持腕关节功能位的情况下,不影响手的抓握、捏指功能。穿戴后可以辅助因各种原因致腕关节下垂的患者进行手的活动。该矫形器开口朝向背侧,前端不影响拇指和其他四指掌指关节的屈曲运动(图 6-12)。

11. 槌状指矫形器　槌状指矫形器固定远端指间关节。穿戴后使远端指间关节处于过伸位、近端指间关节轻度屈曲位固定(图 6-13)。

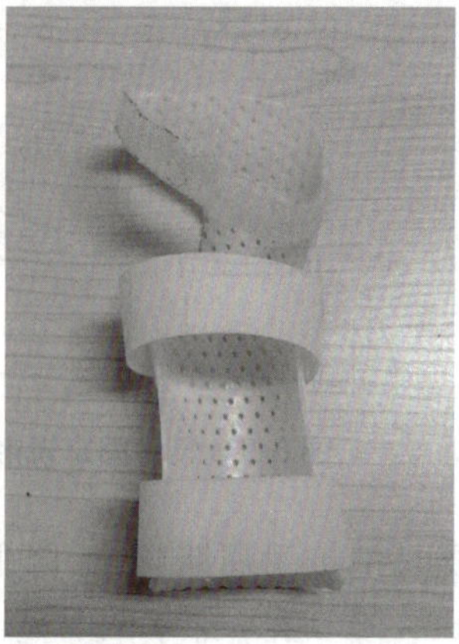

图 6-12　掌侧腕伸展矫形器

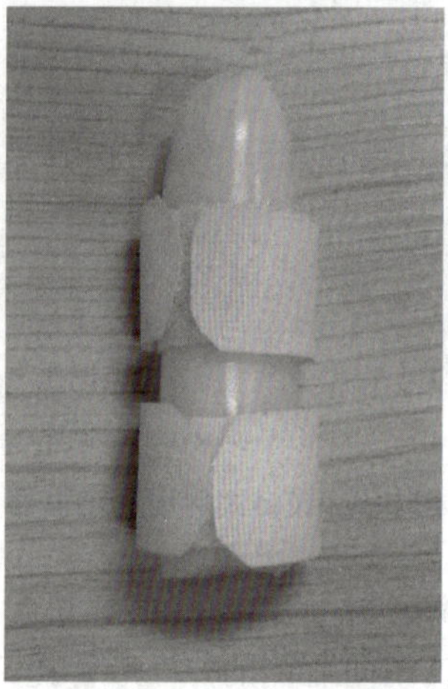

图 6-13　槌状指矫形器

（二）下肢矫形器

下肢矫形器主要作用是支撑体重，辅助或替代肢体功能，限制下肢关节不必要的活动，保持下肢稳定，改善站立和步行时姿态，预防和矫正畸形。选用下肢矫形器必须注意穿戴后对肢体没有明显的压迫，如用 KAFO 屈膝 90°时不能压迫腘窝，内侧会阴处无压迫；对下肢有水肿的患者矫形器不宜紧贴皮肤。常用的下肢矫形器介绍如下。

1. 髋关节固定矫形器　髋关节固定矫形器适用于髋关节术后的患者或髋关节轻度损伤者，起到保护或外展体位的作用。属于静止式髋外展矫形器，采用低温热塑板材加热软化后直接在患者一侧的髂腰至大腿部塑形制成。髋关节外展 10°~20°，髂腰部自患侧向对侧包绕，留有一开口，借助尼龙搭扣固定。大腿部自外侧向内侧包绕，在内侧黏合形成管形。

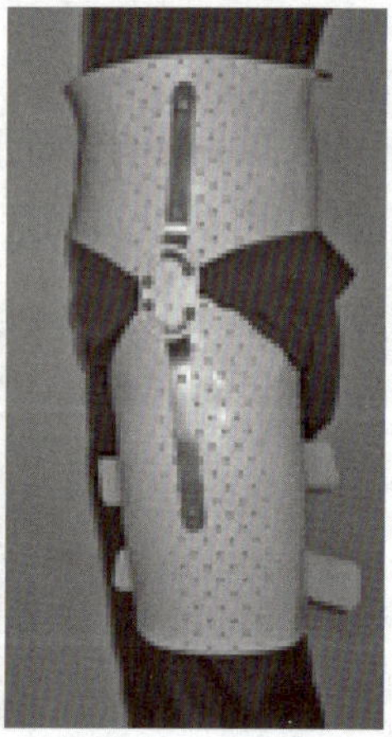

2. 铰链式髋关节矫形器　该矫形器为动态式矫形器，适用于脑瘫引起的痉挛性髋关节内收、内旋而呈剪式肢位的患者，也用于髋关节损伤的患者。能控制髋关节内收和外展的运动幅度，但可自由伸展、屈曲髋关节。在做好髂腰部与大腿部的塑形后，在两者之间安装好铰链，通过尼龙搭扣或塑料扣固定（图 6-14）。

3. 先天性髋关节脱位矫形器　是一种治疗先天性小儿髋关节脱位的矫形器，它有左右两个大腿箍、球形关节，一个横杆及背带组成，大腿箍可将双侧髋关节保持在屈曲外展位，外展的角度可通过调节横杆的长度来控制，以此来帮助位于髋臼中的股骨头处于正确位置，并允许髋关节做适度的运动（图 6-15）。

图 6-14　铰链式髋关节脱位矫形器

4. 膝关节固定矫形器　膝关节固定矫形器属于静止式矫形器，适用于稳定膝关节、膝关节制动、矫正膝关节畸形。使膝关节中立位微屈，矫形器的长度是大腿中段至小腿中段距离的长度，视情况可延长，该膝关节多为管形矫形器，也可以剪开黏合处，修剪成"U"形矫形器，便于穿脱或训练（图 6-16）。

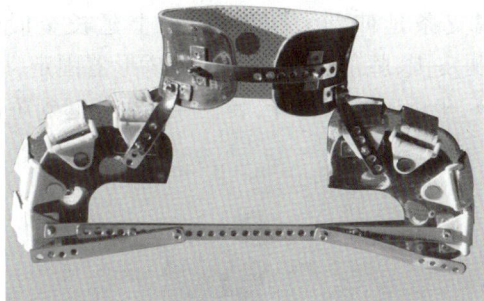

图 6-15　先天性髋关节脱位矫形器

5. 铰链式膝关节矫形器　铰链式膝关节矫形器由大、小腿后托及膝关节铰链、双侧的支条组成(图 6-17)，长度根据治疗需要决定。膝关节铰链主要分为锁定关节或活动关节，是矫形器的核心部件，直接影响矫形器功能。铰链锁住后用于稳定、支撑膝关节或限制膝关节的活动范围，打开后用于行走训练和限制膝关节伸展、屈曲活动范围，以保护受损关节。

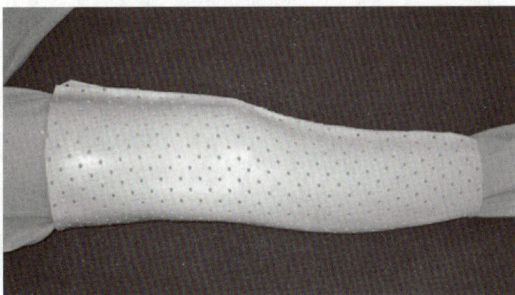

图 6-16　膝关节固定矫形器

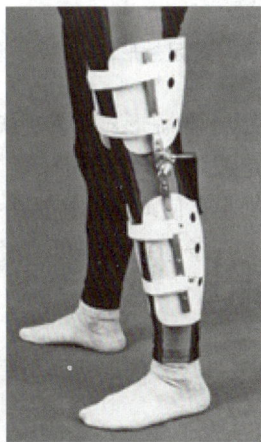

图 6-17　铰链式膝关节
矫形器

6. 踝足矫形器　踝足矫形器适用于需置踝关节于功能位的患者，也用于小儿的踝关节内翻、外翻，足下垂的矫正。用以预防或矫正关节挛缩，限制关节活动范围，减免负荷，纠正异常步态。主要采用聚丙烯材料在石膏阳模上塑形制成，其成品强度高、韧性好，通常可穿入鞋内使用。分为后片式踝关节固定矫形器或前片式踝关节矫形器或管形矫形器(图 6-18)。

7. 铰链式踝足矫形器　铰链式踝足矫形器适用踝关节运动训练的保护与支撑。是在后片式踝关节固定矫形器的基础上，在踝关节处安装了塑料或金属踝关节，使踝关节具有背伸、屈曲的功能(图 6-19)。

8. 膝踝足矫形器　膝踝足矫形器适用于膝关节变形、关节不稳、肌肉无力，如小儿麻痹后遗症、膝内翻和膝外翻、股四头肌肌力低下、膝关节不稳定、膝关节伸肌不全性麻痹等。除具备踝足矫形器的功能外，还能稳定膝关节、预防和矫正膝部畸形，固定范围为自大腿上段到足底,其结构为在踝足矫形器的基础上增加膝关节铰链和铰链锁,并将矫形器的金属支条延伸到大腿部分,向上延长至股骨大粗隆下方 2.5 ~ 5.0cm,并通过增加大腿皮围、膝部关节和护膝将矫形器固定,即成为膝踝足矫形器。步行时可以锁住膝关节,坐下时可以打开,装上膝垫后能起到矫正作用(图 6-20)。

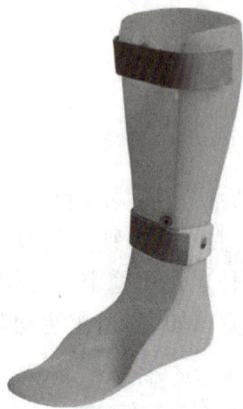

图 6-18　踝足矫形器　　　图 6-19　铰链式踝关节矫形器　　图 6-20　膝踝足矫形器

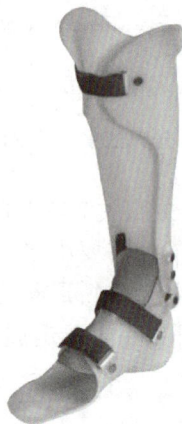

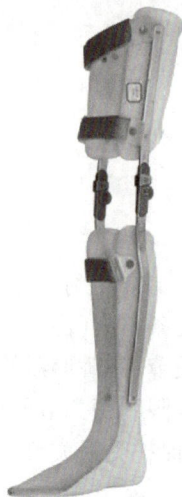

9. 踇外翻矫形器　利用矫形器前部与后部的杠杆作用使踇趾置外展位,经持续牵引控制或矫正踇外翻畸形。矫形器长度为足长的 1/2,在距边缘 5cm 处开一小孔,踇趾穿过小孔使踇趾保持在外展位,在第一趾骨头内侧骨突上垫一块免压垫,在足中间处安上一条固定带即可。轻度的踇外翻通常采取保守的治疗方法,治疗无效者需要手术治疗(图 6-21)。

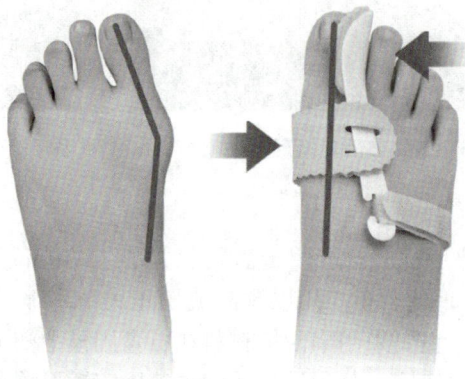

图 6-21　踇外翻矫形器

（三）常用的躯干矫形器

躯干矫形器主要用于固定和保护脊柱,矫正脊柱的异常力学关系,减轻躯干的局部疼痛,保护病变部位免受进一步的损伤,支持麻痹的肌肉,预防、矫正畸形,通过对躯干的支持、运动限制和对脊柱对线的再调整达到矫治脊柱疾患的目的。

1. 颈椎矫形器

（1）围领：又称颈托,适用于颈椎病、颈部疼痛、颈椎骨折、颈椎脱位及颈椎术后患者。颈托分为带有颌托的（图 6-22）或不带颌托的。有颌托的矫形器接触面较大,上缘支撑颌下及枕部,下缘包覆到胸廓的上部,不仅限制头颈部的屈、伸活动,而且还限制头颈部的旋转运动。无颌托的矫形器接触面相对减小,能限制头颈部的屈、伸活动,也可以做头颈部的旋转运动。围领的高度根据患者的颈长同时有适当的牵引作用。

（2）金属颈椎矫形器：适用于颈椎病、颈椎间盘突出症、颈部烧伤、肌性斜颈等。此类矫形器是在头的前、后方安装数根金属条,矫形器的力作用在颌下和枕骨下,以限制头部和颈部的屈伸,限制颈椎旋转与侧屈运动,减免负荷及颈部牵引,减少脊神经根压迫症状,保持颈部的良好对线,稳定骨关节。下颌支撑与胸骨板之间的距离和枕骨支撑与胸板之间距离可调整,故能将头部调整到要求的位置,并且能减轻颈椎上的头部部分重量。为达到颈椎理想的对线和牵引要求,每个患者穿戴后均要为其认真地调节支条的长度。

2. 胸腰骶矫形器　胸腰骶矫形器适用于腰椎间盘突出症、脊椎分离滑脱、胸腰椎压缩性骨折、脊柱结核、脊柱炎等。可使胸椎处于伸展位,对胸腰椎或腰椎上部的躯干伸展运动加以限制,其结构分为前、后两片,通过固定带的连接形成与躯体相吻合的箍,下端固定于骨盆并延至髂前上棘的外侧,上端置于腋窝下方。此矫形器不但能对脊柱的屈曲、伸展进行限制,而且还有稳定脊柱的作用（图 6-23）。

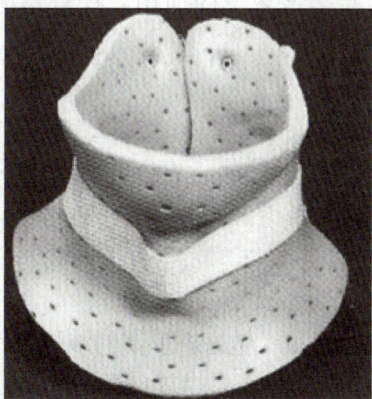

图 6-22　带颌托围领

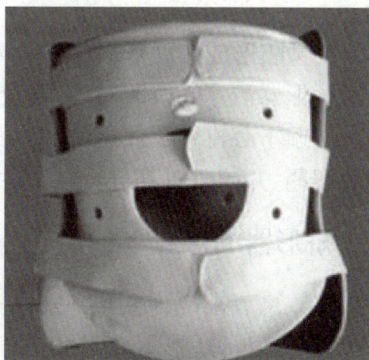

图 6-23　胸腰骶矫形器

3. 腰骶矫形器　腰骶矫形器适用于腰腿痛、腰肌劳损、腰部椎间关节病、腰部椎间盘突出等。可限制腰椎的伸展、屈曲、侧屈及回旋;提高腹腔内压,从而减轻脊柱及其周围肌肉的承重负担,限制脊柱运动,稳定病变关节,消除疼痛。外形及制作方法与胸腰骶矫形器相似。

第三节　矫形器的使用

矫形器正式使用前,要进行试穿,了解矫形器是否达到处方要求,舒适性及对线是否正确,动力装置是否可靠,并进行相应的调整。然后,教会患者如何穿脱矫形器,如何穿上矫形器进行一些功能活动。训练后,再检查矫形器的装配是否符合生物力学原理,是否达到预期的目的和效果,了解患者使用矫形器后的感觉和反应,这一过程称为终检。终检合格后方可交付患者正式使用。

一、使用训练

(一) 预防失用性肌萎缩与肌无力的训练方法

为防止制动引发的失用性肌萎缩与肌无力,应在矫形器固定的状态下进行肌肉主动的静力性收缩和放松;在保持关节及肢体稳定的基础上进行肌肉牵伸训练,每日 1~2 次,每次牵伸肌肉 5~10 次等。

(二) 预防关节挛缩的训练方法

为预防关节固定造成的挛缩,治疗师应在患者穿戴矫形器期间每天帮助其做 2~3 次被动运动,并达到关节最大的活动度。

(三) 预防肌痉挛加重的训练方法

在穿戴矫形器前应先采用轻柔、缓慢的牵伸手法使患者高张力的肌肉放松,然后再穿戴矫形器并持续牵伸 2 小时以上,以放松肌张力过高的肌肉。

(四) 预防压疮的发生

应定期松解矫形器以减少对皮肤表面的压力作用;治疗师及护理人员要经常检查受压区的状况,一旦出现血液循环障碍或皮肤发白等早期损害征象,应立刻调整或修改矫形器;避免矫形器对骨突起或关节部位的压迫及摩擦,如果治疗需要确实要在骨突起或关节部位施压,应在皮肤与矫形器之间使用软性衬垫以缓解其压力。

(五) 预防形成心理依赖性

经过矫形器治疗一段时间后,需及时进行治疗评价,以便决定是否继续采用矫形器治疗。对于不必再继续使用矫形器而又对矫形器存在依赖心理的患者,治疗师应耐心向患者解释,并同时对其进行试验性训练以消除其顾虑。

二、矫形器的保养

对大多数患者来说,使用矫形器是一个较长的过程。做好矫形器的维护与保养是保证治疗、充分发挥矫形器作用、延长矫形器使用寿命的重要措施。患者在治疗的过程中,应做到:

1. 按操作要求正确穿戴,以免损坏。
2. 定期清洗,保持干燥,防潮防锈。
3. 清洗时不用高浓度洗涤剂,远离化学物品。
4. 在金属关节部位经常涂抹润滑油,保持关节灵活度。
5. 避免矫形器接触到锐器,以免损伤。
6. 远离热源,严禁烘烤,以免变形,尤其是用低温热塑材料做成的矫形器。
7. 暂不使用时,将矫形器妥善放置,避免挤压变形。
8. 若有松动、破损、变形等出现,应及时送交配制部门处理。

案例分析

患者王某,女,45 岁,文员。2018 年 9 月 1 日上午,突发言语不清,右半身活动不灵。家人立即拨打 120,送往附近医院救治。头颅 MRI 检查提示:左侧基底节高密度灶。血压 180/110mmHg,诊为脑出血。1 个月后转至我院行康复治疗。

作业治疗师在评定中发现:患侧上肢及手屈肌肌张力增高,尤其是因为胸大肌紧张所致的肩内收内旋使穿脱患侧衣袖困难;自我照顾活动中个人卫生、进食均使用左手操作完成,但时间明显延长且有洒落,穿脱套头衫需要中等量帮助但穿脱裤子完全依赖,其余自理活动完全依赖家属完成;患者常主诉手掌麻木,细查发现整个手部轻触觉及针刺觉均减退。

根据这个病案:

1. 请根据作业治疗师的评定,为患者选择合适的矫形器。
2. 请写出该矫形器的制作步骤和过程。

案例分析答案

（韩 平）

复习思考题

1. 什么是矫形器? 矫形器的功能有哪些?
2. 低温热塑板矫形器的制作包括哪些步骤?
3. 使用矫形器时需要做哪些方面的训练?

扫一扫
测一测

第七章

环 境 改 造

学习要点

　　无障碍环境的概念;无障碍环境的标准和要求;环境改造的目的;环境改造的基本流程;环境改造应遵循的原则和具体要求。

　　2001 年 WHO 发布的《International classification of functioning disability and health》(ICF)(中文版《国际功能、残疾与健康分类》)指出残疾人所遇到的活动受限和参与限制是由于残疾人的损伤(功能、结构)和环境障碍交互作用的结果;对于残疾人的某些损伤,通过医疗康复后能有所改善,而有些损伤却是无法改变的。因此,为了让残疾人更好地融入现代社会,我们需通过改变或改造环境,以根本解决残疾人的困难。

第一节　概　　述

一、环境

(一)概念

　　环境(environment)是指围绕着人类的生存空间,人类赖以生存和发展的外部条件的综合体,可以直接、间接影响人类生存和发展的各种自然因素和社会因素的总体。ICF 将环境因素定义为"构成个体生活背景的外部或外在世界的所有方面,并对个体的功能发生影响"。在所有主要作业治疗理论中,包括 PEO、MOHO、河川理论等,"环境"都在作业治疗的关注范围内,是作业治疗的重要手段。在重建生活为本的作业治疗理念中,环境调适是作业治疗三大核心手段之一,一方面通过调适治疗环境,以达更高疗效;另一方面通过改造患者在医院及回归家庭、社会后的生活环境,以促进安全成功有效的生活。

　　环境会影响人们在完成作业活动时的行为和完成作业活动过程中的表现,可以从两个方面来理解环境对人们在完成作业活动过程中的影响。一是环境阻碍,是指某一环境对个体的能力要求高于个体本身所具备的能力,从而造成人与环境之间的失衡,进而产生的不利于个体生存及表现的影响。这些影响个体表现的因素即是环境中的障碍。二是环境支持,是指那些能够改善并解决个体在环境中遇到的问题的环境因素,或是可以提高个体作业活动表现的环境因素。

环境包含多个因素,影响着人的作业选择及表现。物理性因素、人际社交因素及活动等因素可以影响患者的安全及独立,也可促进患者的作业表现。正确利用环境支持在一定程度上可以提升个体的能力及作业表现。

(二)分类

ICF 中将环境分为物理环境(人造环境、自然环境、设备、技术)、社会环境(社会支持和社会态度)、文化、制度和经济环境等方面。并从用品和技术、自然环境和对环境的人为改变、支持和相互联系、态度、服务体制和政策等方面进行分别限定从干预角度可将环境分为物理环境、人际环境及作业环境等。

1. 物理环境 包括光线、空间、间隔、墙壁、地板、家具、陈设、工具、材料及各者的表现、促进训练活动的成功。此外,生活辅助工具及康复科技的应用也是构成物理环境的重要部分。如运用得宜,会大大改善患者生活质量,具体见辅助器具应用的有关内容。

2. 人际环境 除物理环境外,人际环境也可影响及促进人的行为表现,是环境中的重要部分生活环境中的人,包括身份、人数、角色,人际关系的性质、亲疏,人际互动方式、态度,不同人物对患者的期望与要求,都会影响患者的作业选择及表现,影响治疗的动力及效果。

3. 作业活动环境 作业活动环境指特定环境中可选择的活动。环境的预设功能,物理因素,装潢陈设会界定当中的活动,在厨房做饭,在客厅吃饭,在广场运动,在教室上课等,都反映不同生活环境中该有的活动,引导及限制了人活动的选择与开展。

活动场所的物理性因素,人际关系因素及作业活动因素结合,可产生不同的环境氛围及规则,形成对人类作业活动的行为准则及要求。分析及合成各种环境因素,可以为患者设计有利的训练环境,促进疗效,又可为患者建立适合生活及人际环境,有利成功,安全和独立生活的重建。

二、无障碍环境

20 世纪初,建筑学界产生了一种新的建筑设计方法——无障碍设计(barrier free design)。无障碍环境(accessibility)遵循"以人为本"的思想,旨在运用现代技术建设和改造环境,为残疾人、老年人等提供行动方便和安全的空间,创造一个"平等、参与、共享"的环境。无障碍设计的理想目标是"无障碍"。所谓无障碍,从建设部门来看,多指无障碍设施;从整个社会来说,多指无障碍环境。

(一)概念

1. 无障碍设施 是指保障残疾人、老年人、孕妇、儿童等社会成员通行安全和使用便利,在道路、公共建筑、居住建筑和居住区等建设工程中配套建设的服务设施。包括无障碍通道(路)、电(楼)梯、平台、房间、洗手间(厕所)、席位、盲文标志和音响提示以及通讯、信息交流等其他相关生活的设施。

无障碍设施建设是现代城市建设的重要组成部分,是体现"以人为本"的生活理念和社会进步的标志,也是让残疾人走出家门,融入社会,平等参与,提高生活质量的一项重要措施。目的是消除环境对功能障碍者造成的各种障碍,为其创造一个无障碍的环境。

2. 无障碍环境　无障碍环境是指能够进去、可以接近、可以获得、易到达的环境，是为实现残疾人平等参与社会活动，使残疾人在任何环境下进行任何活动均无障碍。

（1）物质环境无障碍要求：城市道路、公共建筑物和居住区的规划、设计、建设应方便残疾人通行和使用，如城市道路应满足坐轮椅者、拄拐杖者通行和方便视力残疾者通行，建筑物应考虑在出入口、地面、电梯、扶手、厕所、房间、柜台等处设置残疾人可使用的相应设施。

（2）信息和交流无障碍要求：公共传媒应使听力言语和视力残疾者能够无障碍地获得信息、进行交流，如影视作品、电视节目的字幕和解说，电视手语，盲人有声读物等。

广义的无障碍环境还应包括人们对无障碍的思想认识和意识等无障碍。

关爱弱势人群，构筑无障碍城市，已成为城市现代化及构建平等友爱、相互尊重的社会环境的重要组成部分，它从一个侧面反映出一个国家或一个城市的社会文明程度和水平。一个坡道，既可使残疾人走出家门，又方便其他公民；影视字幕，既可使聋人走出无声世界，又利于社会信息传递。总之，无障碍环境，是残障人士、老人、妇幼、伤病等相对弱势人群走出家门、参与社会生活的基本条件，也是方便老年人、妇女、儿童和其他社会成员生活的重要措施，同时它也直接影响着我国的城市形象与国际形象。加强无障碍环境建设，是物质文明和精神文明的集中体现，是社会进步的重要标志，对提高人的素质，培养全民公共道德意识，推动和谐社会的精神文明建设等都具有重要的社会意义。

（二）无障碍设施的标准和要求

1. 家居无障碍环境的标准和要求　家居环境无障碍的基本要求包括以下方面，具体内容可参考国家住房和城乡建设部，国家质量监督检验检疫总局 2012 年颁布的《无障碍设计规范》（GB50763-2012）。

知识链接

无障碍设施有关术语

（1）盲道：在人行道上铺设一种固定形态的地面砖，使视残者产生不同的脚感，诱导视残者向前行走和辨别方向以及到达目的地的通道。

（2）无障碍电梯：适合乘轮椅者、视残者或担架床可进入和使用的电梯。

（3）无障碍入口：不设台阶的建筑入口。

（4）无障碍厕位：公共厕所内设置的、乘轮椅残疾人可进入和使用的带坐便器及安全抓杆的隔离厕所。

（5）轮椅席位：在观众厅、报告厅和阅览室及教室等，作为乘轮椅者提供观赏、听讲和阅读的位置。

（1）通道

1）门：供功能障碍者通行的门最好使用自动门或趟门，门锁的高度和开启的力度要符合使用者的能力水平。门口不应该有门槛，门扇开启后门口的净宽不得小于 0.80m。

2）通道：有易进出的通道。如平坦的路面，没有或少台阶，合适的扶手等。通道中无障碍物光线充足,照明良好。

3)斜坡:如室内需要装斜坡,其长度与高度之比不应小于 12∶1,表面防滑处理,且两侧安装扶手。

(2)电梯与楼梯

1)电梯的深度和宽度至少为 1.5m,门宽不小于 0.80m,电梯迎面应有镜子,以便残疾人观看自己的进出是否已经完成。

2)楼梯至少应有 1.2m 的宽度,每阶高度不应大于 0.16m,深度不小于 0.28m,两侧均应有 0.65~0.85m 高的扶手,梯面需进行防滑处理。

(3)走廊

1)供轮椅出入的走廊应有 1.2m 的宽度,单拐步行时通道所需宽度应为 0.70~0.90m,双拐步行时需 0.90~1.20m。

2)顺利通过一辆轮椅和一个行人的走廊至少需宽 1.4m,轮椅旋转 90°所需空间至少为 1.35m×1.35m;以车轮为中心旋转 180°时需要 1.7m×1.7m 的空间;偏瘫患者用轮椅和电动轮椅旋转 360°时需有 2.1m×2.1m 的空间,旋转 90°需 1.5m×1.8m 的空间。

(4)卫生间

1)门:门口与坐便器之间的距离不小于 1.2m。卫生间功能障碍者使用的卫生间门应该是向外开,以保证室内有足够的空间,卫生间应有 1.10m×0.80m 以上轮椅回旋面积。更重要的是,一旦功能障碍者发生意外,外面的人容易打开门施救,而不至于因轮椅或辅助器具挡在门前,在外无法开启。

2)便池:卫生间采用坐便器,门口与坐便器之间的距离不小于 1.2m。卫生间内安排在靠近浴位处应留有轮椅回转空间,卫生间内的轮椅使用面积不应小于 1.20m×0.80m,坐便器的高度应坐便器与轮椅同高(0.40~0.48m)为宜,坐便器的一侧或者两侧应该安装安全扶手,扶手水平高度应为 0.7m、垂直高度应为 1.40m、直径为 30~40mm。在浴盆的一端,应设宽 0.30m 的洗浴坐台。

扶手可采用固定式的,也可以是可移动的,移开一侧以便轮椅靠近。厕所转移用扶手呈水平位,高度距地面 0.84~0.91m,后壁扶手长度为 0.61~0.91m,侧壁扶手为 1.06m(图 7-1)。

3)洗手盆:洗手盆底最低处不应低于 0.69m,以保证使用轮椅者的大腿部可进入池底,便于接近水池洗手和脸。池深 0.10m 左右即可,水龙头尽量采用长手柄式,以便操作;排水口应位于患者容易够到处;镜子中心应在离地 1.05~1.15m 高处,以便乘轮椅患者应用。

杂物架、毛巾架和水龙头高度为 0.90~1.20m。盆浴间门扇向外开启,浴盆一端设深度不小于 0.40m 的洗浴坐台,一侧应设洗面盆,洗脸盆的高度低于 0.75m。浴盆内侧应设高 0.60m 和 0.90m 的两层水平抓杆,水平抓杆长度应大于或等于 0.80m。侧壁上安装扶手,扶手呈水平位,高度距浴盆底 0.61m。也可以使用浴盆椅,椅面宽大,椅腿橡胶负压吸盘固定,有靠背,椅面较长,有利于患者在浴盆内外转移。

(5)室内

1)轮椅进入的房间至少要有 1.5m×1.5m 的空间供轮椅转动,厨房桌面或餐桌的高度在可供轮椅进入的前提下不能高于 0.80m。

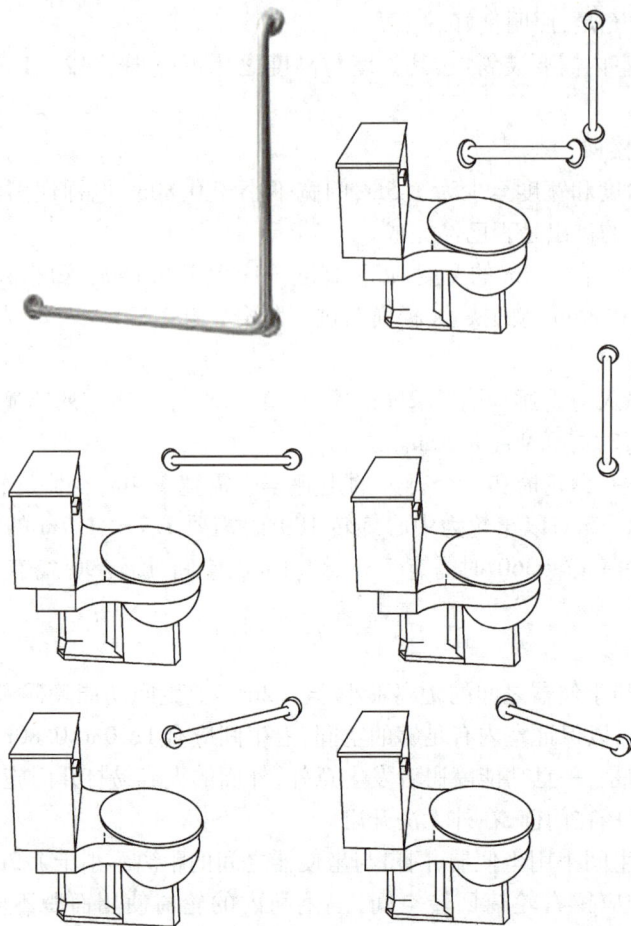

图 7-1 卫生间扶手

2）通过一辆轮椅的走道净宽度不宜小于 1.20m,床应固定不动,床前至少要有 1.5m×1.5m 的空间供轮椅转动。

3）床的高度应与轮椅的座位高度接近。非轮椅使用者,床的高度应以患者坐在床边,髋、膝关节保持约 90°时,双脚可以平放在地面,床垫宜坚固,舒适,可在床边设置台灯、电话以及必要的药品。

4）电源插座、开关、电话应安装在方便安全的位置,电源插座不应低于 0.50m,开关高度不应高于 1.20m。

5）室内外的照明条件要好,室内温度最好可以调节,对于体温调节障碍的患者,如脊髓损伤患者或烧伤患者,室温的调节十分重要。

6）卧室的门宜为滑动门或折叠门的门以及手柄式的门,门扇开启净宽度不少于 0.80m。

7）床靠墙或墙角,床脚底部采用负压吸盘使之固定,床前有充足的空间供患者转移。床的高度应有利于患者进行转移,可用木板或床垫增高,床边应放置一张床头柜,便于摆设床头灯、电话、药品或呼叫铃,床上安装手触式开关。

8）衣柜内挂衣横杆的高度距地面 1.32m,壁柜挂钩距地面高度为 1.00~1.40m 之间,其深度不超过 0.60m。为方便坐轮椅患者取挂衣物,衣柜内的横搁板距地面高度不能高于 1.14m。

(6)厨房

1)操作台板的高度应适合轮椅使用者的需要,高度宜为 0.75~0.80m,从地面到膝部的间隙为 0.70~0.76m,台板的深度至少应有 0.60m。

2)台面应有利于将重物从一个地方移到另一个地方。桌子应能使轮椅使用者双膝放到桌下,其高度最好可以调节。如有必要,可配备一个带有脚轮的推车,以方便转移物品。

3)橱柜柜底高度应小于 1.20m,深度应不超过 0.25m。

4)操作台下方、水池下方及炉灶下方均应留有放入双膝和小腿的空间,净宽度不少于 0.60m,高度不少于 0.60m,深度不少于 0.25m。

5)用的工具、器皿或食品放置在易拿取的位置,橱柜内储物架采用拉筐式或轨道式便于拿取。

6)燃气灶及热水器方便轮椅靠近,阀门及观察孔的高度不超过 1.10m,应设排烟及拉线式机械排油烟装置,炉灶应设安全防火,自动灭火及燃气报警装置,热水管给予屏蔽以免发生烫伤。

(7)地面

1)室内的地面应平整,地面宜选用不滑及不易松动的材料。

2)地板不应打蜡和放置地毯,要保证患者能够从一个房间进入另一个房间的通道没有阻碍畅通,所有的物件要保证安全。

3)门手柄最好为向外延伸的按压式手柄以利开关,最好不使用旋转手柄。

4)供视力残疾者使用的出入口、地面,宜铺设有触感提示的地面块材或涂刷色彩艳丽的提示地面图标。

2. 社区环境无障碍的标准和要求

(1)缘石坡道:缘石坡道是指位于人行道口或人行横道两端,为了避免人行道路带来的通行障碍,方便行人进入人行道的一种坡道。其要求如下:

1)缘石坡道应平整防滑。

2)缘石坡道的入口与车行道间尽量不要有高度差,如有,高出车行道的地面不应大于 10mm。

3)缘石坡道的坡度应符合以下规定:全宽式单面坡缘石坡道的坡度不应大于1:20;三面坡坡道正面及侧面的坡度不应大于 1:12;其他形式的缘石坡道的坡度不应大于 1:12。

4)缘石坡道的宽度应符合以下规定:全宽式单面坡缘石坡道的宽度不应与人行道宽度相同;二面坡坡道正面坡道宽度不应小于 1.20m;其他形式的缘石坡道的坡口宽度不应小于 1.50m。

(2)盲道:盲道是指在人行道上或其他场所铺设的一种固定形态的地面砖,使视觉障碍者产生盲杖触觉及脚感,引导视觉障碍者向前行走和辨别方向以达到目的的通道。盲道应符合以下要求:

1)盲道铺设应连续,避开树木、电线杆等障碍,其他设施不应占用盲道。

2)颜色宜与相邻道路地面形成对比,宜采用黄色。

3)盲道应进行防滑处理。

4）盲道的纹路应凸出路面 4mm 高。

5）盲道的尺寸应符合无障碍规定。

（3）无障碍出入口

1）公共建筑应设无障碍出入口,设置电梯的居住建筑应至少设置 1 处无障碍出入口,通过无障碍通道直达电梯厅;未设置电梯的居住建筑当设置无障碍住房时应设置无障碍出入口。

2）无障碍出入口地面应平整、光滑,上方应设雨棚。

3）建筑物无障碍出入口的门厅、过厅如设两道门,门扇同时开启时两门间距不应小于 1.50m。

4）除平坡出入口外,在门完全开启的状态下,建筑物无障碍出入口的平台的净深度不应小于 1.50m。

5）平坡出入口的地面坡度不应大于 1：20,场地条件比较好时,应不宜大于1：30。

（4）轮椅坡道

1）轮椅坡道应平整、防滑、无反光,临空侧应设安全阻挡措施。

2）轮椅坡道的净宽度不应小于 1.00m,无障碍出入口的轮椅坡道净宽度不应小于 1.20m。

3）轮椅坡道的起点、终点和中间休息平台的水平长度不应小于 1.50m。

4）轮椅坡道的高度超过 0.30m 且坡度基石大于 1：20 时,应在两侧设置扶手。

（5）无障碍通道、门

1）室内通道宽度不应小于 1.20m,室外通道宽度不应小于 1.50m,人流较多或较集中的大型公共建筑的室内走道宽度不应小于 1.80m。

2）无障碍通道应连续,地面应平坦,防滑,无反光,不宜采用厚地毯。

3）无障碍通道的门应该符合以下要求:最好使用敞门或自动门,不宜用弹簧门或旋转门,门锁的高度和开启的力度要符合患者的能力水平;不宜采用玻璃门,玻璃门应有醒目的提示标志,不应有门槛,门扇应便于开关。

4）自动门开启后通行净宽度不应小于 1.00m,其他门口净宽度尽量不小于 0.90m。

（6）无障碍楼梯、台阶

1）无障碍楼梯宜采用直线形楼梯,两侧均应设扶手,路面应平整防滑或设防滑条。

2）公共建筑楼梯的踏步宽度不应小于 0.28m,踏步高度不应大于 0.16m。

3）公共建筑室内外台阶的踏步宽度不应小于 0.30m,踏步高度应在 0.10~0.15m 之间。

4）三级及三级以上台阶需在两侧设扶手,上下两端的第一阶台阶应与其他台阶颜色或材质上有明显区别,以便提醒使用者注意,台阶的踏步应防滑。

（7）无障碍电梯:公共建筑内设有电梯时至少设置 1 部无障碍电梯;设置电梯的居住建筑每居住单元至少应设置 1 部能直达入户层的无障碍电梯。

1）候梯厅深度不小于 1.50m,电梯门洞宽不应小于 0.90m。

2）电梯外呼叫按钮和电梯内按钮的高度在 0.90~1.10m 之间。

3) 电梯最小规格为深度不小于 1.40m,宽度不小于 1.10m。

4) 电梯:电梯门宽不应小于 0.80m,除了电梯门,其余三面应设 0.85~0.90m 高度的扶手。

5) 电梯内应有层面显示装置和语言提示装置。

(8) 轮椅席位

1) 轮椅席位应设在便于到达疏散口及通道的附近,不得设在公共通道范围内;旁边应设 1:1 的陪护席位。

2) 每个轮椅席位面积不应小于 1.10m×0.80m。

3) 通往轮椅席位的通道宽度不应小于 1.20m。

4) 轮椅席位地面应平整、防滑,边缘处安装栏杆或挡板。

(9) 无障碍停车位

1) 公共建筑总停车数在 100 辆以下时应设置不少于 1 个居住区停车场和车库的总停车位无障碍机动车停车位,100 辆以上时应设置不少于 1% 的无障碍机动车停车位;居住区停车场和车库的总停车位无障碍机动车停车位应设置不少于 0.5% 的无障碍机动车停车位;若设多个停车场和车库,每处应设不少于 1 个无障碍机动车停车位。

2) 无障碍机动车停车位应设在通行方便、行走距离路线最短的位置。

3) 无障碍机动车停车位的地面应涂有停车线、轮椅通道线和无障碍标志。

4) 无障碍机动车停车位的一侧应设宽度不小于 1.20m 的通道,轮椅使用者可直接进出人行道和无障碍出入口。

(10) 无障碍标志:常用的无障碍标志见图 7-2。

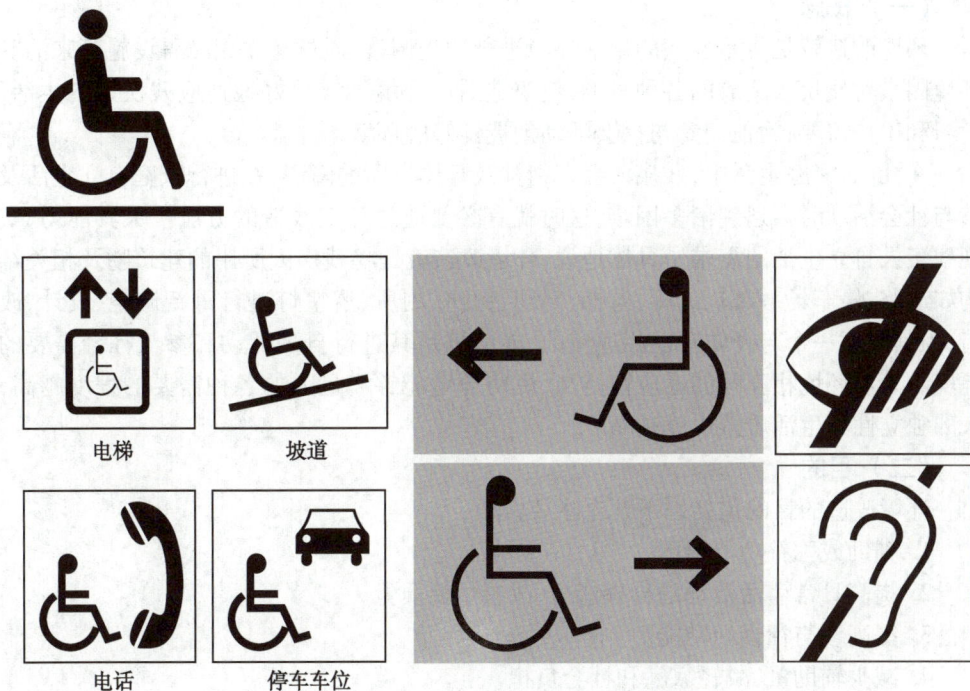

图 7-2　常用的无障碍标志

3. 工作环境无障碍的标准和要求

(1)建筑环境:工作场所建筑环境应符合无障碍环境要求,包括出入口、通道、台阶、斜坡、楼梯电梯,停车场等均应符合无障碍环境要求。

(2)办公室

1)办公室符合无障碍要求,门口净宽不小于 0.80m,无门槛台阶等障碍,室内外不应有高度差;地面平整、防滑、无障碍物。

2)办公桌(台)高度合理,一般为 0.75~0.76m,宽度不小于 0.60m,办公桌(台)下有足够空间,可伸展双脚及允许轮椅部分进入办公桌下方;办公桌上物品摆放合理,以最大限度减少身体扭转活动。办公椅应符合人体工效学要求。

(3)车间、工作间

1)车间通风采光良好,噪音应控制在安全范围,物品摆放合理,地面平整、防滑、无障碍物。

2)工作台(操作台)工作台高度合理,一般坐位工作台高度 0.75m,坐位时台面高度与肘部高度一致,台下留有轮椅前部进入空间;站立工作台高度一般为 0.80~0.85m,工作台面应有足够的空间。

3)工作椅应牢固、安全,带轮子的工作椅需稳定性好,转动顺畅,椅子应符合人体工效学要求,高度可调节。

4)工作设备摆放合理,有操作风险的设备设立明确标志。

(4)厕所:工作场所应设无障碍厕所,以满足肢体功能障碍者的需要。

三、环境改造

(一)概念

环境改造就是将残疾人的生活环境进行适当调整,通过建立无障碍设施等来消除环境因素对残疾人造成的各种影响,使改造后的环境能够更好地适应残疾人的生活、学习和工作需要,为他们参与社会活动创造良好的环境条件。

在社区、家庭生活中,残疾人会因精神或身体方面的障碍,在进行家庭自立生活及参与社会活动时会遇到诸多困难,这时就有必要通过环境改造的方法扩大其能力,实现残疾人自立生活的需求。具体地说,环境改造就是将残疾人所用的建筑物及相关结构如道路、停车场、入口、走廊、电梯、房间、厨房、厕所、浴室灯进行重新调整、设计、改造,为其改建一个与身体功能相适应的、能够满足其进行自理活动和参与社会需要的环境。人与环境相互间的适应性越高,说明环境能够满足人的各种需要的程度越高,人的独立性和生活质量也就越高。

(二)目的

环境改造的目的包括以下几个主要方面:

1. 辅助或弥补功能障碍。

2. 提高日常生活活动的自理能力,改善生活质量。

3. 提高参与社会活动能力。

4. 减少辅助量,减轻家庭和社会负担。

5. 预防损伤,防止危险发生。

6. 改善心理状况,提高自信心。

7. 减少经济支出,节约资源。

8. 降低能力消耗。

(三) 分类

环境改造可分为辅助器具的使用、环境物理结构的改造、物件的改造和作业活动的调整四个类型。

1. 辅助器具的使用　辅助器具主要是为患者的自理提供一个有效和重要的帮助,以减少患者对他人帮助的需要和依赖。辅助器具是物理环境中的人工物件的一种,因此,辅助器具的使用也是环境改造的一部分。要决定患者是否需要辅助器具,一部分要取决于治疗师对患者情况的综合考虑。据估计,临床上,约有 50% ~ 85% 的患者需要持续地使用辅助器具。

在决定使用什么辅助器具和怎样最有效地教患者使用辅助器具时,有六个步骤可供参考:①选择一个辅助器具;②选择一个活动去练习使用这个辅助器具;③选择最合适的时机去介绍辅助器具;④选择一个预先安排好的场所;⑤教导患者使用辅助器具;⑥鼓励患者使用辅助器具。前面两个步骤是辅助器具的选择和试用,后面四个步骤是选定辅助器具后如何选择合适的时机、地点和方法去教导和鼓励患者使用辅助器具。这里要提一下的是,有一些为预防意外和损伤而设计的辅助器具,如房间里使用的烟雾探测器、一些有安全装置的炉具和电器、夜间照明灯、紧急救助系统的使用等,都可以为患者创造一个更安全的家居环境。

2. 环境物理结构的改造　环境物理结构的改造可以包括非房屋结构的改造和房屋结构的改造。非房屋结构的改造指的是治疗师帮助患者找一些更安全的地方去存放那些可能引起绊倒危险的物品、家具,或重新摆放物件以腾出更多的空间方便日常的生活活动。另一方面就是房屋结构上的改造,如墙壁、地板、过道和楼梯的改造。改造的目的通常是为了增加活动的安全性,如在楼梯上增加斜坡、修补破损的地面、增加门的宽度以便于轮椅的通过、浴室和厕所环境设置的改造等。当然,在考虑环境物理结构的改造时,还要顾及患者及其家属的喜好以及文化背景等因素。否则,环境的改造可能会给患者和家属带来新的问题或造成新的障碍。

3. 物件的改造　物件的改造包括使物件更实用、易于使用或更易于拿取。在考虑物件的实用性时,必须要注意所选择的物件的外观不能太怪异和唐突,但同时又要有效地弥补环境的缺陷与不足。如一些残疾人不太乐意使用一些外形庞大的轮椅升降机,他们甚至称之为"怪兽机",他们更乐意去使用电梯。另一方面,物件的使用要配合患者的感觉运动能力和认知功能水平,如在楼梯上加装高度适合的扶手,可以弥补患者肌力和关节活动度的不足。对于有认知障碍的患者,可以在扶手上加一些简单的指引或图片,以便于患者理解扶手的使用。

4. 作业活动的调整　当考虑到作业活动的改造时,治疗师可以从作业活动的下列五个方面去考虑:

(1)调整作业活动的复杂程度:作业活动的复杂程度与活动所需的技巧水平以及活动的程序有关,治疗师可以对这两个方面进行调节以适合患者的功能状况。

(2)调整活动的时间界限:包括调整活动所需的时间和时间上的安排,使得活动简单化或复杂化。如为活动编排好流程,事先设定好活动的步骤以及所需的时间。

(3)对活动的要求进行调节:如根据患者的活动能力,对活动的数量和质量上的要求进行调整。

（4）对活动的结果或趣味性进行调节：如有些活动要强调其结果，有些活动则侧重于强调其过程的有趣程度。

（5）调整活动的社会属性：也就是说，治疗师对活动的合作性和竞争程度进行调整，活动可以是单独也可以是合作的形式进行。

四、国内外环境改造的历史与现状

（一）国外发展史

国际上对无障碍的研究可以追溯到 20 世纪 30 年代初，当时在瑞典、丹麦等国家就建有专供残疾人使用的设施。美国国家标准协会 1961 年制定了世界上第一个《无障碍标准》；美国国会 1968 年通过了建筑无障碍条例，提出了在公共建筑、交通设施及住宅中实施无障碍设计的要求，并规定所有联邦政府投资的项目，必须实施无障碍设计，其无障碍环境建设既有多层次的立法保障，又已进入了科研与教育领域，堪称世界一流水平。继美国之后，英国、加拿大、日本等几十个国家和地区相继制定了有关法规。特别是 2006 年 12 月第 61 届联合国大会通过的《残疾人权利公约》是联合国首部具有法律约束力的全面保护残疾人权益的国际公约，包括 50 个条款，其中第 9 条为无障碍，提出了"为了使残疾人能够独立生活和充分参与生活的各个方面，缔约国应当采取适当措施，确保残疾人在与其他人平等的基础上，无障碍地进出物质环境，使用交通工具，利用信息和通信，包括信息、通信技术和系统，以及享用在城市和农村地区向公众开放或提供的其他设施和服务。这些措施应当包括查明和消除阻碍实现无障碍环境的因素……"这是无障碍环境的国际法规，已对全世界残疾人权益保障事业产生重要影响，当今，无障碍环境建设已经不仅是为残疾人提供方便，也是为老年人、儿童、孕妇、患者、负重人员等其他行动不便人士提供方便。在国际社会中，无障碍环境建设水平代表着一个城市的文明和进步，是城市综合实力的反应。

（二）国内发展史

我国无障碍设施建设自 20 世纪 80 年代起步。1985 年中国残疾人福利基金会、北京市残疾人协会、北京市建筑设计院联合在北京召开了"残疾人与社会环境研究会"，发出了"为残疾人创造便利生活环境"的倡议，在同年 4 月全国人大六届三次会议和政协六届三次会议上，部分人大代表、政协委员提出了"为残疾人需求的特殊设置建设"的提案和建议。1986 年 7 月，建设部、民政部、中国残联共同编制了《方便残疾人使用的城市道路和建筑物设计规范（试行）》，1989 年 4 月 1 日颁布实施。这是我国第一部无障碍设施建设方面的设计标准，标志着我国无障碍设施建设工作拉开序幕，走上正轨。

1990 年 12 月，《残疾人保障法》颁布；1996 年 8 月，《老年人权益保障法》颁布，这两部法律均有明确条文规定建设无障碍设施。自此，我国无障碍设施建设工作有了法律保障，开始走上依法推进的道路。经过十多年的努力，我国许多城市的道路、主要商业街、广场、医院等建筑，不同程度地建设了无障碍设施，城市住宅小区的无障碍设施也开始起步。2001 年 8 月 1 日，国家再次修改发布了《城市道路和建筑物无障碍设计规范》。2002 年国家提出创建全国无障碍设施示范城活动。

2008 年 3 月 28 日，中共中央、国务院《关于促进残疾人事业发展的意见》发布，专门阐述了关于加快无障碍环境建设和改造问题,明确提出了建设目标、任务和要求。文件中有关加快无障碍环境建设和改造的内容中第一次明确提出了交通和信息交流无障碍的概念。这是第一次以中央文件形式提出无障碍环境建设任务。2008年修订的《残疾人保障法》,将原来有关无障碍环境建设的一个条款扩充为一个章节,体现了我国法律对于无障碍环境建设的重视。

2012年6月13日国务院颁布《无障碍环境建设条例》,于同年8月1日起施行。条例与以前的无障碍设计和建设相比,内容更加全面。条例中的无障碍环境建设,是指为便于残疾人等社会成员自主安全地通行道路、出入相关建筑物、搭乘公共交通工具、交流信息、获得社区服务所进行的建设活动。条例明确指出县级以上人民政府负责组织编制无障碍环境建设发展规划并组织实施,而且无障碍环境建设发展规划的编制,必须征求残疾人组织等社会组织的意见,并要求将无障碍环境建设发展规划纳入国民经济和社会发展规划以及城乡规划。考虑到经济发展和社会发展水平的提高,条例中对交通出行无障碍、信息交流无障碍、社区生活无障碍建设的要求非常及时。条例的颁布对促进残疾人在未来更加广泛地参与社会生产和生活具有极其重要的作用。

无障碍设施不等于无障碍环境,无障碍环境建设也不是一个部门、一个组织可以完成的,它是一项系统的综合工程,需要社会的各个部门协调合作才能实现。当前,我国的城市规划和建设正处于建设高峰期,我国是世界上残疾人和老年人占总人口比例最多的国家。因此,加快无障碍环境建设尤为重要和紧迫。近年来,我国无障碍环境建设特别是硬件设施建设有了很大发展,但是与残疾人、老年人的特殊需求还有很大差距,还存在建设不规范、发展不平衡的问题。在涉及无障碍的研究经费投入、科研成果和教育方面严重不足。各地在无障碍队伍建设方面还亟待加强。

第二节　环境改造流程

环境改造是指针对道路和建筑设施方面的无障碍改造,工作过程包括对环境进行评价、制订改造方案并选择有效的方法实施。建立无障碍环境是环境改造的基本要求,包括物质环境、信息和交流的无障碍。物质环境无障碍即城市道路及公共建筑物和居住区的规划、设计、建设应方便残疾人通行和使用,信息和交流的无障碍即公共传媒应使听力言语和视力残疾人能够无障碍地获得信息,进行交流。公共环境的改造属于政府行为,有统一标准,而个人环境的改造,由于每个残疾人的障碍状况各有不同,各自的具体需求也不一样,很难制定统一标准,需要根据具体的情况进行全面的评定,并通过调整、改造与其生活娱乐、学习工作相关的环境,达到残疾人自立生活和减少他人辅助的目的。对于在社区、家庭生活的残疾人而言,首先需要解决的是家庭住宅无障碍改造问题。本节重点介绍家庭住宅改造的主要内容,对于公共环境的改造只简单介绍。

一、环境的评估

患者出院回归家庭后生活能否真正独立、能否参与社会活动,除了身体因素之外,环境也是重要的影响因素。作业治疗师分析患者的作业活动表现时,不仅要分析该患者同疾病障碍的融合程度,还要分析他所参与的与他的角色、生活、工作及休闲娱乐等相关的、变化的作业活动同环境之间的融合程度。像这样对活动表现中的情景进行评估及分析的过程是作业治疗师评定过程中十分关键的步骤。

环境的评估是"以患者为中心"来进行的一种评估方式。这种方式可以让作业治疗师更加明确患者的具体需求是什么，从而根据患者的需求着手进行环境的改造，所以环境评估也被视为指导作业治疗师工作的基础框架和重要模型。因此，在患者计划出院前，治疗师需根据患者的具体情况与要求，对其生活和工作环境进行系统评价。

（一）家居环境的评估

家居环境的评价对于每一个有残疾并期望在一定程度上保持功能独立的人来说十分必要。家居环境的评价通常在开始计划出院进行。评价可以根据问卷调查和与患者及其家属交谈，必要时进行家访，家访时患者及家属应在现场。观察的主要内容包括两大部分，即住宅的外部结构和内部结构，主要考察入口、楼梯、地面、家用电器的安全性、浴室安全性、电源插座的位置、电话及紧急出口等。评价的顺序进行，如住宅内部环境的评价从床边、卧室开始，然后是洗手间等。评价过程中应记录哪些活动不能完成，为什么不能完成。

（二）社区环境的评估

社区环境包括各种社区资源和社区服务。对于期望回归和参与社区生活的残疾者来说，社区环境的评价十分重要。治疗师、患者及家属通过评价了解可以利用的社区服务，为提出改进意见提供依据。在社区环境评价中，残疾者能否利用交通工具以及各种社区服务是两个关注重点。有无适用于不同肢体残疾的交通工具便于出行，如公共汽车有无残疾者进出专用门，汽车上有无升降装置可直接将四肢瘫或高位截瘫患者与轮椅转运入车厢内等。

（三）工作环境的评估

对工作环境进行考察是环境评价的重要组成部分，评价患者工作环境的最有效方法是进行实地考察。实地评价工作环境应包括：①工作分析；②人体工程学分析；③提出和制订减少或消除危险因素、优化和提高功能水平的计划。

（四）环境评估注意事项

1. 治疗师在进行环境评估过程中要确保每次家访时都有人知道该治疗师家访的具体地点和具体时间。

2. 如果环境评估时间有变动一定要及时通知他人，让他人知道作业治疗师的安排。

3. 环境评估过程中保持通讯流畅，提前备好手机备用电池。

4. 环境评估途中注意留意周围的环境。

5. 环境评估过程中要找到并了解出口位置及安全逃生路线。

6. 如果环境评估过程中感觉不安全或是不舒服，尽早离开。

7. 有必要的话可以同其他同事一起进行家访。

二、计划

环境评定后要进行环境改造，而且环境评定时就应考虑到环境改造。只有通过环境改造或创建新的人造环境后，才能使残疾人活动和参与的障碍降至最小，实现无障碍。环境改造的目标是针对患者当前功能与能力水平，为其改建一个与之相适应的、

满足其功能、社会及心理需要的环境。在总体设计上,环境改造应遵循以下原则:

（一）楼梯

1. 楼梯两侧均应有扶手,有照明。

2. 视力差者,可在接近扶手终点处用不同于扶手的材料进行区别或用皮筋等材料栓绑以提示终点将近,也可以将颜色鲜艳的暖色色带贴在每一级楼梯的边缘以提示。

3. 每一级楼梯不应有突出的前缘。

（二）电梯

1. 门宽允许轮椅进出。

2. 电梯内外操作按钮、紧急电话高度适合轮椅使用者。

（三）门

1. 尽量不设门槛,使门内外地面同高,或用斜坡连接过渡。

2. 门开启后宽度应便于轮椅或其他助行器通行。

3. 根据患者的实际情况,选择改变门的开启方向,使用折叠门或减轻门的重量。

4. 门把手选用长柄式,省力、便于开启。

（四）室内布局

1. 室内应留有足够的空间便于轮椅的操作或其他助行器的使用。

2. 通向各房间的走道应通畅。

3. 电源插座、开关、电话应安置方便、安全。

（五）地面

1. 地毯或地板革等应固定于地面上,选择高密度、短绒毛地毯以方便轮椅或其他步行辅助具使用。

2. 避免使用可移动的小块地毯。

3. 对视觉缺陷的患者,应在地面贴上颜色鲜艳的胶带给以引导。

三、实施

无论是公共场所,还是住宅内部,在计划或实施环境改造时,均需考虑要进行改造的环境是长期性使用还是临时性使用,两者改造方案不同。这里介绍一些无障碍环境的具体标准和要求。

（一）家居环境改造

环境改造要符合无障碍设计,包括非房屋结构的改造和房屋结构的改造。

1. 非房屋结构的改造 指的是治疗师帮助患者找一些地方去存放那些可能诱发跌倒危险的物品、家具,或重新摆放物件以腾出更多的空间方便日常的生活活动（ADL）,提高活动的安全性。

2. 房屋结构上的改造 例如:在入口处增加斜坡、修补开裂和不平的地面,增加楼梯的扶手,门的宽度、浴室和厕所环境设置的改造等。改造的目的通常是为了增加活动的安全性和可出入性。当然,在考虑环境物理结构的改造时,一定要顾及患者及其家属的喜好以及文化背景等因素,要考虑费用由谁来承担,结构的改造是临时的还是长期的,患者的病情及其转归等。肢体功能障碍者常见家居环境障碍的改造示例（表7-1）。

表 7-1　肢体功能障碍者常见家居环境障碍的改造

区域	常见障碍	环境改造
门口	门口台阶	去除台阶,改为斜坡,门外留有不少于 1.50m×1.50m 的平台
	门槛	去除门槛或加装斜坡
	门口太窄	1. 适当减少轮椅的宽度 2. 加宽门口
	门外不平整或有斜坡	平整地面,至少有 1.50m×1.50m 平台
厕所	门太窄	适当减少轮椅的宽度或加宽门口
	有台阶或有高度差	1. 去除台阶或高度差 2. 增加小斜坡
	无坐厕	1. 使用坐便椅 2. 加装座厕及扶手
	无法完成转移	加装扶手并进行力量及转移技巧训练
洗澡间	花洒过高	调低高度或使用高度可调的滑动花洒
	地面较滑	使用防滑垫、洗澡椅
室内通道	地面有障碍	去除障碍物,合理摆放家具
	太长,通过有困难	加装扶手
	太窄	1. 如有物品,调整通道两侧物品位置 2. 加宽通道或减小轮椅宽度
	回转空间不足	增加空间或者减小轮椅宽度
卧室	门太窄	适当减小轮椅的宽度或者加宽门口(必要时可以拆除卧室门)
	床边空间不足轮椅转移困难	1. 调整床的位置或者适当减小床的宽度,调整转移方法 2. 更换卧室
	衣柜高度不合适	1. 使用辅助器具,如拾物器 2. 衣柜内加装高度可调的衣架
厨房	门及通道过窄	适当减少轮椅的宽度或加宽门口
	洗手盆无法靠近	洗手盆下留空以使轮椅腿部可以进入
	操作台无法靠近	操作台下留空一个轮椅可以进入部分的位置
	活动空间不足	调整物品摆放位置
		增大空间或减小轮椅的尺寸
	橱柜太高	加装可升降物品托或使用升降橱柜

续表

区域	常见障碍	环境改造
其他	安全隐患	1. 室内光线合理,物品合理摆放
		2. 去除地面障碍,保持地面干净、干燥、整洁、防滑
		3. 必要时卧室、卫生间、洗澡间等处安装紧急呼叫设备

3. 环境调适　家居环境调适除了进行物理环境改造之外还要考虑包括健康教育、能力和技巧的训练、训整活动、应用辅助器具等。

(1)健康教育:患者由于存在肢体功能方面的障碍,而治疗师教会他们或家属用省力、安全的方式进行活动。特别是教会人体工效学的正确应用方法,如尽量在关节活动范围的中间角度进行活动,避免过度活动关节和弯腰、扭转身体等动作;不要同一姿势维持太久,需经常变换姿势;将物品按使用频率放置,常用的放在易拿到的地方,少用的放较远位置,将同一活动使用的物品放于同一区域;使用符合人体工效学的工具;尽量用双手而不是单手操作;应用省力原理;使用智能化自动化工具代替传统工具,如用吸尘器进行清洁而不是用扫把扫地。

(2)进行功能强化训练或技巧性训练:如患者运动功能障碍可进行肌力训练、关节活动度训练、协调障碍等,如能通过训练和强化的方式改善这些功能则需进行功能训练。如果功能难以改善或难以短时间内改善则需进行技巧性训练,教会患者完成活动的技巧。

(3)进行活动调整:由于患者体力、关节活动度、感觉能力和认知的下降,应当考虑对作业活动实施的步骤进行改造,治疗师可以从作业活动的下列五个方面去考虑。

1)简化作业活动:作业活动的复杂程度与活动所需的技巧水平有关,如果患者无法完成整个作业活动,可以进行调节以适合患者的功能状况。例如,穿带纽扣的衬衫时,可以先将纽扣扣上,作为套头衫穿上。

2)预定活动流程:为活动编排好流程,事先设定好活动的步骤以及所需的时间,规范活动并记录下来,对有认知障碍的患者进行反复练习。使得作业活动步骤清晰明了,有利于患者操作。例如将正确穿鞋活动记录下来,遵照步骤反复强化训练,形成习惯化。

3)调节活动结果:降低对活动完成质量和数量的要求。例如根据患者的活动能力,在穿衣活动中不一定要求扣完全部纽扣,在进餐中可以剩饭,在饮水中可以洒在地上等。

4)节省体力:技术改变活动形式节省患者的体力消耗和降低完成活动的技能要求。例如高处取物不必手要举过头顶,可以站在凳子或梯子上去取物;需移动重物(如椅子等)时,不必拾起重物,可以在地面拖动或推动,其间可以多次停顿休息。

5)注重活动协作:活动可以以单独也可以是合作的形式进行,必要时通过多人协作完成本需一人完成的活动。例如抬桌子、准备洗漱用水和饮食准备等均可由多人合作完成。

(4)辅助器具使用:当患者由于功能的受限而影响在家庭环境下进行日常活动

时,在物理环境改造前,需先考虑是否可以通过辅助器具解决问题。如步行不稳定者,可通过使用手杖提高步行的安全性;听觉障碍者可通过闪光门铃判断来客;视觉障碍者可通过使用助视器完成日常活动。

(二)社区环境常见障碍及环境改造

1. 社区环境常见障碍　患者回到社区后环境障碍主要体现在以下方面:

主要为环境不符合无障碍要求,无障碍设施缺乏等。同样是农村和经济不发达地区较为明显。如屋外有较大斜坡或台阶,门外为公路,缺少公共活动空间,一些公共场所(如银行自动柜员机)缺少无障碍设计等。

特别是农村地区比较明显,一些社区居民对残疾人的态度和观念是影响他们迈出家门的重要原因之一,周围居民好奇,过度关心或是冷嘲热讽会让功能障碍者望而却步。

2. 社区环境改造　社区环境改造可参照无障碍设计原则,结合功能障碍者的功能情况进行物理环境改造,包括改台阶为斜坡,减小斜坡角度,门口马路上设置减速标志和减速带等。肢体功能障碍者常见社区环境障碍的改造示例(表7-2)。

表7-2　肢体功能障碍者常见社区环境障碍的改造

活动项目	常见障碍	环境改造
户外活动	无法过台阶	1. 进行过障碍专门训练,包括使用轮椅过台阶等
		2. 去除台阶或改为斜坡
		3. 加装扶手
	无法通过陡斜坡或长斜坡	改陡斜坡为缓斜坡,进行耐力和过斜坡训练
	路面不平、打滑	1. 平整路面,防滑处理
		2. 使用拐杖或轮椅,特别是适合农村环境的轮椅
	无休息区	设立简易休息长凳或椅;自带折叠休息椅(凳)
	室外无卫生间	倡导公共场所配备卫生间
		使用拐杖、轮椅或电动轮椅,进行耐力训练
外出购物	无法乘坐扶手电梯	公共场所配备残疾人专用升降电梯
	道路、通道不符合无障碍设计	与有关部门协调,增加无障碍设施或进行无障碍改造,进行功能强化训练
	无法提物品	1. 使用购物车,购物袋
		2. 轮椅下(后)加物品袋
外出用餐	道路、通道不符合无障碍设计	同购物处理
	餐厅地面湿滑	1. 请工作人员处理地面
		2. 使用拐杖或轮椅
	餐桌无法靠近	换桌面下空的餐桌或选择有可靠近桌面的餐厅

续表

活动项目	常见障碍	环境改造
休闲活动（如看电影）	路途及无障碍环境问题	同前处理
	门口或通道较窄	选用较窄轮椅，练习过窄门技巧
	无轮椅专用坐位	倡导配备残疾人专用座椅或空间
去银行或办理其他事物	柜台过高	1. 公共场所配备无障碍前台 2. 使用高度可升降轮椅

3. 社区环境调适 社区环境调适除了进行物理环境改造之外还要考虑包括健康教育、功能训练活动调整、辅助器具的使用等。

（1）进行健康教育：教育功能障碍者及家属正确认识疾病和残疾，克服畏惧心理。同时对周围居民进行教育，让他们正确对待功能障碍人士，真心关爱而不是好奇、议论等。

（2）社区资源利用：充分利用社区资源，创造功能障碍者社区融入的环境。比如申请社区环境改造补助金、增加社区障碍设备等，也可以组织社区志愿者协助出门困难的患者外出等。

（3）进行功能训练和技巧性训练：一方面，对功能障碍者进行功能强化训练，特别是肌力、耐力、平衡、功能性移动能力的训练，通过功能的改善来减少环境的限制。另一方面，进行技巧和适应性训练，掌握省力、转移、活动技巧，掌握外出的基本常识和技巧，如出门前少喝水并提前排尿排便，过马路请求别人帮忙的技巧等。

（4）进行活动调整：由于患者体力、耐力、移动能力等的下降，应当考虑对作业活动实施的步骤进行改造，同居住环境调适一样，治疗师同样可以从简化作业活动、预定活动流程、调节活动结果、节省体力技术注重活动协作等方面进行考虑。

（5）辅助器具使用：当患者由于功能的受限而影响在社区环境下进行日常活动时，应考虑使用必要的辅助器具，如步行障碍者可使用拐杖、轮椅，需进行较远距离活动的可使用电动轮椅代替手动轮椅。视觉障碍者可使用导盲杖、导盲犬等。

（三）工作环境常见障碍及环境改造

1. 工作环境常见障碍 工作环境障碍主要包括上下班交通问题，工作单位出入口、通道等不符合无障碍环境要求，进出工作场所困难，缺少无障碍厕所，工作期间如厕困难，工作场地、物品杂乱，工作台高度不适合功能障碍者的需要等。

2. 工作环境改造 参照无障碍设计原则，结合功能障碍者的功能情况进行物理环境改造，包括改台阶为斜坡，工作台改造、车间环境改造等。肢体功能障碍者常见社区环境障碍的改造示例（表7-3）。

表 7-3 肢体功能障碍者常见社区环境障碍的改造

项目	常见障碍	环境改造
上下班困难，无法到达或离开工作区域	没有公共交通工具	1. 使用机动轮椅车、电动轮椅车 2. 使用改装汽车
	无法乘坐交通工具（地铁，公共汽车）	使用残疾人专用公交车、出租车
	无法进入工作区（台阶、楼梯）	1. 加装扶手 2. 进行环境改造，去除台阶，增加斜坡
办公区	办工台无法靠近	更换工作台
	会议室不方便使用	会议室设轮椅专用位置
	物品柜内取物困难	1. 配备容易取物的柜子 2. 使用拾物器 3. 使用可升降电动轮椅 4. 更换为方便拿取的柜子
	没有无障碍卫生间	增加无障碍卫生间；使用如厕辅助器具
	电脑使用困难	1. 使用电脑辅具，如敲键杖、轨迹球鼠标等 2. 配备语音输入设备
	不能久坐	使用人体工效学座椅，定时休息，工作间进行适当运动锻炼
工作区域	活动空间不足	物品重新摆放；增大活动空间；减小轮椅尺寸
	工作台不合适	调整工作台高度和底部空间
	工作区域内移动困难	去除障碍物
	工作环境安全问题	1. 良好通风和采光，噪音控制在安全范围 2. 地面物品摆放合理，去除地面及通道障碍 3. 设备设置使用规程和安全标志，进行工作安全教育

3. 工作环境调适 工作环境调适除了进行物理环境改造之外还要考虑包括健康教育、功能训练工作调整、辅助器具的使用等。

（1）进行健康教育：教育功能障碍者正确认识疾病、残疾和工作，同时对其周围领导和同事进行教育，让他们正确对待功能障碍人士，关爱他们并提供力所能及的支持和帮助等。

（2）进行功能训练和技巧性训练：对功能障碍者进行工作重整、工作强化、工作模拟、现场工作强化等职业康复训练，并对职场人际关系处理、培养良好工作行为等方面进行训练和指导。

（3）进行工作调整：由于功能障碍者体力、耐力、移动能力等的下降，应当考虑对工作活动实施的步骤进行调整，包括简化工作程序、流水作业、预定活动流程、调节活动结果、节省体力技术、注重活动协作等方面进行考虑。

（4）辅助器具使用：当患者由于功能的受限而影响工作时，应考虑使用必要的辅助器具和对工作工具进行改造，如使用加粗手柄工具，使用电动工具，进行机械化操作等。

（许明高）

复习思考题

扫一扫
测一测

1. 无障碍设施建设的意义有哪些？
2. 无障碍设施盲道建设应遵循哪些原则？
3. 家访一位残疾人或一处公共场所，尝试去进行环境评估，找出你认为有问题的地方，并提出整改方案。
4. 我国无障碍设施与国外有哪些差距，并提出整改意见。
5. 以你的个人体会谈谈我国环境改造的发展趋势是什么？

第八章

职 业 康 复

学习要点

　　职业康复的概念;职业评定的内容和方法;职业训练的内容;重返工作需做的准备;职业咨询与指导的内容。

　　随着社会经济的不断发展,科学技术的不断进步,重新回归社会、成为一个社会财富的创造者是残疾人共同的心声;很多功能障碍者经过医疗康复后虽恢复了大部分身体功能,却难以找到工作,后续生活困难。通过为患者提供职业服务,如职业指导、职业训练,和有选择地工作安置,使其能够有适当的职业,是使患者恢复自信、自尊、自立的重要康复手段,在实现整体康复的目标中有着不可替代的作用。

第一节　基 本 概 念

一、职业

(一) 概念

　　职业(vocation)是指参与社会分工,利用专门的知识和技能,为社会创造物质财富和精神财富,并通过此获取合理报酬和作为物质生活来源,满足精神需求的工作。

　　人生约有三分之一的时间用于工作,人们从事工作的最基本目的是为了获得报酬而用于支持生活、家庭、教育或精神娱乐方面的消费,通过工作可以实现个人创造、自尊、自我确认和自我价值。当人们无法参与工作可能会影响到生计的维持、自信及自尊、与家人或朋友关系,最终亦影响整个家庭,长远更增加整个社会的负担。

(二) 性质

1. 与人类的需求和职业结构相关,强调社会分工。

2. 与职业的内在属性相关,强调利用专门的知识和技能。

3. 与社会伦理相关,强调创造物质财富和精神财富,获得合理报酬。

4. 与个人生活相关,强调物质生活来源,并涉及精神生活的满足。

(三) 影响因素

　　个人的工作能力会受生理、心理、社会文化因素的影响。

1. 躯体因素 患者因病、伤、残等原因可使工作能力下降或缺损,甚至永久性缺失,导致患者在出院后不能满足具体工作对躯体、认知以及情绪方面的要求(例如肌力、耐力、协调性、灵活性、关节活动范围等)。因此,治疗师的工作就是最大可能地帮助患者改善和加强躯体的功能,或挖掘和开发正常部位的代偿功能,而且,近来的趋势是将工作进行重新设计或改造以适应患者病残后所具备的能力。

2. 心理因素 心理社会事件或因素可以造成暂时或永久性中断个人的工作能力,如离婚、严重疾病、丧亲或工作状况的变化等可能激发潜在的心理病理,如注意力不集中、记忆力下降、绝望、沮丧、情绪易激动、烦躁、焦虑、抑郁,甚至发展为精神方面的疾病。心理因素对患者健康的恢复和信心的重建是很关键的,躯体的不适甚至残损给患者带来的负面影响是巨大的,负性的心理又会加重躯体正常功能的恢复,不仅如此,还可能影响患者以后进入社会不能有效地应对工作的压力和紧张,以及满足工作所需的各项要求,从而形成恶性循环。因此,可以说心理因素引起的工作障碍问题并非少于甚至远远大于躯体因素对工作能力的影响。

3. 社会因素 社会相关政策、福利及保险制度可能影响患者重返工作岗位的机会、途径和信心,周围舆论对患者的议论和评价,甚至歧视都会严重影响患者重返社会工作的可能性,另外老龄和对年龄的限制也会影响患者重返工作。因此,社会因素对患者的影响也不容忽视。

二、职业康复

(一) 概念

职业康复(vocational rehabilitation)又称工作康复,是指综合利用药物、器具、职业训练等手段,帮助患者恢复健康和自理能力,以及重返工作岗位的能力;包括肢体、器官、智能的全面或部分恢复,以及职业培训。患者通过医疗康复和职业康复,最终实现恢复正常生活能力,重返工作岗位,参加社会活动的目的。

(二) 性质

1. 职业康复不是简单的工作安置,其中心内容应是协助患者妥善选择能够充分发挥其潜在能力的合适职业,并帮助他们能够适应和充分胜任这一工作,取得独立的经济能力并贡献于社会。

2. 职业康复是一项复杂而又系统的工作,康复医师应全面了解职业康复的评价方法、就业心理、就业态度、康复指导方法和职业适应性训练的方法,以及如何帮助患者选择和介绍职业,如何安置工作和如何进行就业后的随访等。

3. 职业康复应用的手段和原则包括医疗、康复、训练、教育、预防、心理干预、协调组织等。

(三) 目的

1. 强化躯体功能 通过职业康复可增强患者的躯体功能,提高肌力和耐力、改善活动能力。

2. 改善心理功能 通过职业康复可调节情绪、增强信心、获得成就感和自我认同感。

3. 培养良好的工作行为 通过工作模拟训练及小组互动活动使其能更好地遵守工作纪律和规程,正确处理与领导和同事的关系,团结协作等。

4. 提高就业或再就业的能力 通过就业技能及技巧培训提高职业技能、找工作技巧和面试技巧等。

5. 获得并保持工作 通过职业康复使患者就业或再就业,并能维持适当的工作。

6. 预防再次损伤(职业健康与工伤预防) 对患者进行人体工效学和工作环境改造等方面的指导,预防工作中受伤或再次受伤。

(四) 职业康复的历史和现状

1. 职业康复的有关国际公约 国际社会在对待残疾患者职业康复和再就业方面非常重视,出台相关的政策法规来帮助患者重返社会,实现真正的人格和经济的独立,为社会创造精神和物质财富。

1952年《社会保障最低标准公约》(102号)规定:社会保障部门应该对患者提供职业伤亡补贴,同时要求社会保障机构或政府其他部门应与医药部门合作,为患者提供适当工作。

1955年国际劳工组织《患者职业康复建议书》(第99号)明确要求:应确保患者充分利用可能的康复设施,并且为患者提供适当的就业设施,其中应包括免费职业介绍。

1964年国际劳工组织《工伤事故和职业病津贴公约》(121号)规定:所有成员国应为患者提供康复设施,如果不能满足上述要求,成员国也应采取措施,为患者就业寻求办法。

1983年国际劳工组织第99号建议书及《(患者)职业康复和就业建议书》(第168号)指出:社会保障机构应为患者的组织提供资助、提供康复设施、进行功能锻炼、帮助培训、提供咨询服务等,同时鼓励社会保障部门资助患者自谋职业。

1983年6月1日在日内瓦举行的第六十九届国际劳工组织大会上通过的"职业康复和就业公约第159号公约"第七条:主管当局应采取措施提供职业指导、职业培训、安置、就业和其他有关服务项目并对之进行评估,以便使残疾人获得和保持职业并得以提升;现有为一般工人的服务项目,只要可能并且合适,均应经必要调整后加以利用。第八条:应采取措施促进在农村和边远地区建立及发展残疾人职业康复和就业服务。第九条:各会员国应致力于保证提供培训和康复顾问以及负责残疾人职业指导、职业培训、安置和就业的其他适当的合格工作人员。

1985年国际劳工组织明确规定了职业康复的主要内容包括以下六个方面:①掌握患者的身体、心理和职业能力状况;②就患者职业训练和就业的可能性进行指导;③提供必要的适应性训练、身心功能的调整以及正规的职业训练;④引导从事适当的职业;⑤提供需要特殊安置的就业机会;⑥患者就业后的跟踪服务。

2006年12月,在国际组织的再次推动下,《患者权利国际公约》(以下简称《公约》)获联合国大会通过,并于2007年3月开放予各国签署。根据规定,《公约》在20份批书交存后的第30天开始正式生效,即2008年5月。

2. 我国的职业康复状况 中国政府于2008年8月1日向联合国交存了批准书,成为《公约》的第33个缔约国。8月31日,《公约》正式对中国包括香港及澳门特别行政区开始生效。截至2009年5月,签署《公约》的国家已达139个,而批准《公约》的国家亦已达57个。相对于亚太区其他国家而言,我国香港的复康工作在政策、建构及服务规划上算是较为完善,尤其比较重视拓展社区复康项目及另类服务模式,适切回应残疾人士及其家人的需要,以有效支援他们在社区的生活和参与。同时切实解决残疾人士失业率问题,大力鼓励和推动私营企业聘用残疾人士,研究并采取更积极可行的方案及措施,包括可仿效其他欧亚国家和内地以立法引入就业配额(或称按比例就业)制度。2008年,深圳成为全国第一个实现"人人享有康复服务"的城市,注重社区工作模式,社区有依托职业康复中心,为众多患者带来希望和帮助。2009年,上海成立了全市首个"患者阳光职业康复援助基地",这一基地得到了社会残疾人士的积极响应,这种新型的患者综合服务机构里,中度患者有望通过劳动获得收入并得到康复新照料。

在我国,职业康复主要包括残疾人职业康复和伤/病后职业康复两部分。残疾人职业康复主要在残联和民政系统内进行,其内容主要包括职业评定、职业咨询、职业培训和职业指导等。而伤病后的职业康复在卫生系统和劳动保障系统内进行,内容主要包括职业评定、职业训练、就业安置等。

总体来说,职业康复可概括为职业评定、职业训练、职业培训、职业指导和工作安置等方面工作。

第二节 职业评定

患者完成了全部的工作康复治疗后,不论在身体还是心理都恢复到了一个稳定的水平,进入了康复治疗的平台期,在能力和技能方面,患者也有一定的恢复,因此,此时应该帮助患者制订一个重返工作岗位的计划和去向,也就是对患者进行一个就业前的职业评定。

一、概念

职业评定(vocational evaluation)是对患者能否参与工作或工作能力高低的评定。职业评定是职业康复的第一个环节,主要目的是为了评定患者的作业水平和适应职业的可能性。

职业评定是一个综合性的过程,涉及身体、心理和职业适应性三个方面,通过职业评定,可以诊断、指导和预测患者的职业发展的可能性,并为科学的职业指导、训练与制订职业康复计划提供依据。

因服务对象不同,职业评定的内容也有所不同,针对残疾人职业评定的内容主要包括身体功能评定,心理行为评定,职业性向评定,职业适应性评定等。针对已经工作过的生病或外伤的功能障碍者,职业评定的内容主要为工作分析、功能性能力评定、工作模拟评定等。

二、评定内容

1. 工作对个人能力的要求　多数职业都要求工作者同时具有多种能力,患者要适应职业需要,就都得具有超过这些基本能力所规定的最低水平。最基本的能力有九种:

(1)学习能力:包括获得新知识、学习新技能的能力。职业或专业的水平越高,则对从业者的学习能力要求越高。

(2)言语能力:包括对词含义的理解及其使用能力,对词、句、段、文章的理解能力,以及正确、清楚地表达自己和与他人沟通的能力。

(3)计算能力:要求有快而准确的运算能力。不同的职业对从业者的计算能力要求不同。

(4)空间判断能力:包括识别几何图形、理解立体图形、识别物体空间运动、解决几何问题等能力。不同的职业对从业者的空间判断能力要求不同。

(5)形体知觉能力:指对物体或图形具备的知觉能力,对于图形的明暗、线条的宽度和长度做出视觉的区别和比较,能看出其细微的差别。

(6)分辨能力:包括对语言或表格式材料具有细致的辨别能力、发现错字和正确的校正数字的能力。

(7)眼—手协调能力:指通过视力控制身体运动行为的能力,即眼手之间的配合、速度、协调及运动的反应能力。

(8)手指灵活性:指手指小肌群运动的控制能力,能不能快而准确地完成活动和操作小型工具。

(9)手的灵活性:指手腕小肌群运动的控制能力,手腕能不能快而准确地活动,完成一定的姿势。

2. 功能性能力评定 功能性能力评定(functional capacity evaluation,FCE)是对患者的身体体能和功能进行系统的评定以确认其目前的体能状况和功能缺陷。

(1)功能性能力评定的目的

1)比较生病或伤病者剩余能力与具体工作要求之间的差距。

2)为制订康复目标和计划提供依据。

3)为工作场所进行适应性改造或选择重返合适的工作提供依据。

4)为评定工伤的伤残等级和赔偿标准提供依据。

(2)功能性能力评定的内容:包括躯体功能评定、智能评定、工作行为评定等内容。

1)体能评定:利用不同的仪器评定活动能力、力量、感觉、手功能和手眼协调及其心肺耐力等项目,从而了解服务对象的整体体能状况,以便制订合适的职业康复目标。具体内容包括肌力、耐力、关节活动度、平衡、协调、手功能、感觉、ADL等功能评定。

2)智能评定:智能评定包括注意力、记忆力、判断能力、思维能力、组织能力、学习能力、执行任务能力、交流能力、解决问题能力测试等,从而评定出其工作上的智能,对于脑部受损的康复者尤其重要。常用韦氏智力测验,评定结果经过转换成标准分,进一步换算成智商。以智商表示被评定者智力发展水平,以智力剖面图表示被试者智力结构上的特点。

3)社会心理评定:社会心理评定主要是对评定对象的就业意向和处理社会问题的能力进行评定。常采用心理测量的方法,如利用残疾人就业意向调查表、残疾人就业动机调查表等。

4)工作行为评定:工作行为评定是指利用不同的方法,客观地测试及反映评定对象在工作上的行为表现,也可评定其工作意向及工作上所需的精神状态。加上工作的现场观察,从而评定出评定对象的实际工作行为情况。评定内容包括工作动力、自觉性、守时性、计划性、仪表、自信心、服从管理能力、接受批评能力、创造力、承受压力能力、行为—反应—致性等。

三、评定方法

1. 评定具体工作对个人能力的需求 通过参考国家劳动部门颁布的《职业工作分类》或《职业工作大典》、患者提供的直接资料、用人单位的详细工作资料或由专业人员于工作场地实地考察所获取的资料来进行。

2. 评定身体体能 身体体能评定常用的评定方法有以下几类：

(1)评定身体综合能力：如力量、协调性、平衡性、注意力、耐力、灵活性、自信心、跟从指令的能力等。选用 Valpar 系列工作评定样本中的 VCWS19(图 8-1)，样本由四部分组成，包括一个三层货架连同货盆，一部三层货梯，一部台秤，以及一个装有不同重物的货箱，放在一个工作台上。在测试中，患者根据指令搬运自己所能承受的最大重量，根据测试的重量水平，要求在 20 分钟内重复不停地搬抬及运送这个重量水平的货物。

(2)评定全身各个关节的关节活动度、灵活性：包括躯干、上臂、手、手指及腿部粗大运动时的活动幅度、灵活性和耐力。选用 Valpar 系列工作评定样本中的 VCWS9(图 8-2)，样本是一个钢管结构的架子，宽 91.5cm，高度 175～221cm、可调，架子上装有三块工作面板，可拆装，分别是三角形、正方形和肾形，另外还有一块斜板，固定在最下面的工作板上，并将此板分成上、下两个区域。另外四个区域的工作板上分别各固定有用来安装三种形状板的螺栓。测试时，要求患者依次从头顶到髋关节、膝关节采取相应的措施分别按照顺序安装和拆卸三块不同形状的板。

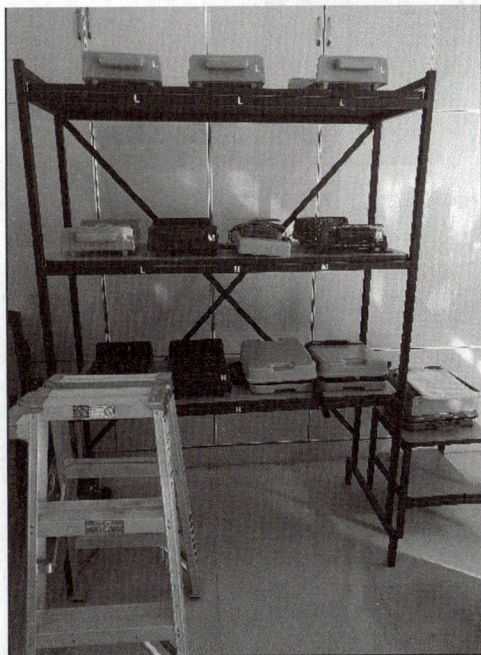

图 8-1 Valpar 系列工作评估样本之 19 评估

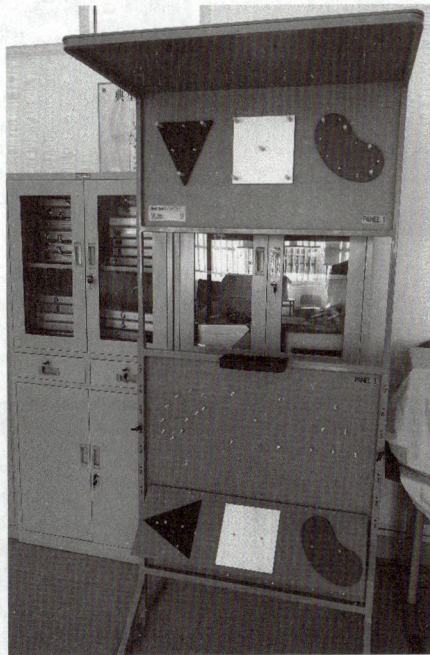

图 8-2 Valpar 系列工作评估样本之 9 评估

(3)评定视觉分辨水平：评估根据视觉分辨水平进行快速分类的能力。采用 Valpar 系列工作评定样本中 VCWS7(图 8-3)，样本是一个盒子，盒子是分开的，大小为

60cm×12.5cm,另外一半则是由分类板和蓝色塑料的薄板组成,最上端工作平面是倾斜的、可转移的八列及已经标明的狭孔,最下端的狭孔是练习的部分,盒内中有各种2.5cm×2.5cm带色的小塑料块,有的有数字,或字母,根据其色与上面有无数字和(或)字母分为颜色,颜色和字母,颜色和数字,颜色、字母和数字四类。在测试中,患者要按照一定要求把这些小塑料块一一分类。

(4)其他评估

1)VCWS1:机械小工具盒,用于训练评估手部精细动作以及在狭小和受限的空间里使用小工具的能力。在测验中,受测者的双手要在立方体内使用各种工具在5个面上安装固定好螺丝、螺栓、螺母和螺帽等。安装完毕后要将立方体拆开铺平,然后将已安装的所有零件拆除(图8-4)。

2)VCWS2:大小分辨力训练盒,用于进行针对尺寸识别和手指灵活性的训练(图8-5)。

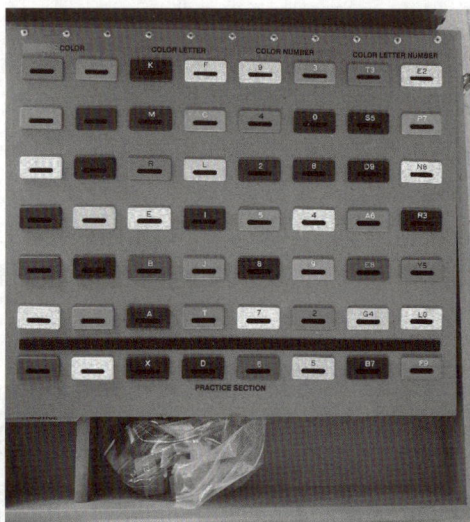

图 8-3　Valpar 系列工作评估样本之 7 评估

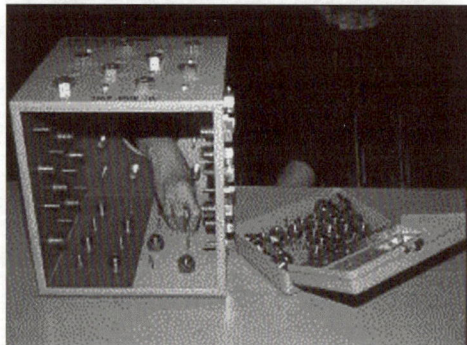

图 8-4　Valpar 系列工作评估样本之 1 评估

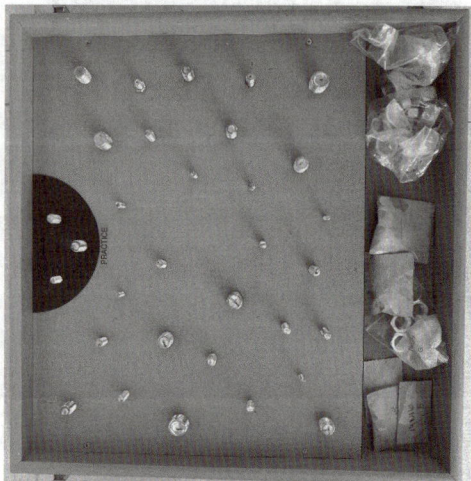

图 8-5　Valpar 系列工作评估样本之 2 评估

3）VCWS3：数字化分类训练盒，用于进行排序，分级和档案管理的练习（图8-6）。

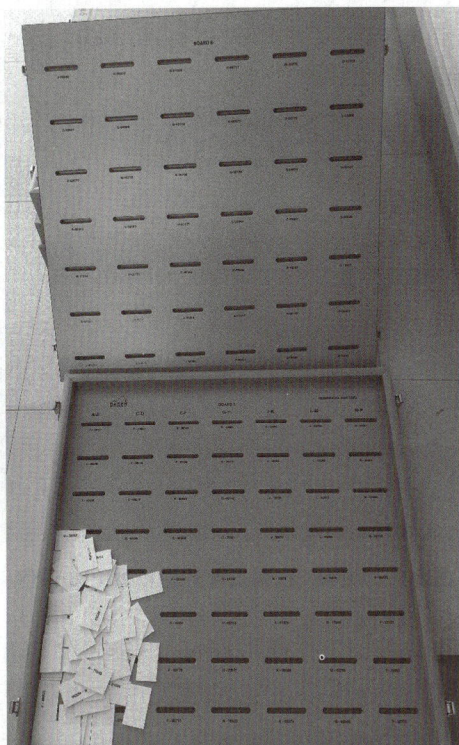

图 8-6　Valpar 系列工作评估样本之 3 评估

4）VCWS4：上肢关节活动范围训练盒，用于进行肩、臂、肘、腕、指的上肢远端关节活动度协同训练（图8-7）。

5）VCWS6：独立解决问题训练盒，用于进行独立解决问题能力、对比和辨别不同颜色几何图形的训练（图8-8）。

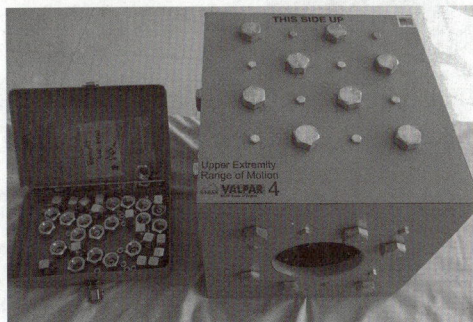

图 8-7　Valpar 系列工作评估样本之 4 评估

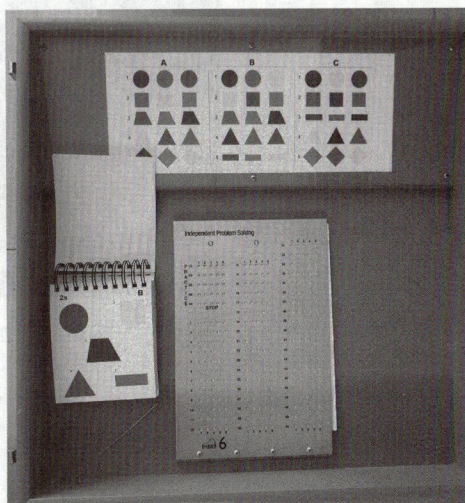

图 8-8　Valpar 系列工作评估样本之 6 评估

6）VCWS8：模仿装配训练盒，用于重复组装及双手协调训练（图8-9）。

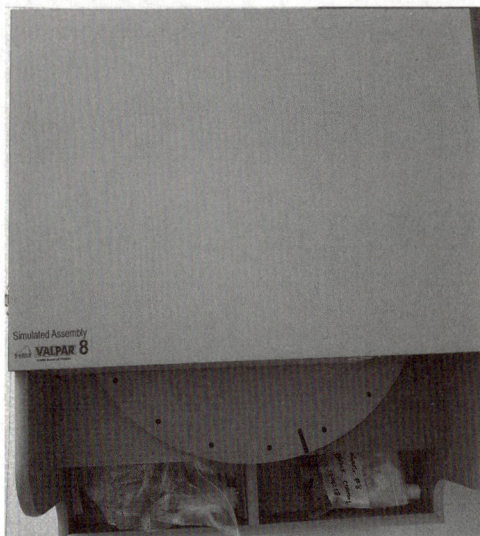

图8-9　Valpar系列工作评估样本之8评估

3. 评定工作能力　可以采用工作模拟评定仪来测试（图8-10），工作模拟评定仪是一台高科技的电子控制的工作模拟评定站，主要由一个以电子控制的、可变阻力的、可升降高度的短圆柱状操作终端组成。终端的中心伸出一个连接杆，杆上分别装有不同的工作模拟部件，在部件上，患者通过操作在电脑屏幕上显示其用力的程度。主要评估患者两种身体能力：肘关节屈和伸时的最大主动等长肌力的力矩；测定使用一个约23.3cm长的拉杆进行推拉时的动态力量，以此来测试身体站立、抓握等长力矩，前臂旋前旋后，肘屈伸及稳定性。

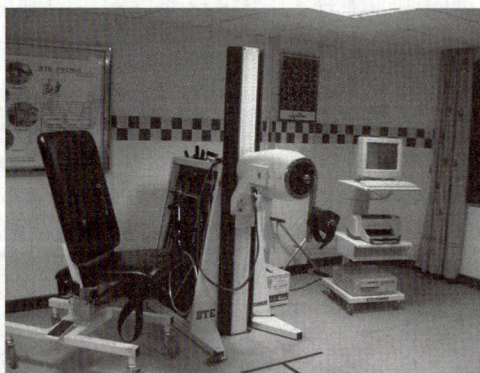

图8-10　工作模拟评定仪

第三节　职业训练

职业训练（vocational training）是指对患者在损伤基本愈合及病情基本稳定后，进行与工作相关的有目的的治疗计划。通过职业训练，患者的身体功能如神经、肌肉、骨骼、心血管都大幅度改善,心理功能也稳定和健全,最终能重返工作岗位。职业训练与一般康复训练有所不同,一般康复训练只是帮助患者恢复日常生活或休闲活动的自理能力,而职业训练则侧重于与就业或工作相关的身体功能的恢复,对患者的身体和心理功能有更高要求。职业训练可以帮助患者尽可能地寻求到合适的职业,在工作上有所晋升和发展,最终能融入社会。所以职业训练对患者来说是必不可少的。对患者进行的技能训练,是一个结构严谨、内容全面、目的明确、个体化的康复训练和治疗项目,目的是最大限度地恢复和增强患者重返工作的能力,而且这种训练是针对性的,个体性的,不同患者应该根据其现有的自身条件,结合既往的工作史和兴趣爱好,制订相应的康复技能训练计划和需要达到的目标。

一、工作重整

工作重整(work conditioning)是指专门针对工作对身体功能的要求而重建服务对象的神经、肌肉、骨骼功能(肌力、耐力、活动性、柔韧性、运动控制)和心血管耐力等功能的训练。

工作重整的目的是通过重建患者的身体功能而达到重返工作的目的。工作重整一般始于伤后 3~6 周,即损伤基本愈合以及病情基本稳定,每周 3~5 次,每次 2~4 小时,通常进行 4~8 周。

工作重整与一般康复训练的不同之处在于工作重整侧重于与就业或工作相关的身体功能,而非针对日常生活或休闲活动所要求的功能。而与工作强化训练的区别在于工作重整主要在伤病的早期阶段,针对的是与工作有关的身体功能,但并不直接针对工作进行训练。

二、工作能力强化训练

工作能力强化训练是指通过循序渐进的模拟性或真实性的工作活动逐渐加强患者在心理、生理及情感上的耐受程度,从而提高患者的工作耐力、生产力和就业能力。可以分两方面进行:

(一) 对于即将从事脑力劳动的患者

对于即将从事脑力劳动患者的体力的要求相应不高。但是在脑力方面,例如分析、判断、理解、计算、记忆、逻辑思维方面的要求就相应较高,如果要求再高一些,还要求患者具有一定的管理、组织、决策能力。而且,为了适应现代管理的要求,还要能使用电脑、多媒体、传真、电话等办公工具。

进行技能训练的治疗时间一般是两个月左右,一周 3~5 次,每次 1~2 个小时,也可以根据患者的具体情况制订针对性训练计划和治疗时间。采用真实或模拟的工作活动和设备以分级的方式来训练。例如对于一个欲从事编程的偏瘫患者,通过前期的医疗康复,患者在坐位状态下,能掌握好平衡,下一步就是训练患者上肢的灵活性,加强手的功能以便于患者能自如地使用电脑,尤其是键盘。可以设计如下的治疗方案:

1. 首先训练上肢大关节的灵活性,如肩关节、肘关节和腕关节。运用关节活动术,通过治疗师的被动运动和患者的主动运动加强各个关节的生理运动和附属运动的活动范围,同时,肌力和耐力也得到一定的加强。

2. 大关节的功能增强后,在训练手部的各个手指的灵活性。具体方法如下:可以先一个手指练习屈伸动作,和拇指的对掌动作,然后敲打键盘,看能否准确根据指令按准要求的键。一个手指能熟练操作后,再训练其他的手指。还可以让患者用筷子夹持玻璃珠来增强手的灵活性,总之,凡是生活中可用来训练手指灵活性的活动都可以应用。

3. 手的灵活性加强后,下一步就是编程专业的训练。可以让患者参加专门的编程的培训班进行学习。

如果即将从事的工作要涉及计算、记忆、理解等,如收银、速记等工作,那么在技能训练中,就可针对数字运算、文字的书写反复强化训练。总之,针对不同患者的具体情况制订相应的训练计划,经过一定时间的治疗逐步重建患者与实际工作相匹配的工作能力。

(二) 对于从事体力劳动工作的患者

由于体力劳动对患者的肌力、耐力、心血管能力以及各个关节的活动幅度,平衡和协调性都有较高要求,因此,对于从事体力劳动工作患者的技能训练犹为重要。

进行技能训练的治疗时间一般为两个月左右,一周 3~5 次,每次 1~2 个小时,也可以根据患者的具体情况制订针对性训练计划和治疗时间。采用真实或模拟的工作活动和仪器、设备,以分级的方式来训练。主要方式有三类:第一类是采用在康复治疗中通用的训练设备,比如增强肌力和耐力、改善关节活动范围,训练平衡性和协调性、增强心肺功能的设备等,利用这些设备可针对工作对体能的要求对全身或局部的体能进行强化训练;第二类是采用专门设计和生产的工作强化训练系列产品,而且还有很多评定系列仪器和设备也具备工作模拟训练的功能,如 Valpar 系列工作样本和 BTE 工作模拟仪,这些设备和仪器实际上是模拟现实工作中常用的对身体功能的要求,例如肩扛、搬运、推拉、下蹲、攀高、弯腰等动作,针对不同的训练目的采用不同的产品;第三类是运用实际工作中的真实的设备、工具和仪器,常见的有机械工作设备、电工设备、木工设备和搬运设备等。在训练场所内尽量真实地模拟工作场地的要求,并安排和放置这些设备、仪器,患者可以在这些接近真实环境的场所及设备上进行逼真的模拟工作训练。例如,对于一个欲进入工厂,将要在流水线旁工作的患者,要求患者将流水线上的零件组装成成品,当然可以在坐位下进行。那么对患者来说,坐位平衡感,手的灵活性,手眼的协调性,反应能力、肌力、耐力都要达到较好的程度才能胜任,因此可以采取以下的训练方案:

1. 首先加强患者的坐位平衡,这点在前期的医疗康复应该有所训练,所以这是只是一个加强的过程。

2. 手的灵活性,可以采用在脑力劳动里的训练方法。

3. 手眼的协调性和反应能力可以通过练习球类运动来加强,例如打乒乓球、羽毛球,可以增强手眼的协调性。

4. 增强肌力和耐力可以运用一些康复设备,例如跑步机或专门用于增强耐力的设备等。

5. 身体功能得到进一步增强后,可以在接近真实环境的模拟工作场地进行训练。

对于其他不同的工作,都可以采取相应的训练方法进行,最终目的都是为了加强患者的身体功能,如肌力、耐力、心血管能力以及各个关节的活动幅度,平衡和协调性。

在临床上,可以因人而异,具体问题具体分析。

三、职业培训

职业培训是指围绕病伤残者所希望的职业目标,在技能、工作速度和效率、职业适应性等方面所进行的培训。职业培训可促进残疾人(尤其是先天性残疾和长期残疾者)掌握必要的职业技能、建立自信、提高就业意愿、尽快融入社会。是开发残疾人潜能和促进残疾人就业的有效措施和方法。主要在残联和民政部门进行,近年兴起的工伤康复也开展了部分职业培训项目。

(一)职业培训的内容

1. 基础文化培训 掌握一定的文化知识是学习和从事一定职业的必要条件,也有助于提高残疾人的整体素质。我国残疾人文化程度普遍偏低,据 2006 年第二次全国残疾普查结果,15 岁及以上残疾人文盲人口(不识字或识字很少的人)为 3 591 万人,文盲率为 43.29%。为了提高职业培训的效率和质量,进行基础文化教育是十分必要的。

2. 专业技能培训 指为提高职业技能所进行的培训,针对特定的工作或工种进行专业培训,如盲人按摩技能培训、家电维修培训、文员培训、电脑培训(打字员、动漫制作、文书等)、印刷培训、手工艺制作培训、清洁培训、家政培训等。专业技能培训往往需专业的人员才能完成,治疗师很难完成这部分工作,因此通常需要转介到专门机构进行。

3. 职业道德培训 职业道德是从事某一职业所必须遵守的道德准则,是从事职业活动中的行为准则和规范。培训内容包括价值观、劳动观、择业观法制观念、信誉观念、服务意识、质量意识、劳动纪律、人际关系等。

(二)职业培训的方法

1. 操作法 指主要在实际操作中边学习边操作的方法。如电脑培训,由老师边讲边示范,学员在听课的同时进行电脑实际操作。

2. 模拟训练法 指在模拟的环境中进行的培训,如理发师培训,先在假的模特的假发上进行模拟操作。

3. 生产实习法 在实际工作环境中,按照实际工作的流程和规范所进行的培训。如理发学员在模拟训练后,技能达到相应的水平就可进行实习操作。

4. 模块式技能培训法 模块式技能培训法(modules of employable skill, MES)是国际劳工组织 20 世纪 70 年代所开发的方法。其特点为用时短,效率高,成本低,用最少时间和费用取得最佳的培训效果。这种模式注重将一项工作严格按照工作规范和实际工作程序划分成若干个相对完整的工作部分(即模块),强调在实施一项职业(或岗位)培训前首先进行严格的工作分析,并根据所列出的模块分析完成每个模块所需具备的技能,依此为培训目标和依据来开发培训大纲和教材,形成不同的培训模式。受训者根据不同职业技能模式,选取组合培训课程,使整个培训像一个积木组合式的教学形式。

5. 以能力为基础的教育模式 以能力为基础的教育(competence-based education, CBE)是 20 世纪 60 年代加拿大开发的方法。是当前西方国家职业教育中较流行的模式。CBE 模式强调受训者行业的需求和受训者在学习过程中的主体作用。其特点为:以从事某个专项职业能力作为培养目标和评价的标准,强调受训者的自我学习和自我评价。

第四节 重 返 工 作

重返工作是指因伤病而使工作中断后经过一系列的医疗、医学康复、职业康复等环节和过程后最终重投入工作的全过程。这些环节和过程在重返工作过程中发挥至关重要的作用,同时,其他因素也会影响到伤病者能否成功重返工作,如慢性疼痛、心理及行为因素、工作场所及环境的配合等。

依照美国医学会 2005 年所出版的《医师的重返工作指引》(A physician's guide to return to work)建议以下七个查核步骤来评定职工的工作能力:

1. 患者的工作是什么?

2. 患者的医疗问题如何? 有无暂时或永久的失能状况可能发生?

3. 患者有无符合相关残疾或工伤的法规规定?

4. 患者的先前工作有存在何种可能的风险或实际的危害可能性?

5. 患者在体能上确实能够做前述工作吗?

6. 假使在某种可接受的风险程度范围内,患者有能力去做这工作,并且愿意去做,医师应该证明患者是医学上可以视为可复工的。

7. 假使在某种可接受的风险程度范围内,患者有能力去做这工作,但是患者仍然因为无法忍受疼痛、疲劳等症状而不愿意去做该工作,医师应该继续问是否还有客观且相当的病理证据呈现? 如果这样,则医师可陈述"基于可信的症状与相当的客观病理证据,患者确实出现工作上的困难,然而若是患者愿意工作,这些症状都应该不影响其重新工作。"

一、疼痛与重返工作

慢性疼痛是伤病后最常见的症状,常常会迁延不愈或持续较长的时间。由于缺乏对疼痛的相关知识,加之没有有效的疼痛应对措施,慢性疼痛很容易转变为患者的心理问题(如对疼痛的惧怕、担心、抑郁或焦虑等),这些心理或个人问题容易导致重返工作的延迟或长时间(超过 6 个月以上)不能重返工作。为了帮助慢性疼痛者尽早或尽可能的重返工作,应该要对慢性疼痛引起的心理或心理社会问题有所认识和了解,并采取相应的手段和措施进行针对性地处理和治疗。

慢性疼痛引发的常见心理问题包括:抑郁、焦虑、易激动、惧怕、性格改变、过度担忧。可以采取的处理措施包括:

1. 教育 让伤病者了解疼痛的相关知识,学习有效应对和管理疼痛相关症状的方法,掌握实际工作中应对疼痛和防止再次受伤的方法和技术。

2. 个人辅导或咨询 倾听和了解伤病者的苦衷和面临的问题,疏导其不恰当或异常的情绪和心理反应,引导积极正面的心态、想法和观念,帮助伤病者制订解决困难的方法和策略。

3. 自我治疗 教会并指导伤病者练习应对疼痛引发的身体不适感的具体方法,如肌肉和软组织牵拉练习、身体放松练习、关节活动练习体操等。

二、心理和行为转变

因为伤病、暂时失去工作角色、生活规律和经济收入的改变等因素的影响,伤病者的心理及日常行为习惯会产生相应的改变。当伤病者面临重返工作的选择,不仅需要身体功能和工作能力做好准备,还需要对心理及行为进行相应地调整并做好准备。要从已适应的"患者"角色变回以前的"工作者"角色。康复专业人员应该采取必要的手段和方法以帮助伤病者做好心理和行为上的准备和转变。

常用的手段和方法有心理疏导、个人辅导或咨询、行为认知疗法等。伤病者自身需要进行的准备和调整有:

1. 生活规律的矫正 伤病者休病假期间原有的生活和工作规律被打乱,伤病者可能失去原来规律的生活程序,会对健康和注意力造成影响。在重回工作时必须重新调整有规律的生活,以良好的身体状态及生物钟去应对工作。

2. 生活角色的改变 由于长期病休,患者可能承担较多生活或休闲中的角色,如忙于家务和个人事务或投入休闲活动等。在重返工作之前要对相应的角色或承担的事务做出合理地安排、调整和转变。

三、工作环境的配合

伤病者接受职业康复后最理想的结果就是重新获得与伤前相同或近似的工作能力,从而顺利返回原单位并从事原工作。如果伤病者的工作能力经过康复之后仍不能满足原工作岗位的需求,可以考虑对原有工作及环境进行改造以配合其能力。

工作场所和环境改造的目的是为了使工作的要求能与患者的能力相匹配。可行的工作环境改造的内容主要包括:降低工作强度;调整工作程序和步骤;调整工作或休息的时间;使用辅助性的工具或设备;应用人体工效学原理对工作场所中的物品或工具进行适当的调整或改造等。

改造的前提是需要获得雇主或单位相关负责人的配合和支持。康复专业人士对工作场所及环境进行实地探访后从专业角度提出改造或调整的意见和方案,也可以主动参与和实施改造和调整。

四、就业辅助

这是整个职业康复的最后阶段。当伤病者接受一系列的评定和训练程序后,康复人员以及伤病者自身对目前的处境已较为清楚。最理想的结果当然是能重新返回原有工作;而相对比较不理想的是仍面对受伤遗留的问题而不能重返原有工作。对于前者,康复人员可以提供必要的支持以协助他们回到原有工作岗位,如与雇主联络为其工作岗位做出风险评定以避免再次受伤。对于不能重返工作岗位的伤病者,康复人员可以与雇主协商以了解是否有工作职务调整或再设计的可能性,协助他们能够返回原单位从事符合其伤病后能力及技能的工作。如果因为某些原因不能返回原单位,可以建议他们尝试选择其他工作。如果重新选定的工作性质与其能力之间存在差距,则需要再次进行新的训练。

第五节　职业咨询与指导

一、职业咨询

先由咨询师通过主观和客观的方法,搜集和分析患者的身体状况、工作态度、兴趣、家庭背景、学历和能力倾向等。然后运用个案研究法来整理、概括得到的资料,突出患者的主要职业特点。其次,将患者的个人情况与职业因素进行对比,找出存在的问题。以诊断结果为基础进行预测,帮助患者选择行动方案或调整职业计划。向咨询患者解答有关的各种问题,以帮助其了解自身,了解职业和择业准则等,就患者怎样达到自己的目标,共同进行商量。最后当新问题出现时,再重复上述步骤。

二、职业指导

可由咨询师为患者提供职业咨询,开发职业潜力;引导树立正确的就业观念和用人观念;指导设计职业生涯;提高求职技巧。目前,全国各地开展了对求职者和用人单位的职业指导工作,建起了职业指导室,配备了职业指导员,在职业介绍的过程中,增加了职业指导的程序,希望通过职业指导,使就业服务工作更有效果和效率,现在延伸到了对患者进行职业指导。可利用职业指导技术帮助下患者转变就业观念,帮助他们了解自我,了解职业,以更加理智的态度去择业等。职业指导人员应深刻地认识到,实施职业指导不仅是要推广一种技术,更重要的是在实施一种战略。结合患者的工作经验、所受教育、性格倾向的程度、智力水平、身体条件、社会资源等各种因素,匹配最适合的职业,并对患者在职业发展道路上遇到的复杂情况(如取舍、策略、次序、轻重、缓急等),提出中肯的建议。当患者经过医疗康复和职业康复终于又踏上了工作岗位,此时治疗师的工作还没有结束,还要随时了解患者当前的身体、心理、工作状况,身体功能能否适应工作强度,心理能否适应环境的改变,人际关系能否处理好,精神状态有没有调整到最佳状态,这些都是治疗师们需要关注的问题。了解了这些问题后,治疗师需要在第一时间帮助患者解决,并随时调整患者的精神状态,为患者提供全面的帮助。如果患者不适应新的工作,还要尽量提供新的市场工作信息便于患者尝试选择其他工作。总之,要尽可能地帮助患者重返社会,重返工作岗位,只有这样,才能从物质和精神上树立患者继续工作和生活的信心。

（许明高）

扫一扫
测一测

复习思考题

1. 职业康复常用的评定方法有哪些?
2. 什么是工作重整、工作强化?
3. 我国在职业康复遇见的主要障碍是什么? 如何克服?
4. 如何对患者重返工作岗位的心理行为进行矫正?

第九章

- - - - - - - -

中枢神经系统疾患的作业治疗

学习要点

　　脑卒中、颅脑损伤、认知障碍、知觉障碍、脊髓损伤的功能评估、作业活动分析及作业治疗方法。

　　中枢神经系统是神经系统的重要组成部分,包括脑和脊髓。临床上常见的中枢神经系统疾患主要有如脑卒中、颅脑外伤、脑炎、脑性瘫痪等局灶或弥漫性脑组织受损,以及如脊髓损伤、脊髓的炎症、肿瘤、血管病变等脊髓部分或完全损伤。本章侧重介绍成人中枢神经系统疾患的作业治疗。

第一节　脑　卒　中

　　脑卒中是神经系统的常见病和多发病,近年来,随着临床诊疗水平的提高,脑卒中急性期死亡率有了大幅度下降,病残率却相对升高。为了最大限度地降低脑卒中的致残率,提高患者生活质量,临床应在及时抢救治疗的同时,积极开展早期康复治疗,建立完善的脑卒中单元(stroke unit,SU);有条件的医疗机构应建设脑卒中中心,将早期规范的康复治疗与临床治疗有机结合,防治各种并发症,尽可能使脑卒中患者的受损功能达到最大限度的改善。

知识链接

对脑卒中的认识

　　脑卒中(stroke)又称"脑血管意外""中风""卒中",是由于突然发作的脑内梗死或出血而引起的急性脑血液循环障碍性疾病。按发病机制及过程可分为两类:一类为缺血性脑卒中,主要包括脑血栓形成、脑栓塞和腔隙性脑梗死;另一类为出血性脑卒中,主要包括脑出血和蛛网膜下腔出血。以发病急骤、持续24小时以上、脑受损症状的局灶性为特点。

　　我国脑卒中年发病率约为200/10万,致残率为70%~80%。调查显示脑卒中已上升为中国国民第一位死因。流行病学调查显示动脉硬化、高血压、糖尿病、高血脂、心脏病、嗜酒、老年等是导致脑卒中的危险因素。

对脑卒中患者进行全面康复治疗,不仅能够有效地减轻患者身体的残疾程度,而且对患者的精神和心理方面都有较好的影响。其中作业疗法可以提高患者日常生活活动能力、改善认知功能及精神心理状态等,提高患者的生活质量。

一、作业评估

(一)肢体运动及感觉功能评估

脑卒中最常见的功能障碍是一侧肢体运动和感觉障碍。运动障碍包括随意运动丧失或部分丧失、痉挛、异常运动模式,常用的评定方法有 Brunnstrom 分期、Fugl-Meyer、上田敏法等。感觉障碍主要包括浅感觉(痛、触、温度觉)、本体感觉的减退或丧失,评定方法见第十章相关内容。

(二)作业能力评估

1. ADL 能力评定　常用的评定方法有改良 Barthel 指数评定、功能独立性评定(FIM)、功能活动问卷(FAQ)及 PULSES 评定等。

2. 社会生活能力评定　涉及社会生活能力的评定量表较多,临床常用的 Frenchay 活动指数评定量表是一种简易评定方法(表 9-1)。评定内容有 6 大类,各类均有各自的评定标准,最低为 0 分,最高为 47 分。评分结果:47 分为完全正常;30～44 分为接近正常;15～29 分为中度障碍;1～14 分为严重障碍;0 分为完全丧失。

表 9-1　Frenchay 活动指数评定法

评定内容	评分标准			
	0	1	2	3
在最近 3 个月				
Ⅰ	不能	<1 次/周	<1～2 次/周	几乎每天
1. 做饭				
2. 梳洗				
3. 洗衣				
4. 轻度家务活				
Ⅱ	不能	1～2 次/3 个月	3～12 次/3 个月	至少每周一次
5. 重度家务活				
6. 当地商场购物				
7. 偶尔社交活动				
8. 外出散步>15 分钟				
9. 能进行喜爱的活动				
10. 开车或坐车旅行				
最近 6 个月				
Ⅲ	不能	1～2 次/6 个月	3～12 次/3 个月	至少每周一次
11. 旅游/开车或骑车				

评定内容	评分标准			
	0	1	2	3
IV	不能	轻度的	中度的	全部的
12. 整理花园				
13. 家庭/汽车卫生				
V	不能	6 个月 1 次	<1 次/2 周	>1 次/2 周
14. 读书				
VI	不能	10 小时/周	10~30 小时/周	>30 小时/周
15. 上班				

3. 生活质量评定（quality of life，QOL）　评定分为主观取向、客观取向及疾病相关 QOL 三种，常用的量表有生活满意度量表、WHO-QOL100 和 SF-36 等。

4. 职业能力评定　全面了解患者教育、职业训练、就业情况（成功或不成功的）、个人喜好，评估躯体力量限制、谋取职业所需要的 4 种技能等。同时，还应测定患者手—眼协调性、手的敏捷性、空间感、精细和粗糙的运动能力和反应。评定方法见第八章。

（三）认知功能评估

1. 伤后遗忘的时间（post-traumatic amnesia，PTA）　指受伤后记忆丧失到连续记忆恢复所需的时间。对于患者是否仍处于 PTA 之中，还是已恢复了连续记忆，常用 Levin 提出的 Galveston 定向遗忘试验（Galveston orientation and amnesia test，GOAT），通过提问方式了解患者的记忆情况，患者回答不正确时按规定扣分，用 100 减去总扣分，即为 GOAT 得分。100 分为满分，100~75 分为正常，74~66 分为异常边缘，低于 66 分为异常（表 9-2）。一般认为，达到 75 分才能认为脱离了 PTA。

表 9-2　GOAT 内容及评分标准

问题		答错扣分
1. 你姓什么？叫什么名字？		-2（姓-1，名-1）
你何时出生？		-4
你住在哪里？		-4
2. 你现在在哪？	如答不出城市名	-5
	如答不出在医院	-5
3. 你是哪一天入院的？		-5
你是怎样到医院的？	如答不出运送方式	-5
4. 伤后你记得的第一件事是什么（如苏醒过来等）？		-5
你能详细描述一下你伤后记得的第一件事吗？		-5
（如时间、地点、伴随人等）		
5. 伤前你记得的最后一件事是什么？		-5
你能详细描述一下你伤前记得的第一件事吗？		-5

问题		答错扣分
6. 现在是几点几分?	至多	−5(与正确时间每相差半小时 −1)
7. 现在是星期几?	至多	−5(与正确日期每相差 1 日 −1)
8. 今天是几号?	至多	−5(与正确日期每相差 1 日 −1)
9. 现在是几月?	至多	−15(与正确月份每相差 1 月 −5)
10. 今年是哪一年?	至多	−30(与正确年份每相差 1 年 −10)

2. 神经心理成套测验 常用成套神经心理测验(Halstead-Reitan neuropsychological test battery,HRB)是通过心理测验研究和观察人类大脑与行为之间的相互关系,以了解脑卒中患者的神经心理状态,做出准确的诊断与评定。成套测验所测验的行为功能范围广泛,可代表人类的主要能力。

3. Loewenstein 认知障碍成套测验评定法(Loewenstein occupational therapy cognitive assessment,LOTCA) 目前作业评定中,对于脑卒中等原因引起的认知功能障碍的评定,多采用 Loewenstein 认知障碍成套测验评定法成套测验,操作简便,应用方便可靠,通过效度和信度检验,从患者利益出发,与治疗紧密结合。检查内容分为 4 大类,定向检查、知觉检查、视运动组织检查和思维运作检查,需时 30~40 分钟,整个测验可分 2~3 次完成,适宜在康复治疗中运用。检测的物品包括:指导及评分标准 1 册;4 种颜色的积木 20 块;100 孔塑料插板 1 块;塑料插钉 15 个;测试图片 48 张;塑料形板 22 块(6 种形状 4 种颜色);拼图板 1 套(一分为九);检查用图册 1 本;生活用品若干。

但 LOTCA 评定中缺少注意力、记忆功能的评定,需采用其他量表进行评估。常见的特定注意评定包括 William 数字顺背及逆背测验、注意过程测验(attention process test,APT)及日常生活注意测验等。记忆功能评定可采用标准化记忆测试量表,如韦氏记忆评分修订版(the Wechsler memory scale-revised,WMS-R)、Rivermead 行为记忆测试(the Rivermead behavioural memory test,RBMT)、识别记忆检查(the recognition memory test,RMT)、成人记忆和信息处理量表(the adult memory and information processing battery,AMIPB)等。

(四) 知觉功能评估

脑卒中后的失认症中发病率最高的为单侧忽略、疾病失认和 Gerstman 综合征(包括左右手失认、手指失认、失写、失算);失用症中以结构性失用、意念运动性失用和穿衣失用发病率最高,而距离、时间、运动的知觉障碍往往易被忽视。评定方法见本章第四节。

二、作业活动分析

1. 步行 步行是脑卒中患者非常急切希望恢复的功能,步行需要肌力、肌张力均衡、感觉功能、空间认知功能、平衡能力、协调能力及中枢的正确控制。脑卒中患者由于肢体运动功能障碍、感觉及认知功能等障碍,影响患者的步行能力。

2. 偏瘫手 因偏瘫后盂肱关节排列不整齐、肩胛肱骨协调运动丧失;或不正确的搬运、用力上抬患侧上肢以及不恰当的运动,肩关节正常运动机制受损,造成肩部损伤、炎症或肩关节粘连、肩关节半脱位(Glenohumeral subluxation,简称 GHS)、肩手综合征(Shoulder-hand syndrome,简称 SHS)、肩部肌肉痉挛、挛缩等,影响偏瘫手的功能状态。

3. 体能　脑卒中后患者由于运动量减少或存在吞咽障碍,往往导致心肺功能及体能下降,从而影响患者作业活动质量及持续时间。

4. 交流　脑卒中后部分患者还存在言语功能问题,包括听理解、表达、阅读及书写,导致患者出现交流障碍,影响患者家庭、职业和社交活动。

三、作业治疗方法

作业治疗应根据患者的发病时间、年龄、家庭、社会、经济等方面因素和运动、感觉、认知等功能情况,以及是否伴有合并症等,制订行之有效的治疗方案。

(一) 保持正确的体位

正确的体位摆放是偏瘫早期康复治疗中的重要措施,是脑卒中康复的第一步,能增加患侧的本体感觉输入,有效预防或对抗痉挛姿势的出现和发展,将功能损害降到最小限度,为后面的功能训练打好基础。

1. 卧姿　包括健侧卧位、患侧卧位、仰卧位。注意床垫不宜太软,床头不宜抬高,足底部不宜放置任何东西等。

(1)患侧卧位:是所有体位中最重要的,有利于增加患侧身体感觉刺激的输入。患侧卧位时,偏瘫侧上肢应呈肩关节前屈 90°,伸肘、伸指、掌心向上;偏瘫侧下肢呈伸髋、膝稍屈、踝背屈 90°,而健侧肢体放在舒适的位置(图 9-1)。

(2)健侧卧位:是患者感觉比较舒适的体位,有利于患侧的血液循环。健侧卧位时,偏瘫侧上肢有支撑(垫枕),肩关节呈前屈 90°,伸肘、伸腕、伸指,掌心向下;偏瘫侧下肢有支撑(垫枕),呈迈步状(屈髋、屈膝、踝背屈 90°,患足不可悬空)(图 9-2)。

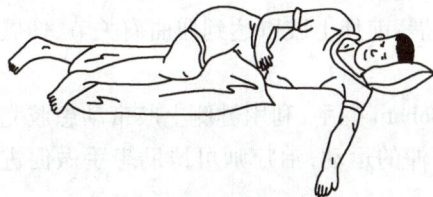

图 9-1　患侧卧位　　　　　　　图 9-2　健侧卧位

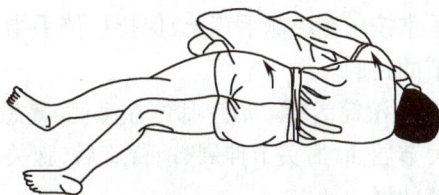

(3)仰卧位:仅作为与其他卧位交替和过渡时使用,尽可能避免长时间采用。仰卧位时,偏瘫侧肩胛骨和骨盆下应垫薄枕,防止肩胛骨后缩,偏瘫侧上肢呈肩关节稍外展、伸肘、伸腕、伸指、掌心向下;偏瘫侧下肢呈屈髋、屈膝、足踩在床面上(必要时给予一定的支持或帮助)或伸髋、伸膝、踝背屈 90°(足底可放置支持物或置丁字鞋,痉挛期除外),健侧肢体可放在舒适的位置(图 9-3)。

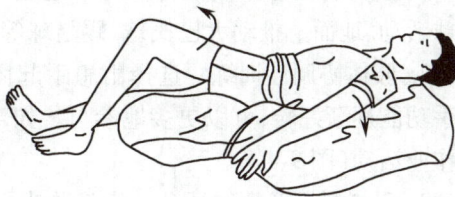

图 9-3　仰卧位

2. 坐姿

（1）床上长坐位：用大枕垫于患者身后以保持躯干端正、背部伸展，确保髋关节屈曲90°；双上肢对称地放置于身前的小桌上，上肢始终位于患者的视野之内。为避免膝关节的过度伸展，可以在膝下垫一小垫。应防止半卧位。

（2）轮椅坐位：选择合适的轮椅，必要时可利用海绵坐垫来调整轮椅的高度和深度，或借助于背板，以保持躯干直立的坐位，在患侧下肢侧方垫海绵枕，可防止髋关节的外展、外旋。为了让患者在坐位时上肢处于一个良好的姿位，应在患者轮椅上制作和安置一个轮椅桌板，可用静止夹板将手保持于相对张开的位置上，以减轻肌张力。

（3）椅坐位：正确的椅坐位左右两侧肩应和躯干对称，躯干伸展、骨盆直立、髋膝踝三关节保持90°位，避免髋关节外展、外旋，小腿垂直下垂，双足底着地。为避免因长期卧床心肺功能下降，为将来的功能恢复创造条件，在生命体征平稳，病情不再进一步发展48小时后，患者意识清楚时，即可在日间采取坐位姿势，并尽可能选择坐位下进食。有效的坐姿要求骨盆提供稳定的支持，躯干保持直立位，既可以解放上肢，又可以让患者能够观察到周围的环境。不论何种方式的坐位，都必须注意两侧对称的原则。

（二）维持和改善关节活动度

鼓励和指导患者采用正确的关节活动方法，进行自主性辅助练习，以改善肢体的血液循环，预防关节僵硬和挛缩。恢复初期，患侧肩关节多缺乏自发的随意运动，需要由健手或他人进行诱导，诱发患侧上肢尽早出现分离运动。

1. Bobath 握手　两手十指交叉相握，患侧拇指在外，由健侧带动患侧上肢自助被动运动。上举或前伸上肢时，患侧肘关节要充分伸展、前臂略旋前，克服患肢的屈曲，肩部充分前伸。动作应缓慢、到位，反复进行。可在卧位、坐位下进行。

2. 磨砂板活动　患者坐在治疗台前，根据上肢功能水平调节治疗台角度。用健侧手掌按压在患侧手背上，保持患侧手指的伸展，前伸上肢以达到屈曲肩关节、伸展肘关节的目的。

3. 滚筒活动　治疗师站在患侧，嘱患者 Bobath 握手，利用健侧上肢带动患肢完成肩关节屈曲、肘关节伸展、前臂旋后、腕关节背伸的运动，治疗师可协助患手做促进肘关节伸展的动作。

（三）患肢的运动功能训练

在进行功能性作业活动中，应逐步增加上肢、手的运动控制能力及协调性训练，为日常生活活动创造条件。

1. 肢体的运动控制能力训练　遵循"由近到远，由粗到细"的恢复规律。如上肢持球活动、地面上推动大巴氏球、踢足球等活动。

2. 肢体协调性训练　选择由患手起固定等辅助作用，健手操作为主的活动。当患手功能逐渐好转，可以更多地参与。如双手配合搬运物品、拼图、弹珠迷宫、木钉盘等作业活动（图9-4）。

3. 手指抓握及精细运动　棋牌游戏、木钉盘活动等，训练手指对粗细、大小、方圆等不同规格、不同形状物体抓握的活动。如捡豆、粗线打结、编织及打字等活动。

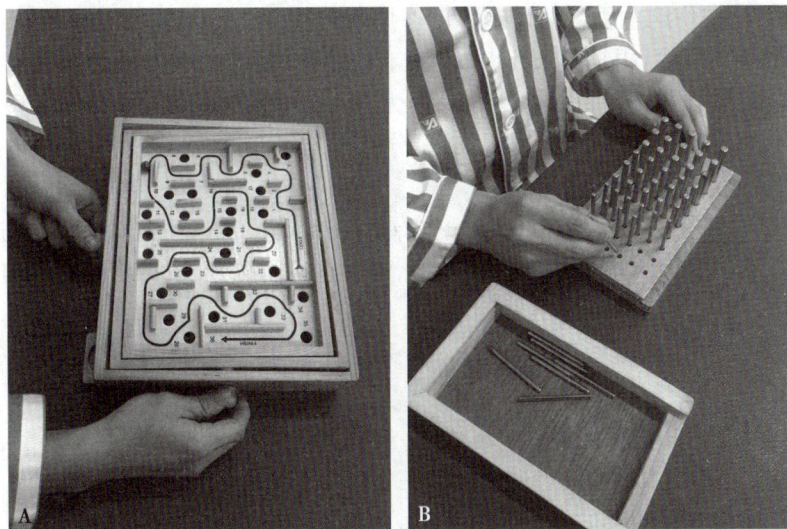

图 9-4 双手协调性训练
A. 弹珠迷宫；B. 木钉盘

（四）感知觉障碍的训练

感知觉障碍的严重程度直接影响运动功能，对感、知觉障碍应同等重视，并加以训练。训练方法详见第九章、第十章相关内容。

（五）ADL 能力训练

脑卒中患者 ADL 能力训练包括单侧肢体生活技巧训练及双手操作训练，工具性作业活动训练、外出转移、购物等训练。

（六）康复宣教及环境适应

为了提高患者作业表现，对患者及家属必要的康复宣教非常重要，包括照顾技巧，并发症预防技巧等，同时，改善患者心理状态，提升作业动机。另一个方面，改善家居及社区环境，使更适合患者生活。

第二节 颅脑损伤

颅脑损伤（traumatic brain injury，TBI）是指各种致伤因素作用于头部，导致颅骨、脑膜、脑血管和脑组织的损伤，引起暂时性或永久性脑神经功能障碍。颅脑损伤患者的作业治疗，是通过有目的的、经过选择作业活动，改善颅脑损伤导致的不同程度意识、运动、感觉、认知、言语交流等方面的障碍，提高患者或者家属的作业表现。

一、作业评估

颅脑损伤与脑卒中评估的方法相似，但更加强调对患者意识、认知、行为和情绪等方面的评估。

（一）颅脑损伤严重程度的评估

意识障碍的程度与持续时间、伤后遗忘持续时间是判断颅脑损伤严重程度的指标。

1. 急性期损伤严重程度的评定　用格拉斯哥昏迷量表（Glasgow coma scale，GCS）评定患者的昏迷程度，根据 GCS 计分和昏迷时间长短，将颅脑损伤分为轻中重三型：如颅脑损伤后昏迷 20 分钟以内 GCS 得分为 13～15 分，为轻度损伤；伤后昏迷 20 分钟～6 小时，得分 9～12 分，为中度损伤；总分低于 8 分，伤后昏迷或再次昏迷持续 6 小时以上者为重度损伤，康复效果较差。

2. 持续性植物状态评定（persistent vegetative state，PVS）　重度颅脑损伤，若伤后昏迷持续 1 个月仍无反应即进入植物状态，如昏迷时间再延长，即为持续性植物状态，其时间愈长，康复的可能性愈小。

3. 恢复期伤情严重程度的评估　可采用伤后遗忘的时间（PTA）的长短进行评估。

（二）认知、知觉功能评估

认知、知觉障碍的评估请参照本章第三节、第四节。

（三）情绪障碍的评估

多采用汉密尔顿焦虑表（Hamilton anxiety scale，HAMA）和汉密尔顿抑郁量表（Hamilton depression scale，HAMD）。

（四）ADL 能力的评估

可采用改良 Barthel 指数（MBI）、功能独立性评定（FIM）。

二、作业活动分析

颅脑损伤患者与脑卒中患者一样可出现不同程度运动障碍和感觉障碍。

1. 运动障碍　颅脑损伤后的运动障碍与脑卒中的运动障碍相似，但又比脑卒中的运动障碍要复杂。表现为偏瘫、三肢瘫、四肢瘫、痉挛、关节活动受限、平衡协调障碍等。瘫痪、肌力减弱、肌肉痉挛、平衡障碍、共济失调、不自主运动等运动功能障碍影响患者的日常生活能力。

2. 感觉障碍　由于本身的感觉障碍，患者对外界刺激不敏感，易造成意想不到的损伤。关节位置觉、运动觉、平衡觉等感觉障碍会影响患者运动功能，会导致日常生活活动能力下降。

3. 认知觉障碍　由于有认知、思维、言语等高级神经功能损伤而可能出现认知功能、行为、心理和社会交往等方面的障碍，患者可能抗拒、抵制、消极对待作业活动，或因注意力分散、记忆力差、学习困难、归纳、演绎推理能力减弱而使许多活动无法正常进行。单侧忽略、Gerstmann 综合征、结构性失用、意念运动性失用、穿衣失用等知觉障碍影响活动的正常进行。

三、作业治疗方法

（一）一般康复处理

急性卧床期，不论患者意识状态如何，都应进行包括正确体位摆放、定时翻身与拍背、维持和改善关节活动度等早期康复介入或治疗。具体可参考本章第一节脑卒中的相关内容。

（二）促醒治疗

颅脑损伤患者会出现不同程度的意识障碍，综合促醒治疗是早期作业治疗的一项重要内容。通过触觉、听觉、视觉等多种多样的刺激，帮助患者苏醒，促进意识的恢复。观察患者面部表情或呼吸、脉搏、睁眼等变化对各种刺激的反应。

1. 触觉刺激　嘱家属经常抚摸患者的头面部、体表，或梳头、洗脸，从肢体远端至近端擦拭患者肢体皮肤等。

2. 听觉刺激　音乐或语言刺激。例如：①声音刺激：用录音机或电视机等，定时播放患者伤前比较喜欢、熟悉的音乐、节目；②亲情唤醒：亲属经常呼唤患者的名字，定时与患者说话、耳语，特别是患者既往比较关心、感兴趣的话题。

3. 视觉刺激　利用不断变化的五彩灯光照射患者头面部，或让患者注视亲人、熟悉物体之照片，或者仅仅注视周围环境中的人、物等。

4. 运动觉刺激　治疗师或家属每天被动活动患者的四肢关节。

5. 高压氧治疗　高压氧治疗颅脑损伤具有促醒作用，可缩短病程。在综合治疗的基础上，只要生命体征平稳，无高压氧禁忌病症，应及早进行高压氧治疗。

（三）认知、知觉障碍的康复

颅脑损伤后的认知障碍是多方面的，有注意力分散、思想不能集中、记忆力减退、学习困难、归纳、演绎推理能力减弱等。知觉障碍是颅脑损伤的常见症状，主要包括单侧忽略、Gerstmann 综合征、结构性失用、意念运动性失用、穿衣失用等。认知、知觉障碍可影响康复训练的顺利进行，作业治疗时应先行处理，加强相关的训练。具体作业治疗方法请参考本章第三节、第四节。

（四）运动障碍的康复

可参考第一节脑卒中的相关内容。

（五）行为障碍的康复

行为异常的治疗目标是设法消除患者不正常的、不为社会所接受的行为，促进其亲近社会的行为。

1. 环境管理　创造适合行为治疗的环境，安全、安静，布局合理。

2. 行为治疗　通过修饰某一行为，来抑制或鼓励某一行为模式。如用简单的奖励方法如实物、代币券等，教会患者自我控制；对不当的行为应用预先声明的惩罚；在极严重的不良行为发生后，给患者厌恶刺激。

（六）ADL 能力训练

康复训练逐渐扩展到出院后的家庭生活技能，康复训练的地点可从医院扩展到社区及家庭。

（七）心理指导及健康教育

颅脑损伤的患者病情稳定以后，需长时间进行精心的护理和康复训练，此时患者和家属易产生焦虑、烦躁情绪，应指导家属让患者时刻感觉到被关怀、理解和支持，增强患者的自信心。鼓励家属及早参与到患者的作业治疗中。

第三节　认知障碍

认知是人们运用和处理所获得的信息进行思考和行动，是认识和知晓事物过程的总称，包括感知、识别、记忆、概念形成、思维、推理及表象等一系列过程。

认知功能是人们在客观事物的认识过程中对感觉输入信息的获取、编码、操作、提取和使用。正常认知依赖大脑皮质的正常功能,任何引起大脑皮质功能和结构异常的因素均可导致认知障碍。当认知功能因大脑及中枢神经系统障碍而出现异常,则称之为认知障碍(cognitive deficits),临床常见的有注意障碍、记忆障碍、计算力障碍、思维障碍等类型。

一、作业评估

（一）注意障碍的评估

注意障碍的评估主要通过使用神经心理学测验对被试者在注意的选择性、持久性和灵活性等方面进行评价,方法较多,常见的有:

1. 视跟踪和辨识测试

（1）视跟踪:要求受试者目光跟随光源作左、右、上、下移动。每一方向记 1 分,正常为 4 分。

（2）形态辨别:要求受试者临摹画出垂线、圆形、正方形和 A 字形各一图。每项记 1 分,正常为 4 分。

（3）划消字母测试:要求受试者用铅笔以最快速度划去字母列中指定的字母。100 秒内划错多于一个为注意有缺陷。

2. 辨别注意测试

（1）听认字母测试:在 60 秒内以每秒 1 个字的速度念无规则排列的字母给受试者听,其中有 10 个为指定的同一字母,要求听到此字母时举手,举手 10 次为正常。

（2）背诵数字:以每秒 1 个字的速度念一系列数字给受试者听,要求立即背诵。从两位数开始至不能背诵为止。背诵少于 5 位数为不正常。

（3）词辨认:向受试者播放一段短文录音,其中有 10 个为指定的同一词,要求听到此词时举手,举手 10 次为正常。

3. 听跟踪　在闭目的受试者的左、右、前、后及头上方摇铃,要求指出摇铃的位置。每个位置记 1 分,少于 5 分为不正常。

4. 声辨认

（1）声识认:向受试者播放一段有嗡嗡声、电话铃声、钟表声和号角声的录音,要求听到号角声时举手。号角声出现 5 次,举手少于 5 次为不正常。

（2）在杂音背景中辨认词:在喧闹集市背景音中,向受试者播放一段短文录音,其中有 10 个为指定的同一词,要求听到此词时举手。举手 10 次为正常,举手少于 8 次为不正常。

（二）记忆障碍的评估

心理医生以及神经心理学专家多采用韦氏记忆测试(WMS)、临床记忆量表和行为记忆量表(RBMT)等评价记忆,OT 师关键应掌握患者是否存在记忆障碍以及记忆障碍对于患者的日常生活有哪些影响,以便切合实际地为患者制订康复训练计划,因此主要是针对患者的瞬时、短时和长时记忆进行评估。

RBMT(Rivermead 行为记忆能力测验)是最常用的专门化评估量表。该量表于 1985 年由英国牛津 Rivermead 康复中心编制设计而成,于 1999 年在香港翻译成中文版,分儿童、成人等 4 个版本,在国外及港台普遍采用。

RBMT 是以预测何种脑损伤患者易在日常生活中发生记忆障碍为目的开发的,侧重于日常记忆能力的测验,采用标准化方法进行,通过评分的方法对患者进行测验。是检测日常生活中记忆障碍行之有效的方法,信度高,能反复进行评价。既能测定出记忆障碍的严重程度,也能在治疗过程中及时观察记忆障碍的改善情况。具体评定方法见《康复评定》相关内容。

(三) 计算力障碍的评估

临床常用的评估方法是 MMSE 简易智能精神状态检查量表,其中有关于计算力的检查项目,如 100 连续减 7,检查患者是否能回答正确。

(四) 思维障碍的评估

1. 回答问题　通过让患者回答实际问题来观察患者对日常问题表征的方式(问题在患者头脑中是如何呈现、怎样表现出来的)、采取的解决策略、解决的过程和解决的效果等。被试的问题分为四类:

(1)人际的:如婚姻问题。

(2)非人际的:虽涉及他人但不需要处理个人情感的问题,如找修理工提供服务、打电话报警等。

(3)个人的:如身体健康的维护。

(4)自然的:如如何应付火灾、不知道手机放在家里哪个地方了怎么办、卫生间下水道堵塞了怎么办等。

2. 谚语解释　用于检测患者抽象概括能力,考察患者理解口头隐喻的能力。治疗师提出谚语,由患者进行解释,若患者只会解释具体的字面意思或简单地重复谚语的意思均提示有障碍。如将"条条道路通罗马"解释为"条条道路都可以到达罗马"。

3. 类比测验

(1)相似性测验:通过检查汉族识别一对事物或物品在概念上的相同之处的表现,考察其对比和分类与概括的心智操作能力。让患者比较如苹果-萝卜、散文-杂文等两种事物或物品的相似之处。

(2)差异性测验:检查方法与相似性检查相同,要求患者在比较之后,指出两者的区别。如要求患者比较狼—狗、小孩—老人等两种事物或物品间的差别。

4. 推理测验　要求患者通过推理去寻找规律并验证这种规律,包括言语推理和非言语推理。如由大到小排列数字、按规律填字或数字等。

二、作业活动分析

认知障碍导致的时间定向、空间定向、注意力、记忆力、计算力、执行能力等方面影响患者的作业表现。

1. 时间定向障碍　影响患者对时间的把握,从而影响社交及职业活动。

2. 空间定向障碍　患者有迷路和走失的风险,外出活动需要监护。

3. 注意力障碍　影响患者学习、社交及职业,在日常生活中需要简短、重复的提醒。

4. 记忆力障碍　对于需要服药的患者,存在记忆力障碍会出现忘记服药或重复服药的情况。

5. 计算力障碍　会影响购物及财务管理活动。

6. 执行力障碍　患者对事物逻辑顺序往往存在困难,活动需要简化流程。

三、作业治疗方法

（一）注意障碍的作业治疗

所有注意力评定方法均可用于训练患者的注意力。注意力的训练包括基本技能训练、信息处理训练和对策性训练。

1. 基本技能训练

（1）时间感训练：又称反应时训练，可以改善和提高患者对刺激的反应速度。给患者一只秒表，让其按治疗师口令启动并于10秒内由患者自动停止它。然后将时间由10秒逐步延长至1分钟，当误差小于1~2秒时改为不让患者看表，启动后让其心算到10秒时停止，然后将时间延长，到2分钟时停止，误差应不超过每10秒有1.5秒，即30秒时允许范围为30秒±（3×1.5）秒。当误差不超过此值时再改为一边与患者交谈一边让患者进行同上训练，患者尽量控制自己不受交谈分散注意力。此外，有些粗大的运动活动也可用于增强和加快对刺激的反应能力，如投球、击鼓传花等。

（2）注意稳定性训练

1）视觉注意稳定训练

视跟踪：要求患者于治疗师保持目光接触，训练患者注视固定和追视移动的目标。

猜测游戏：①取两个透明的杯子和一个弹球，要患者注视下由治疗师将一杯覆扣在弹球上，让患者指出弹球在哪个杯中，反复数次；②无误差后改用两个不透明的杯子，操作同上，此时患者已不能透过杯壁看到弹球，让患者指出何杯中扣有弹球，反复数次；③成功后改用三个或更多的不透明杯子和一个弹球，方法同前；④成功后改用3个或更多的不透明杯子和两个或更多的颜色不同的弹球，扣上后让患者指出各种颜色的弹球在哪里，移动容器后再问。

删除作业：①在白纸上写几个大写汉语拼音字母如SWCLGCOD（亦可依患者文化程度选用数字、汉字或图形），让患者用铅笔删去治疗师指定的字母如"C"；②改换字母的顺序和规定要删的字母，反复进行数次；③改用两行写有小些的字母，以同样的方式进行数次；④改为三行或更多行的字母，方式同前；⑤再改为纸上同时出现大写和小写字母，让患者删去指定的字母（大写及小写的），反复数次；⑥再在前基础上穿插加入以前没出现过的字母，让患者删去，反复数次；⑦再将以前没出现过的字母三个一组穿插入其中，让患者把这些三个一组插入的字母一并删去。

数目顺序：①让患者按顺序说或写出0~10的数字。如有困难，给11张上面分别写有0~10数字的字卡，让其按顺序排好；②增加数字跨度，反复数次；③改让患者按奇数、偶数或逢10的规律说出或写出一系列数字，并由治疗师随意指定数字的起点；④再变换方向，如由小到大改为由大到小，反复数次；⑤向患者提供一系列数字中的头四个数，从第五个数起往后递增时要求每个数加一个数，示范后让患者继续进行，让其每次报出数字加后的和，反复数次；⑥改为每次递增时从原数上乘以另一个数或除以另一个数。

2）听觉注意稳定训练：可用听认字母、复述数字、词辨认评估方法进行训练。①治疗师念一串数字，要求患者在听到某个数字时举手示意；②再要求每听到某两个数字中的一个时举手示意；③随后再告诉患者这两个数字出现的规律，如数字6会紧跟在7后出现、3会紧跟在4后出现，要求每听到6和3中的一个时举手示意。

3)静坐放松训练:通过静坐使患者全身放松、情绪稳定,是提高注意稳定性的重要手段,也有利于顺利进行其他基本训练。

(3)注意的选择性训练:提高注意的选择性主要通过增加各种干扰来进行,主要包括以下两种形式:①视觉注意选择训练:将一张有错误选择的作业纸作为干扰放在划消作业纸上方,使患者寻找和发现指定数字、字母或形状变得更为困难;也可通过从分类广告或菜单中找到指定项目或内容来训练;②听觉注意选择训练:播放有背景音乐的录音带,要求患者听到指定的数字或字母时指出来;也可在患者进行作业活动时播放录有患者感兴趣的内容的录音带,如患者喜欢的新闻或音乐等。

(4)注意的转移性训练:也称交替性注意训练,即无论采取何种作业训练,都得同时为患者准备两种不同的作业,当治疗师发出指令"变"时,患者得停止当前作业改做另外一项作业。如先要求删除一列数字中的奇数,治疗师说"变"时改删除偶数,或正在看报纸时治疗师说"变"患者得接听电话,或看电视时将电视频道间隔一定时间更换一次等。

(5)注意的分配性训练:在患者穿衣服时同患者谈论事情、看电视时问患者问题等,也可组织患者开展听写活动。

2. 信息处理训练

(1)兴趣法:用患者感兴趣的东西或熟悉的活动进行刺激引起患者的注意,如使用患者感兴趣的电脑游戏等。

(2)示范法:治疗师向患者示范要求患者做的活动,并用语言对患者进行提示,以多种感觉刺激将要求患者做的活动展示在患者面前,有助于患者更好地了解要注意的信息。

(3)奖励法:用词语称赞或其他强化刺激,增加所希望出现的注意行为的出现频率和持续时间。当所希望的注意反应出现后,立即给予患者某种形式的奖励,可以激发患者的成就感。临床上最常用的奖励法是代币法。

(4)电话交谈:由于电话提供的刺激很有限,所以在电话中交谈比面对面谈话更容易集中患者的注意力。因此,应鼓励患者家人、朋友多打电话与患者就患者感兴趣的话题进行交谈。

3. 对策训练 对策训练并非强调训练某种特定的注意技能或品质,而是重点训练对策的应用。这些对策是可以帮助患者掌握某种能调动患者自身因素以自己控制注意障碍的策略,对策训练是帮助患者养成运用这些对策的习惯。如要求患者在进行某项特定作业时大声口述每一个步骤,这样有利于集中注意力。取得效果后,逐渐训练患者将大声口述改为内心默默地提示,最终成为患者自身内在的能力。也可要求患者大声地自我提示,如"我不能分散注意力,必须认真看书"等进行自我指导策略训练。

(二)记忆障碍的作业治疗

记忆与注意的关系极为密切,必须先注意和理解一件事才有可能记住它。记忆障碍可能继发于注意障碍,记忆障碍常常合并注意障碍。因此,改善注意障碍是记忆障碍康复的前提,在治疗记忆障碍前,应确保患者注意障碍恢复。

记忆障碍的康复目标是逐步延长刺激与回忆的间隔时间,最终使患者在相对较长的时间后能准确回忆或再现,提高 ADL 能力的独立程度。

1. 记忆训练

（1）视觉记忆训练：先将 3～5 张绘有日常生活中熟悉物品的图片卡放在患者面前，告诉患者每卡可以看 5 秒，看后将卡收去，让患者用笔写下所看到的物品的名称，反复数次；成功后增加卡的数目，反复数次；成功后再增加卡片的行数，如原仅一行，现改放两行或三行卡片等。

（2）地图作业：在患者面前放一张大的、上有街道和建筑物而无文字标注的城市地图，先由治疗师用手指从某处出发，沿其中街道走到某一点停住，再让患者将手指放在治疗师手指停住处，从该处返回到出发点，反复 10 次，连续两日无错误，再增加难度，如路程更长、绕弯更多等。

（3）彩色积木块排列：用品为 6 块 2.5cm×2.5cm×2.5cm 的不同颜色的积木块和一块秒表，以每 3 秒一块的速度向患者展示木块，展示完毕，让患者按治疗师所展示次序向治疗师展示木块，正确的记"+"，不正确的记"−"，反复 10 次，连续两日均 10 次完全正确时，加大难度进行，如增多木块数、缩短展示时间等。

2. 记忆辅助 记忆辅助是借用辅助物、提示或调动自身因素来改善或补偿记忆的方法，有外辅助和内辅助两种。

（1）外辅助：外辅助是利用人体外部的辅助物或提示来帮助记忆的方法。是一类代偿技术，对功能性记忆障碍者是最有用的策略，适用于年轻、记忆障碍较轻且其他认知障碍较少者。外部辅助工具分为储存类工具和提示类工具两大类。储存类工具应具备容量大、易携带、使用简单和无需依赖其他工具等特点，如记事本、录音机、日程表、计算机等；提示性工具应具备特异性、快速性等特点，如报时手表、定时器、闹钟、日历、清单、标签等。

（2）内辅助：所谓内辅助是指通过调动自身因素，以损害较轻或者完好的功能代替损伤的功能以记住新信息的方法。包括言语记忆法和视形象技术两大类，前者适用于右侧大脑半球损伤致形象记忆较差的患者，常见的有复述、首词记忆法、故事法、PQRST 练习法等；后者常用于左侧大脑半球损伤致言语记忆较差的患者，常用的有图像法、地点法等。

1）复述：要求患者无声或大声重复要记忆的信息。根据德国心理学家艾宾浩斯的遗忘曲线（图 9-5）的特点，及时、经常地进行复述，有利于识记的内容得到巩固。比

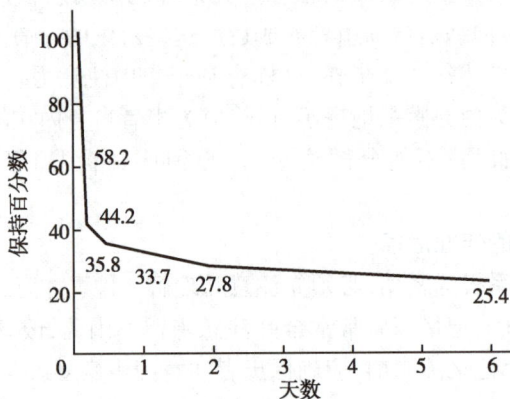

图 9-5 遗忘曲线

较科学的复述时间是识记材料后的 20 分钟、1 小时、2 小时、1 天、1 周、1 个月、3 个月。

2）PQRST 法：PQRST 是预习（即 previewing）、提问（即 questioning）、评论（即 reviewing）、陈述（即 stating）和测验（即 testing）首字母缩写。即理解性记忆，P 是让患者预习或浏览要记住的内容；Q 是让患者向自己提问该段落的目的或者意义；R 是让患者仔细阅读材料；S 是让患者用自己的话陈述从段落中获得的信息；T 是让患者用回答问题的方式来进行自我检测。主要适用于对书面材料的学习，既可用于记忆正常者，对 IQ 较高的脑损伤患者也可获得良好的效果。

3）首词记忆法：让患者将需要记忆的信息的头一个词编成容易记忆的短语或句子，通过熟记这个短语或者句子，达到记住需要记忆的信息的目的。如将预习（即 previewing）、提问（即 questioning）、评论（即 reviewing）、陈述（即 stating）和测验（即 testing）首字母缩写为"PQRST"来记忆。

4）故事法：让患者根据自己的习惯和爱好，将需要记忆的信息编成一个简单、熟悉的故事来进行记忆。我国的成语一般均内含一个典故，在开发儿童的学习和记忆能力时，可采用故事法。

5）数字分段：是有效记忆数字的基本方法，如记忆手机号码和身份证号等。如记身份证号码时可将 18 位身份证号分为 4 段：前 6 位是省份、地区代码，中间 8 位是出生年、月、日，后 3 位是顺序码，最后一位是检验码。

6）图像法：将需要记忆的信息在自己的大脑中构建一副图像来巩固记忆。特别适用于人名的记忆，将一个人的面容特点、体型特点和他的名字结合起来进行记忆。图像记忆法应尽量让患者看到报纸或者卡片上真实存在的图像，尽量少依靠患者自己的想象。

7）地点法：将需要记忆的新信息与地点或部位联系起来记忆。

3. 环境调整与适应 环境调整是通过环境的重建，减轻患者的记忆负荷。适用于永久性记忆障碍的患者。

（1）简化环境，消除分散注意力的因素，如房间整洁，家居杂物不过多。

（2）记忆时适当控制信息出现的量、频率和间隔。一般来说，信息量少比多好；重复次数多比少好；不同信息出现的间隔时间长比短好。

（3）尽量减少环境的变化，常用的物品放在固定的位置。

（4）更换安全的家用电器，可将日常生活中常用的电水壶、电炊具、电灯等，设计成间隔一段时间自动关闭的装置，避免健忘者使用时带来危险。

（5）避免常用物品遗失，可将眼镜系上绳子后挂在脖子上，把手机等挂在腰上。

（三） 计算力障碍的作业治疗

计算力障碍可以做一次简单的运算，也可以模拟超市购物的场景来改善计算力障碍。

（四） 思维障碍的作业治疗

1. 指出报纸中的消息 取一张当地的报纸，首先问患者有关报纸首页的信息如大标题、日期、报纸的名称等；如回答无误，再请指出报纸中的专栏如体育、商业、分类广告等；回答无误后，再训练寻找特殊的消息，如问某个歌星在哪个地方举行演唱会、当日的天气如何等；回答无误后，再训练寻找一些需要做出决定的消息，如已知患者需买一部手机，可取一有出售手机广告的报纸，问患者想买什么牌子和价值多少的，要求从报纸上寻找到接近条件的,再问是否想购买等。

2. 排列数字 给患者三张数字卡,让其由低到高地将顺序排好,然后每次给一张数字卡,让其根据数值的大小插进已排好的三张之间,正确无误后,再给几个数字卡,问其中有什么共同之处,如有些都是奇数或偶数、有些可以互为倍数等。

3. 问题状况的处理 给患者纸和笔,纸上写有一个简单动作的步骤,如洗脸时往脸盆里倒水、拧干毛巾和擦脸,问患者的先后顺序。更换几种简单动作,都回答正确后再让其分析更复杂的动作如油煎鸡蛋、补自行车内胎等,此时让患者自己说出或写出步骤,训练成功后,治疗师可向患者提出不同的问题,如丢失钱包怎么办、在新城市中迷了路怎么办、看到大楼往外冒浓烟怎么办、家里的钥匙被锁在门里怎么办等,看患者解决问题的思路。治疗师观察患者的表现并提供不同的帮助,包括分解问题、给予提示,如问接下来该如何办。

4. 从一般到特殊的推理 从国家、职业、食品、工具、动物、植物、运动等内容中随便指出一项,如食品,让患者尽量多地想出与食品有关的细项;如回答顺利,可对一些项目给出一些限制条件,让患者想出符合这些条件的项目,如谈到食品时,可问患者需要加工的有哪些、可以直接食用的有哪些、生熟均可的有哪些;成功后可让患者猜测治疗师袋中的食品,让他通过向治疗师提问的方式猜出买的是什么。鼓励他先提一般的问题,如它是豆制品类吗,是肉类吗等,治疗师回答后再进一步问,如治疗师回答是肉类,他可以再问是猪肉吗,是牛肉吗等。起初允许他通过无数的提问猜出结果,以后限制他必须用 30 次的提问猜出结果,成功后再限定为 20 次、15 次等。这类似于问问题猜物品名称的游戏。

5. 对比与分类 训练患者对不同的物品或事物进行分类。给患者一张写有 30 种物品名称的卡片,并告诉患者 30 种物品都属于三类(如食品、家具、衣服)物品中的一类,让其进行分类,如不能进行,可给予帮助;训练成功后,让其进行更细的分类,如在初步分为食品类后,再细分是肉类、奶制品、蔬菜类、豆制品、水果类等;成功后再给一张清单,上面写有成对的、有某些共同点的物品的名称,如椅子—床、绿茶—咖啡、书—报纸等,让患者分别回答出每一对中有何共同之处,答案可以多个,如书—报纸可以回答是写出来的和是纸制的等,必须有共同之处。

6. 做预算 让患者假设一个家庭在房租、水、电、食品等方面的每月开支账目(可做 6 个月或 1 年的),然后问患者哪个月的某一项(如水)花费最高或最低;回答正确后,再让其算算各项每年的总开支是多少钱,如每年的水费是多少;回答正确后,让其改变各项的总开支数然后再加入其他类别的开支(如衣服、娱乐等),问患者在上述预算内每月要用多少钱才能生活,进而让其细分出每周要多少钱、每小时要多少钱等。

7. 谚语解释 同评定方法进行。

第四节 知 觉 障 碍

知觉障碍是指在感觉传导系统正常的情况下大脑皮质特定区域对感觉刺激的认识和整合异常。知觉障碍是脑神经系统疾患的常见症状,也是许多精神病的主要症状,表现为失认症和失用症等,往往成为康复训练的巨大阻碍,应先行处理。

一、作业评估

（一）失认症的评估

失认症指脑损害时患者并没有感官功能不全、智力衰退、意识障碍、注意力不集中的情况下，不能通过某一种感觉辨认身体部位和以往熟悉的物体，但能通过其他感觉通道进行认识的临床症状。不同的失认症，评定方法各异。同一种失认症，也可采用多种方法进行评估。

1. 颜色失认　指患者病前分辨颜色无异常，病后对颜色不能分辨。可向患者出示一套彩色铅笔，让患者逐一说明每一只铅笔是什么颜色。不能正确回答者即为颜色失认。

2. 颜面失认　原先认识的人，在病后不能依靠面容识别，往往需要依靠声音或体态来区别。可通过向患者出示家人或著名人物的照片，让其辨认，不能识别者为颜面失认。

3. 触觉失认　尽管患者触觉、本体觉和温度觉正常，但不能通过触摸辨认物品。可通过让患者闭目触摸铅笔、硬币、钥匙、积木、剪刀等物品之一，然后放回桌面，让患者睁眼辨认刚才触摸的物品，不能分辨者即为触觉失认。

4. 听觉失认　患者能分辨出有无声音存在，但不能区分是什么声音。如不能区分门铃声与电话铃声等。可让患者闭目分辨电话铃、汽车喇叭声等，不能分辨者为听觉失认。

5. 单侧忽略　又称半侧空间失认，是指患者对脑损伤对侧一半身体和空间内的物体不能辨认。病灶常在右侧顶叶、丘脑。最为常用的单侧忽略评定包括等分线段测验、画图测验、空间表象试验、阅读试验、书写试验、日常生活行为检查等。

（二）失用症的评估

失用症指患者无任何运动麻痹、共济失调、肌张力障碍和感觉障碍，也无意识及智能障碍的情况下，不能在全身动作的配合下正确地使用一部分肢体功能去完成那些本来已经形成习惯的动作，又称运动不能。由于病灶部位不同，临床表现不同。这里介绍几种较常见的表现。

1. 意念运动性失用（IMA）　患者完全了解某项作业的概念却不能有目的地完成该项作业。患者能正确口述动作，但执行困难，也不能模仿动作。可采用 Goodglass 失用测试进行评估，也可通过观察患者能否模仿和按口令完成动作等进行评估。

2. 运动性失用（MA）　常表现在一侧肢体的失用，并以上肢为主，患者动作笨拙，失去执行精巧、熟练动作能力，可让患者完成书写、扣纽扣、系鞋带等精细动作进行评估。

3. 意念性失用（IA）　患者不能模仿和按口令完成动作，也不能理解动作的概念或对动作进行正确的描述，也不能自发地完成习惯性动作，表现出动作步骤错误或者工具使用错误。可通过要求患者演示日常用品的使用操作（打电话、点烟、梳头、刷牙）进行评估。

4. 结构性失用（CA）　又称构成失用。患者不能按命令或自发地复制、描绘、构造二维或三维结构。系一侧的顶枕叶受损所致。可让患者搭建积木桥、复制二维几何图形、画图（时钟、房子、花）、用手指做对称动作进行评估。

5. 穿衣失用（DA） 患者不能自己穿衣服，穿衣时上下颠倒、正反及前后颠倒，纽扣扣错，将双下肢穿入同一条裤腿等。往往由于结构性失用、体象障碍和空间关系紊乱所致。主要通过功能测试、观察患者给娃娃穿衣或者自己穿脱衣服进行评估。

6. 步行失用（WA） 患者不能发动迈步动作，但遇到障碍或楼梯则能越过或迈上。通过观察行走特点进行评估，当患者不能迈步时如在他双足前方放一木棍或砖头等障碍物时却能迈步和行走即可认定。

二、作业活动分析

1. 失认症 患者不能通过某一种感觉辨认以往熟悉的物体，但能通过其他感觉通道进行认识，对日常生活有影响但基本能自理。右脑损伤引起的左侧空间忽略不仅影响患者感觉、运动、认知及日常生活活动，还涉及精神、心理活动，甚至发生意外，如坠床、摔倒、碰撞等。

2. 失用症 意念运动性失用患者在适当的环境和时间可以自动、反射地完成动作，日常生活多不受影响。运动性失用时动作笨拙，失去执行精巧、熟练动作的能力，如系扣、拉拉链。意念性失用患者失去执行复杂精巧动作的观念，常弄错动作的前后程序，日常活动程序错乱，出现其他动作（错误行为和行动）。穿衣失用患者不能正确地穿脱衣裤。步行失用患者脚离地困难，可上下台阶，不能平地行走。

三、作业治疗方法

（一）失认症的作业治疗

1. 颜色失认的治疗 向患者提供各种物体的轮廓和色笔，让其填上正确的颜色，或用各种颜色的细沙在给定的图案上画"沙画"。在必要时给予提示和鼓励。

2. 颜面失认的治疗 反复用家人的照片借助语言进行辨认，或者将照片与写好的名字进行配对等。

3. 触觉失认的治疗

（1）触觉刺激法（SI法）：用适当的刺激，训练患者的触觉和压觉感受器。①用粗糙的毛巾用力地擦患侧的前臂、手、手指的背侧以及掌侧，施加摩擦刺激；②让患者主动或者被动抓握硬纸板做的椎体，利用锥形体对手指的掌面施加压力刺激。两种刺激交替进行，每30秒交换一次，每种刺激的累计时间都不得少于2分钟。

（2）辨识训练：让患者闭目，用手触摸丝绸、毛巾、砂纸、木块等物体，感觉和分辨出不同的材料。

4. 听觉失认的治疗

（1）听觉辨识训练：①声—图辨识：首先让患者仔细聆听一种声音，可以用发声体直接发出声音或放用录音机录下的声音，然后要求患者从画有各种发声体的图片中挑出与该声音对应的图片。如患者听过电话铃声后，让他从电话机、门铃、火车、闹钟、轮船等图片中指认出与电话铃声一致的物件（即电话机），反复训练后再更换其他声音进行训练；②声—词辨识：让患者仔细聆听一种声音后，从写有各种声音的词卡中找出与该声音对应的词。

（2）代偿训练：将某种发声体放在患者的视野内，让患者在视觉的帮助下辨认声音的性质。

5. 单侧忽略的治疗

（1）视扫描训练：视扫描训练是指在视野范围内不断地变化注视点、寻找并追踪目标的能力训练。是临床常用的训练方法，通过增加眼动范围来促进患者向忽略侧的视觉搜索，使患者加强对忽略侧的注意，逐渐意识到被忽略侧的存在，直到能主动注意到被忽略侧。

可采用让患者逐一捡起桌面上的硬币或积木、划消指定的字母或图像等方法进行训练，采用阅读时用手指字、逐字移动，视线追随手指移动的方法进行训练是简单易行的方法。训练时要由易到难、由少到多、由慢到快，即从线到面、从小范围到大范围、从空间连续性搜索到在各个方向的不连续、大范围搜索，搜索目标的数量应逐步增加，搜索速度要逐步加快。

（2）感觉输入训练：在日常生活中尽量给予忽略侧各种感觉刺激，如放置床的位置时考虑到使忽略侧朝向床头柜、电视机或房门等；加强对忽略侧的感觉刺激，具体可采用以下方法：①治疗师触摸患者忽略侧，让患者判断触及的部位；②在患者注视下，治疗师用手或粗糙的毛巾、毛刷、冰块摩擦患者的忽略侧上肢；③让患者在注视下用自己的健侧手摩擦患侧上肢；④患者上肢近端功能有恢复后，让患者借助滑板在桌面上做跨越中线的弧线运动，要求患者目光跟随上肢移动；⑤被动活动关节训练，或让患侧肢体做负重训练，以促进本体感觉的恢复。

（3）病灶同侧单眼遮蔽：在保证患者安全的情况下，将患者病灶同侧单眼遮蔽后进行活动，提高患者对患侧物体的注意力。

（4）基本动作训练：①尽早取正确的床边坐位或轮椅坐位，纠正躯干向患侧或后方倾斜，必要时使用坐垫防滑；②在正确坐姿下向患侧旋转躯干，促进对患侧的注意；③利用姿势调整镜进行坐位、站立、转移、驱动轮椅以及步行等练习。

（5）日常生活能力训练：一般从训练进食开始，逐步增加更衣、转移、使用轮椅等训练。

（6）环境调整与适应：如可在书本、餐桌、楼道的左侧用红线作标记，以提醒左侧忽略的患者对左侧的注意；让患者在镜子前完成更衣，进餐时使用与周围进餐者不同颜色的餐具等。但如果患者向患侧注意困难，为了安全和方便，应将物品放在患者能注意到的空间范围内，如将食物、电话机、呼叫铃等放在健侧，与患者说话或治疗时站在患者的健侧。

（二）失用症的作业治疗

1. 意念运动性失用的治疗

（1）患者比较容易进行粗大和整体的动作，因此训练时不将动作进行分解，而应使活动整体地出现。如训练患者翻身时，直接给予口令"翻过去"，而不将动作分解。

（2）对于动作笨拙或出现不必要的异常运动的患者，治疗师应通过身体接触以引导流畅的运动模式出现或限制异常运动的出现。如进食时握住患者的手引导完成。

（3）环境调整与适应：熟悉的环境可以起到提示和促进作用，应尽可能在相应的时间、地点、场景和熟悉的环境进行训练，如早晨在床旁进行穿衣训练、做饭训练在家里进行或使用熟悉的烹调用具等。

2. 运动性失用的治疗

（1）进行特定的作业活动前先进行肢体活动，如患者驱动轮椅前引导患者上肢进行模拟性的全活动范围的"推动"活动,给予肢体本体感觉、触觉、运动觉的刺激。

(2)治疗训练要加强练习,患者在执行过程中发生困难应给予具体的帮助,比如示范部分动作或与患者一起作业活动,或使用手势、递给患者一个物品来提醒或暗示。改善后要减少暗示、提醒,并加入复杂的动作,训练患者完成。

3. 意念性失用的治疗

(1)故事图片排序训练:可在进行系列训练前进行。给患者5~6张写有字词的卡片,要求患者按正确的顺序将这些卡片排列起来并组成一段故事情节或短故事。根据训练效果可逐渐增加卡片数量或增强故事情节的复杂性。

(2)活动训练:关键在于训练患者理解如何使用物品。采用与意念运动性失用相同的治疗方法,不同之处在于应采取连环技术。即将活动分解成为一系列动作,让患者分步训练,待前一步动作掌握后,再学习下一步,逐步将每个动作以串联的形式连接起来,使患者最终掌握一整套系列动作。如训练患者进餐可将进餐分为坐在餐桌旁、拿起餐具、取食物、放进嘴里、咀嚼并吞咽、放下餐具6个步骤,依次进行训练。训练时可以让患者大声地说出步骤以自我提示,再逐渐变为低声重复,直至在心里默念。

(3)环境调整与适应:活动中将动作简化或选用步骤少的代偿方法,如使用松紧腰带裤、松紧口的鞋等,促进患者发挥现有功能;因有些自助具需要使用者具有较高的运动计划能力,在选用自助具时应慎重。

4. 结构性失用的治疗

(1)复制作业:有复制几何图形、积木复制结构、拼图等作业方法。

1)复制几何图形:从简单的平面设计如正方形、三角形或"T"字形开始,逐步向复杂设计如连接点状图或虚线图等过渡,将平面图加工成立体图。

2)用积木(或火柴、木钉盘)复制结构:可设计多种方案,如从简单的设计(如三块积木搭建桥梁)到逐步增加积木的数量和难度,从二维设计到三维设计,从单色木块到彩色木块,从木块大小、形状相同到不同,从复制实物模型到根据照片或图画再现三维结构等。

3)拼图复制:可用几何拼图或图画拼图,先从简单的开始,选择患者平常熟悉的人、动物或物品的图形。

(2)活动训练:根据患者的需要有目的地进行实用 ADL 能力训练,如烹调、摆餐具、组装家具、裁剪衣服等。可将活动的动作成分进行分析,在完成困难时给予帮助。或将活动分解,先训练患者完成一项活动的前部分,再训练全部。

(3)环境调整与适应:目的是最大限度地减少视知觉障碍对日常生活的影响,利用视觉刺激使患者更容易地观察到目标。如采用鲜艳的颜色作为提示,使物品具有更加突出的特征,便于患者发现和识别;物品排放有序、有规律,物品之间不挤压,便于寻找;阅读时在两行之间做醒目标记等。

5. 穿衣失用的活动训练

(1)先针对穿衣失用的原因进行相应的作业治疗;再根据患者的情况,教给患者一套固定的穿衣方法,让患者反复练习和实践,并且一边穿衣一边复述正在进行的动作步骤,直至掌握要领。练习时可用录音机或口述随时提示患者穿衣服的先后顺序,随着功能的改善再逐渐减少并去除指导。

(2)患者不能分辨衣服的上下或前后时,可使用功能代偿的方法,如利用商标区分衣服的前后,用不同颜色做标记区分衣服的上下、左右;或与患者约定穿衣前衣服采取固定的放置方法,如将衬衣有扣的一面放在床上、将裤子没有拉链的那面放腿上等;也可将要穿的衣服的背面、左侧以及袖口做出某种标记,以便识别。在将衣服的正、反、左、右确定后,再找到衣服的下缘开口,按下缘靠近患者、衣领远离患者的模式放置。系扣有困难的患者可采用由下而上的方法,先系最后一个,逐渐向上对;如仍然完不成,可找相同颜色的扣子和扣眼匹配;用手指触摸的方法系扣和检查是否正确。

（3）进行穿衣训练时应同时开展结构性失用的训练,有利于增强治疗效果。

6. 步行失用的活动训练　为患者特制一根"L"形拐杖,在患者不能主动起步时,把拐杖水平段横放在患者双足前构成障碍,患者即可迈步。

第五节　脊髓损伤

脊髓损伤(spinal cord injury,SCI)是一种严重的致残性疾病,由脊柱骨折、肿瘤等各种致伤因素引起的脊髓结构、功能的损害,造成损伤水平及以下运动、感觉及自主神经功能的障碍。脊髓损伤的作业治疗可有效地预防并发症的发生,充分发挥患者的残留功能,提高患者的生活质量,促进患者早日回归家庭和社会。

知识链接

对脊髓损伤的认识

根据脊髓损伤的程度可分为完全性脊髓损伤(complete injury)和不完全性脊髓损伤(incomplete injury)。完全性脊髓损伤是指最低骶段的运动和感觉功能丧失;不完全性脊髓损伤是指损伤平面以下保留部分运动或(和)感觉功能。脊髓损伤根据致残部位可分为四肢瘫和截瘫,颈段脊髓损伤造成损伤节段以下运动和(或)感觉等功能损伤或丧失,表现在四肢、躯干及盆腔器官功能障碍者称为四肢瘫,胸段及以下脊髓损伤造成全部躯干或双下肢瘫痪者为截瘫。

一、作业评估

（一）脊髓损伤平面及损伤程度的评估

神经损伤水平是指运动、感觉功能仍然完好的最低脊髓节段水平,需要根据各节段脊髓所支配肌肉的肌力及皮肤感觉检查来评定。脊髓损伤平面及损伤程度根据美国脊髓损伤学会(American spinal cord injury association,ASIA)的残损分级来确定,详见本套教材《康复评定》。

（二）身体结构和功能评定

1. 肌力评定　对脊髓损伤患者的肌力评定一般需要精确到具体数值,一般采用握力计测定。

2. 关节活动范围测定　为预防关节挛缩并发症提高依据。

3. 肌围度测定　为预防肌肉萎缩并发症提供依据。

4. 肌张力测定　瘫痪肢体一般伴随肌张力异常。

5. 自主神经功能评定　脊髓损伤患者往往伴随自主神经功能紊乱,出现体温、排汗异常等情况。

（三）ADL 能力评估

1. 截瘫患者 ADL 能力评定　采用改良的 Barthel 指数评定。

2. 四肢瘫患者日常生活能力评定　采用四肢瘫功能指数（quadriplegic index of function，QIF）评定。对于长期住院的患者还需进行功能独立性的评定。详细评定方法可参考《康复评定》。

3. 功能恢复预测　对完全性脊髓损伤的患者，可根据损伤平面预测功能恢复情况（表 9-3）。

表 9-3　损伤平面与功能恢复关系

功能恢复程度	损伤平面							
	C_4	C_5	C_6	C_7	$C_8 \sim T_2$	$T_3 \sim _{12}$	$L_1 \sim _2$	$L_3 \sim _5$
生活完全不能自理，全靠他人帮助	√							
生活基本不能自理，需大量帮助		√						
生活部分自理，需小量帮助			√					
生活基本自理，需小量帮助				√				
生活自理，在轮椅上能独立，但不能走路，只能治疗性独立					√			
生活自理，轮椅上独立，只能治疗性步行						√		
生活自理，轮椅上独立，能家庭性功能性步行							√	
生活自理，轮椅上独立，只能社区性功能性步行								√

（四）情绪心理评估

对多数患者而言，突然的伤残往往导致心理障碍。采用汉密尔顿焦虑表（Hamilton anxiety scale，HAMA）和汉密尔顿抑郁量表（Hamilton depression scale，HAMD）。

二、作业活动分析

脊髓损伤患者的作业表现能力与脊髓损伤节段密切相关。

（一）四肢瘫患者活动分析

1. C_4 损伤　C_4 损伤完全不能自理，但头、口仍有功能，可以借助口棒或头棒操作仪器或进行活动。

2. C_5 损伤　伸肘及腕、手功能均缺乏，需双手才能夹持住物体，使用适宜辅助具能自己进食。

3. C_6 损伤　缺乏伸肘、屈腕能力，手功能丧失，其他上肢功能基本正常，借助万能

"C"形夹能完成进食、刷牙、梳洗、写字、打字等动作。

4. C_7 损伤　手的内在肌神经支配不完整，抓提、释放和精细运动障碍，不能做侧捏动作，需增强上肢残存肌力、手指抓握能力及灵巧性，基本能完成生活自理（如刷牙、洗脸、穿衣等）。

5. C_7 以下损伤　日常生活完全能自理。

（二）截瘫患者活动分析

截瘫患者日常生活基本自理，但转移方面，需借助轮椅、拐杖等辅具。患者转移需要上肢有较强的支撑力量。$T_3 \sim _{12}$ 损伤需借助于膝—踝—足矫形器（KAFO）、手杖等能在室内行走。$L_1 \sim _2$ 损伤借助于踝—足矫形器（AFO）、手杖等能在室内行走自如，但在室外不能长时间行走。$L_3 \sim _5$ 损伤借助于 AFO、手杖或独立可在室外和社区内行走、散步、去公园、去诊所、购物等活动，但时间不能持久，如需要离开社区长时间步行仍需坐轮椅。此外，患者还存在大小便控制障碍。

（三）体能及并发症

脊髓损伤往往导致患者运动功能下降。对于高位脊髓损伤患者，神经损伤累及呼吸肌，导致心肺功能下降。同时，由于肢体瘫痪，需要预防皮肤损伤、静脉血栓形成、肌肉萎缩、关节僵硬、骨质疏松、肺部感染、尿路感染等并发症。出现相关并发症，也会对患者作业表现产生影响。

三、作业治疗方法

（一）保持正确体位

正确的体位摆放能预防压疮、关节僵硬及肌肉萎缩等并发症的发生。脊髓损伤后床上体位主要有仰卧位、侧卧位、俯卧位三种：

1. 仰卧位　患者仰卧，头下放薄枕将头两侧固定；双肩下垫薄枕，防止双肩后缩；双上肢外展45°左右置于枕头上，肘部伸直，腕关节背屈约40°，手中放一个毛巾卷；下肢伸展，两腿间放一枕、膝关节下放一枕，足底两枕头使踝关节背屈成90°。

2. 侧卧位　患者侧卧，位于下方的手臂屈曲置于枕侧，上方的手臂置于身前的枕头上。下面的腿屈髋屈膝20°，上面的腿屈髋屈膝30°，使两脚位于身体中线前，在两膝关节和踝关节间垫软垫。

3. 俯卧位　患者俯卧位，肩关节外展90°，肘关节屈曲，手和前臂旋前。一般在有压疮时用。

（二）体位变换

脊柱不稳定或刚刚稳定时，变换体位应注意维持脊柱的稳定。

1. 定时翻身　每2小时变换1次体位。在搬运或变换体位时应注意保持身体纵轴的一致性，轴向翻身时需2~3人共同进行，避免扭曲、旋转和拖动。

2. 斜床站立训练　脊柱稳定性良好、病情基本稳定者，应尽早进行。可用电动斜板床，从倾斜30°开始，根据患者的适应情况每日增加5°，直至90°且无不适感为止。每日2次，每次约30分钟。如有头晕、视物模糊、面色苍白、出汗等症状，应立即降低起立床的高度。下肢可使用弹性带，同时可使用腹带。

（三）呼吸及咳嗽排痰训练

颈髓损伤患者应进行呼吸训练，包括腹式呼吸训练、辅助咳嗽排痰能力及体位排痰训练。目的是增加肺容量,清除呼吸道分泌物,减少呼吸道感染的发生,以维护正常的呼吸功能。每天进行 2~3 次以上的呼吸和排痰训练。

1. 呼吸训练　为保证通气良好,所有患者都要进行深呼吸训练。

(1)吸气:患者用鼻缓慢深吸气,肩部及胸部保持平静,只有腹部鼓起。为了鼓励患者充分利用膈肌吸气,治疗师可用手掌轻压紧靠胸骨下面的部位,以帮助患者全神贯注于膈肌吸气动作。

(2)呼气:在呼气期间,患者有控制地呼气,将空气缓慢排出体外。治疗师两手分开放在患者胸壁上施加压力,并在每次呼吸之后变换位置,以尽可能多地覆盖患者的胸壁。重复上述动作 3~4 次后休息。

(3)自我呼吸训练:可让患者将手放置在腹直肌上,体会腹式呼吸时腹部的运动,自行练习。

2. 咳嗽训练　鼓励患者咳嗽。

(1)辅助咳嗽训练:腹肌麻痹者不能完成咳嗽动作,治疗师用双手在其膈肌下面施加压力,协助产生腹内压,帮助患者完成咳嗽动作。

(2)自行练习:患者手臂交叉放置于腹部,或手指交叉放置于剑突下方。深吸气后双手将腹部向内、向上推,且在想要咳嗽时身体前倾。

3. 体位引流排痰、胸部叩击　可参考本章第二节相关内容,也可应用振动设备进行振动治疗。

(四) 膀胱功能训练

膀胱功能障碍包括尿失禁和尿潴留。治疗师应为患者选择最佳的、个体化的治疗方法。达到不用导尿管,尽早建立随意的或虽不随意但有规律的排尿,没有或仅有少量残余尿。

1. 导尿　损伤早期需留置导尿,应用导尿管持续导尿,引流排空膀胱。留置导尿 1 周后,应用间歇开放导尿技术有规律地排空膀胱。手功能良好的患者要学会间歇性清洁导尿,自行导尿。

2. 反射性排尿训练　高位脊髓损伤患者,可以通过外界刺激建立反射性膀胱,诱发方法如下:

(1)刺激大腿内侧皮肤、会阴部或轻扯阴毛,寻找引起排尿动作的部位。

(2)在耻骨上方有节奏地轻叩腹壁,每 2~3 小时可叩击下腹部,诱发反射排尿。一旦发现患者对上述刺激中的某种反应最好,患者就可以专门应用此法排空膀胱。

3. 自主排尿训练

(1)定时排尿:患者应定时定量喝水,以便合理选择排尿时间。

(2)排尿意识训练:让患者注意膀胱充盈先兆,如膀胱区、肛门内的胀麻感等,每次排尿时让患者做正常的排尿动作,以利排尿反射的康复。

(3)体位:尽量取站立位排尿,以减少残余尿。

(五) 直肠功能训练

脊髓损伤后的直肠问题主要是便秘。经适当的训练和处理,多数患者的排便障碍可以得到改善。

1. 定时排便训练　按照患者既往习惯选择排便时机,并保持每天同一时间进行此项活动,以养成每天定时排便的习惯。

2. 坐位排便 尽量采用坐位排便,有利于降低排便阻力,增加腹压,可借助马桶等设施。

3. 运动疗法 腹肌训练、吸气训练等可加强肠道动力,对于长期卧床者尤为重要。

4. 调节饮食 尽量粗纤维饮食,并保证合理的身体水平衡。

(六) 增强残存肌力训练

肌力训练包括肌力及耐力训练,遵循超量负荷原则。围绕脊髓损伤患者头的控制、呼吸、翻身、坐起、进食、转移等作业活动,选择和设计增强患者肌力和肌耐力的作业治疗。

1. 呼吸肌力量训练 可采用吹气球、乐器、口哨、歌唱、朗诵等方式。

2. 双上肢力量训练 可采用拉弓射箭、敲击类乐器、木工、划船等方式。

3. 双下肢力量训练 可采用游泳、踏车、踏缝纫机等方式。

(七) 转移训练

转移能力可让患者更为独立。进行转移训练的基本条件包括稳定的心血管功能状态、完整的可承重的皮肤、可控制的肌肉痉挛、肌肉力量和关节活动度等。C_2 以下损伤,用撑起动作完成向前、向后移动、上下轮椅;轮椅与床之间的转移,可采用滑动转移方式,从轮椅的正面、侧面或后面完成转移。

(八) 辅助具应用及使用训练

指导患者正确选择、熟练应用自助具,以补偿、代偿丧失的功能。特别是为患者设计制作个性化辅助器具,以方便患者完成日常生活中的某些动作,如万能袖带、翻书器、定制键盘敲击器等。

轮椅可能是脊损伤患者终身的代步工具,熟练操作轮椅是脊髓损伤患者真正回归社会所必须掌握的技术。为了预防压疮应进行减压动作训练。具体方法参见本书第五章。

(九) 手功能训练

上肢及手功能的最大保留对实现部分或全部日常生活活动自理至关重要。对于颈段脊髓损伤的患者大部分时间应训练手功能。

1. 保持适当的关节活动度,尤应注意腕关节、近端指间关节和虎口区的功能训练。

2. 最大限度地恢复残存功能的肌力和耐力,增强手的精细活动能力。

3. 教会患者使用辅助支具,充分发挥手残存功能和代偿功能,以提高上肢及手的作业活动能力。

(十) 生活自理能力训练

1. C_4 损伤 头、口仍有功能,可以训练患者使用口棒或头棒操作仪器或进行活动,如进行电脑键盘操作、阅读、打字、拨电话号码或操纵自动化环境控制系统等。

2. C_5 损伤 伸肘及腕、手功能均缺乏。训练双手把持动作,如用双手夹持住物体并将其转移的训练;教会患者使用各种辅助具,如把勺子固定于患者手上,练习自己进食等。

3. C_6 损伤 缺乏伸肘、屈腕能力,手功能丧失,其他上肢功能基本正常。指导患者制作或购买万能"C"形夹等辅助具,上插勺、笔、梳子等,需要时套在手上,完成进食、刷牙、梳洗、写字、打字等动作。

4. C_7 损伤　手的内在肌神经支配不完整,抓提、释放和灵巧度障碍,不能做侧捏动作。应进行增强上肢残存肌力、手指抓握能力及灵巧性训练,尽量独立完成个人卫生动作(如刷牙、洗脸、穿衣等)。

5. $C_8 \sim T_2$ 损伤　日常生活完全自理,应进行适宜的职业训练。

（十一）家庭环境改造

适当进行家庭环境改造和无障碍环境支持,使截瘫或四肢瘫患者在家顺利完成 ADL。

（十二）康复教育

取得患者和家属(或陪护)的合作是脊髓损伤作业治疗的一部分。指导患者与家属学习有关脊髓损伤的基本知识,掌握脊髓损伤作业治疗及康复护理方面的知识与技巧,让患者更深刻地理解损伤和结局,使其以积极的态度解决伤后必须面对的一系列问题。学习掌握如何在现实的家庭和社区条件下生活以及自己解决问题的方法,最大限度地调动患者的参与积极性,有利于患者长期保持独立生活能力和回归社会。

案例分析

案例分析答案

患者,男,48岁,某日在工作劳累后突发右侧肢体麻木活动不利,当即有恶心呕吐,二便失禁,于当地医院急查头颅 CT 示"脑出血",于急诊行"去颅瓣减压术"。术后患者昏迷,经抢救,20 余日后患者神志渐清,但遗留右侧肢体功能障碍。现为进一步康复治疗遂来康复科,因"右侧肢体活动不利 10 个月余"入院。患者既往有高血压病史 15 年,药物控制血压正常,药物不详。初步诊断:①脑出血,右侧偏瘫;②高血压Ⅲ级(极高危组)。

功能评定:①肌力与感觉检查因患者不配合不可测;②肌张力:(改良 Ashworth)屈肘肌 2 级,屈指肌 2 级,下肢内收肌 1^+ 级;③Brunstrom 分级(右上肢—手—右下肢):3-2-3;④右侧腱反射亢进,髌阵挛、踝阵挛未引起,双侧 Babinski 征(+);⑤ADL 评分 30 分。

根据这个案例,请写出:

1. 该患者的作业治疗目标。
2. 作业治疗方案。

（曾　妙）

复习思考题

1. 脑卒中患者如何进行上肢和手功能的训练?
2. 对于脊髓损伤的患者,如何进行呼吸训练?
3. 注意障碍的评估常用的方法有哪些?

扫一扫测一测

第十章

肌肉骨骼疾患的作业治疗

学习要点

手外伤、骨折、截肢及感觉障碍的功能评估、作业活动分析及作业治疗方法。

　　肌肉骨骼系统(central nervous system)损伤造成功能障碍的主要原因包括肿胀、伤口感染、骨折畸形愈合或不愈合、组织缺损、瘢痕、粘连、肌肉萎缩、关节僵硬、感觉丧失或异常等。肌肉骨骼疾患的作业治疗内容涉及学科基础、作业评估、作业活动分析和作业疗法。

第一节　手　外　伤

　　手外伤常复合软组织损伤与骨骼损伤,涉及手部皮肤、皮下组织、肌肉、肌腱、骨、关节、神经、血管等。手外伤的作业治疗是在手外科的诊断和处理的基础上,针对手功能障碍的各种因素,例如瘢痕、挛缩、粘连、肿胀、关节僵硬、肌肉萎缩、感觉丧失或异常等,从日常生活活动、手工操作劳动和文体活动中选出一些有助于恢复伤手功能和技能的作业,让患者参与"适应性活动"并按指定的要求进行训练,循序渐进,最大限度地恢复伤手的功能。

知识链接

对手外伤的认识

　　依据不同的标准可以将手外伤分成很多不同的类别,一般将手外伤分为开放性损伤和闭合性损伤两大类。开放性损伤是指存在皮肤破损的手部外伤,临床表现常合并出血、疼痛、肿胀、畸形。闭合性损伤由于皮肤完整,大多数患者容易忽略其严重性。而皮下组织在损伤后严重肿胀,容易导致血液循环障碍,部分患者甚至会因此导致远端肢体或软组织的坏死。由于组织损伤及手术等原因,常发生肿胀、粘连、瘢痕形成、挛缩、关节僵硬、肌肉萎缩等情况,从而导致手部功能障碍。近年来由于显微外科和肢体重建技术的发展,早期作业治疗需求也日益迫切。

一、作业评估

（一）病史评估

1. 基本病史　检查前通过查阅病历,并详细询问病史,了解病情及检查结果,包括个人史;具体的受伤经过,治疗时间,治疗方式。

2. 通过视诊、触诊等了解患者手形态及皮肤软组织情况　①视诊:包括完成动作的质量,患者的姿势,受伤侧轮廓;汗腺;皮肤营养状况;伤口大小、颜色、气味、皮温、血流状况、是否还在渗血、化脓、伤口愈合时期;肌肉形态;②触诊:皮肤、皮下组织、肌肉、肌腱、关节、韧带。

3. 必要时建议进行电生理功能检查　包括电诊断、肌电图、神经传导速度测定、体感诱发电位等检查,评估神经情况。

（二）作业需求评估

正常手的功能包括运动、感觉、表达思想和情感。由于手部皮肤损伤、肌腱损伤、骨折、神经损伤及多发伤等因素,手的精确抓握活动、力性抓握活动及够物活动往往受到不同程度影响。常见作业需求包括:促进组织愈合,预防和减轻肿胀,减轻疼痛,避免肌肉的误用、失用和过度使用,避免关节损害和损伤,预防畸形,提高手的感觉及运动功能,恢复手的灵巧性及协调能力,增强 ADL 能力。可采用 COPM 进行评估,详见本书第二章。

（三）运动功能评估

1. 通过 MMT、握力、捏力、夹力测定等了解肌力状况。

（1）肌力:多用于神经损伤。

（2）捏力（握力）:握力采用握力计,捏力采用握力计（包括三只捏,侧腹捏,指腹捏）。正常是一边 3 次取平均值,双侧对比。测量体位:肱骨紧挨体侧,屈肘 90°,前臂中立位(图 10-1)。

2. 通过关节主动及被动运动范围测量关节活动范围　一般而言,对于骨折患者出于安全考虑,不会进行被动运动范围测量,对于神经损伤患者会进行被动运动范围测量。

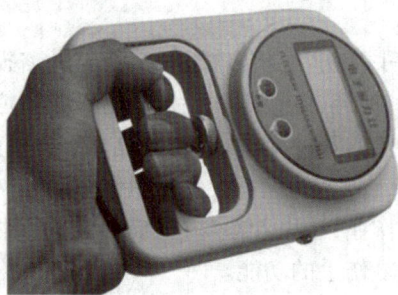

图 10-1　握力测量

（四）感觉功能评估

1. 通过触觉、温度觉、振动觉、两点辨别觉、实体觉等检查,判断感觉障碍程度和范围。

（1）感觉评估:轻触觉、针刺觉、温度觉测试。

（2）感觉阈值（threshold）:患者能感受的最弱刺激。采用 Monofilaments 测量(2.83=正常,3.61=轻触觉减弱,4.31=保护觉减弱,4.56=保护觉消失,6.56=深触觉消失):从 2.83 开始,从远端到近端,按照神经的感觉支配位置来检查,每个检查点2.83 和 3.61 直径的笔各检查三次,有反馈就停止;4.31,4.56 和 6.65 直径的笔只检查一次(图 10-2)。

（3）两点辨别觉：令患者闭眼，掌心向上放在桌子上；检查者将测试器的两个针尖同时接触皮肤，沿指腹两侧纵向测试，从 10mm 开始逐步缩小或扩大；接触 3～5 秒后，令患者立即说出是否有两点；移动针尖的位置进行重复测试，10 次中有 7 次准确的数值即为结果（或 3 次中有 2 次）；两点的距离由大到小，直到不能分辨为止（图 10-3）。

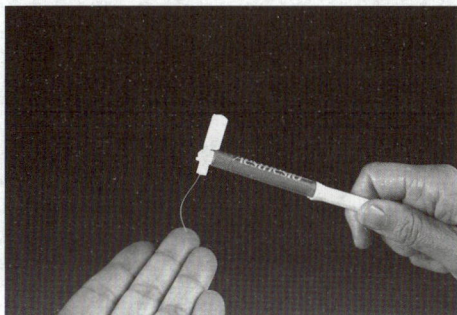

图 10-2　感觉阈值测量

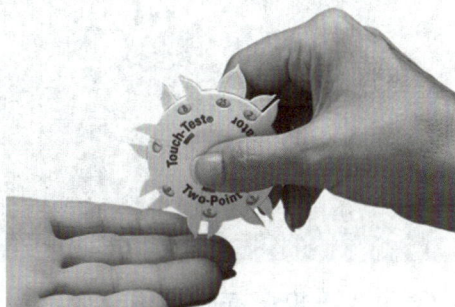

图 10-3　两点辨别觉测量

2. 疼痛　疼痛视觉模拟法 VAS。VAS 评分法简单、快速、易操作，在临床上广泛应用，是测定疼痛强度的常用方法。取一条长度为 100mm 的直线，直线左端（或上端）代表"无痛"，直线右端（或下端）代表"无法忍受的痛"。测试者要求患者将自己感受的疼痛强度标记在直线上，线左端（或上端）至标记点之间的距离即为该患者的疼痛强度。每次测定均使用未画过标记的直线，以避免患者比较前后标记而产生主观性误差。VAS 评分法不仅可以测定疼痛的强弱程度，也可以测定疼痛的缓解程度。

（五）手综合功能评估

1. 肿胀　排水法、测量周径（一般以解剖学位置点为标记点，如腕横纹 ±5cm）。
2. 手的日常生活活动能力　通过 Carroll 上肢功能定量测试。

二、作业活动分析

（一）手的基本动作

手的基本动作分为抓握和够物两类，抓握又分为精确性抓握和力量性抓握。

1. 精确抓握　如捏、拈、夹、撮等动作，必须有拇指、食指和中指相对的动作。

2. 力性抓握　如握、提、钩等动作，必须有手指屈曲动作，食指、中指起主要作用，紧握必须有无名指和小指参与。

3. 够物活动　如推、托、戳、搅、掀等动作，其特点是手指向外的动作。

（二）手的姿势

1. 休息位　指手处于自然静止状态时的位置，呈半握拳姿势。腕背伸 10°～15°，并有轻度尺偏；拇指轻度外展，指腹接近或触及食指远节指尖关节的桡侧，其余手指的掌指关节及指间关节呈半屈曲状态，其屈曲程度从食指到小指逐渐增加，在手损伤的诊断、畸形的矫正或是在肌腱修复手术时，都需要用"休息位"（图 10-4）。

2. 功能位　即手握茶杯的姿势，腕关节背屈 30°，伴有约 10° 的尺侧倾斜，掌指关节屈曲 30°～45°，近侧指间关节屈曲 60°～80°，远端指间关节轻度屈曲 10°～15°。手

指分开,拇指表现外展对掌位,处于功能位时能使手发挥最大功能,故手受伤后手骨折,一般需将手固定在功能位置(图10-5)。

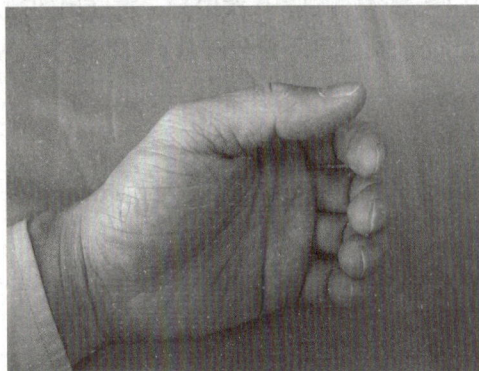

图 10-4　手的休息位

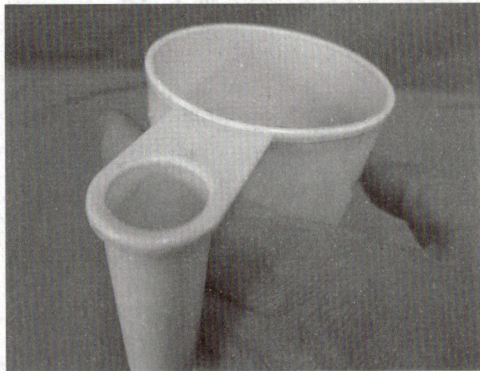

图 10-5　手的功能位

三、作业治疗方法

(一)手夹板的应用

手夹板是手功能作业治疗的重要用具,起制动、支持、纠正受损和变形的身体结构,并维持和促进关节活动的作用。

手夹板按其功能可分为固定性夹板和功能性夹板两类。固定性手夹板主要用于固定手于功能位,限制异常运动,故常用于治疗手部骨折脱位、关节炎、手术后暂时性制动等。功能性夹板允许肢体有一定程度的活动,从而达到治疗目的。

临床上使用的手夹板种类较多,现介绍以下几种:

1. 手功能位夹板功能及用途　主要维持腕和手的功能位、对抗手部畸形位置,适用于周围神经损伤、手部创伤性的肌腱损伤和手部烧伤等;

2. 抗痉挛夹板功能及用途　维持手于最佳姿势,预防畸形及挛缩,由手休息位夹板和背托夹板组成;

3. Kleinert 夹板功能及用途　适用于屈拇长肌腱、屈指浅、深肌腱断裂修复后固定;夹板维持腕关节30°屈曲,掌指关节70°屈曲,在夹板控制范围可主动伸展掌指及指间关节、利用橡皮筋被动屈曲指间关节,帮助修补后的屈肌腱滑动;

4. 腕伸夹板功能及用途　支持手和腕于功能位,允许拇指和其他手指的运动,适用于类风湿关节炎、桡神经损伤、烧伤、腕管综合征等(图10-6)。

(二)手肌力作业训练

增强手部肌力的作业训练如捏黏土或橡皮泥、和面、捏饺子、木刻等(图10-7)。

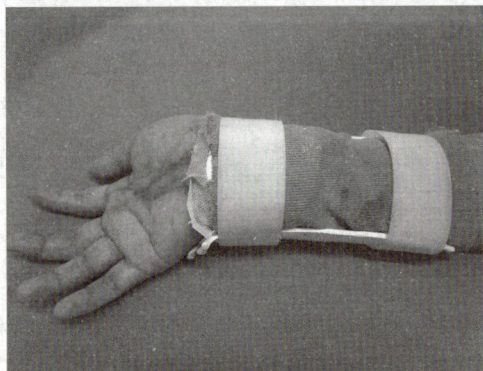

图 10-6　腕伸夹板

（三）手活动度作业训练

制作手工艺、游戏、弹奏乐器（如钢琴、电子琴等）、日常生活活动等训练（图 10-8）。

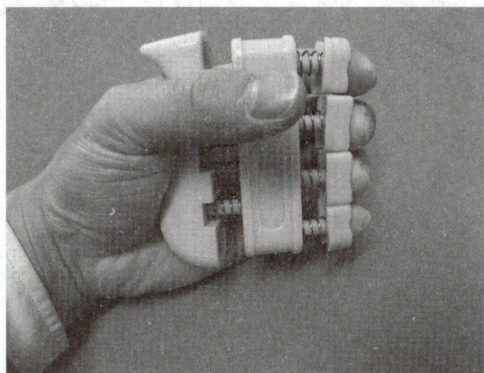

图 10-7　手部肌力训练

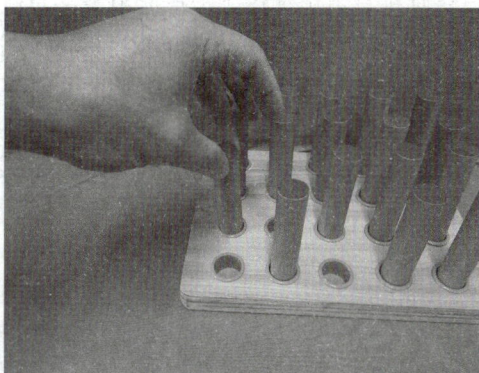

图 10-8　手部活动训练

手功能训练之魔术贴操作

手功能之捏橡皮泥作业训练

（四）手协调性训练

可选穿脱衣服、鞋袜、拿杯子、端碗、捏筷子、切割食品、烹饪及整理房间等训练患者的 ADL 能力提高手的协调性（图 10-9）。

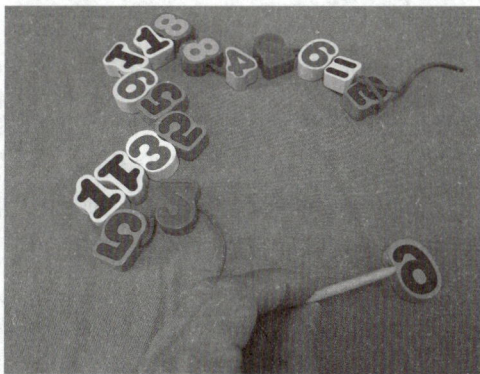

图 10-9　手眼协调性训练

手功能之协调训练

（五）健康教育与环境改造

1. 手外伤后安全防护技巧　无论是手部皮肤、肌腱、韧带、神经、关节，还是骨骼损伤，我们都需要在安全前提下，遵循早期康复原则，正确的安全防护技巧包括必要的制动保护，及时观察皮肤颜色、血运情况，以及疼痛耐受范围内的主动活动，积极预防瘢痕、粘连及肌力下降等并发症。

2. 手永久性损伤后的环境改造　环境改造是重建手功能永久性损伤患者生活的重要举措，患者丧失单侧或双手抓握或够物功能，通过对患者在实际生活环境中的作业活动观察评估，及时对环境进行必要的调整，以满足日常学习、生活和工作需求。

第二节　骨　折

骨折是由于外伤或疾病所引起的骨结构的完整性或连续性受到破坏,以疼痛、肿胀、畸形及可扪及骨擦音、异常活动、运动功能障碍等为主要临床表现的疾病。骨折的作业治疗是在骨科的诊断和处理的基础上,针对运动功能障碍的各种因素,采用相应的作业疗法、辅助器具使用,使受伤肢体最大限度地恢复功能,以满足日常生活自理,参与家庭活动、休闲、娱乐,回归学习、工作的作业需求。根据不同部位骨折,选择针对性的作业治疗活动。

知识链接

对骨折的认识

骨折多见于儿童及老年人,中青年人也时有发生。患者常为一个部位骨折,少数为多发性骨折。常见骨折包括指骨骨折、跟骨骨折、脊柱骨折及四肢长骨骨折。骨折治疗的三大原则是复位、固定、功能训练。骨折的复位在临床上分为解剖复位和功能复位,其复位方法分为手法复位和切开复位两种,功能训练是骨折后康复治疗的主要手段,在骨折治疗中起至关重要的作用。应鼓励患者早期进行功能训练,以促进骨折愈合,防止或减少后遗症、并发症的发生。

一、作业评估

(一)病史评估

1. 基本病史　检查前通过查阅病历,并详细询问病史,了解病情及检查结果,包括性别、年龄、受伤时间、骨折复位方式及治疗经过。

2. 通过视诊、触诊等了解患者骨折部位形态及皮肤软组织情况。

3. 必要时建议进行骨折部位影像学复查,了解骨折愈合情况。

(二)作业需求评估

骨折早期的炎症反应或晚期的创伤性关节炎,均可出现疼痛、酸胀不适,程度及持续时间不尽相同,并有可能引起其他许多问题,因此解除疼痛是作业治疗的首要目的,也是患者的迫切要求。骨折后因肌肉不能有效地发挥收缩运动,致使静脉及淋巴回流不畅,组织间隙中浆液纤维性渗出物和纤维性粘连,易导致关节囊、韧带、肌肉、肌腱继发的挛缩,出现关节活动障碍。骨折还可导致日常生活和工作受到不同程度的影响,甚至穿衣、修饰、提物、个人卫生、站立行走及二便控制等基本活动受到限制。骨折后遗关节僵硬,症状可能反复发作,时轻时重,部分患者可能出现悲观、恐惧和焦虑的心理。以访谈方式全面了解患者作业需求。

(三)疼痛评估

疼痛是骨折后最常见的症状,采用视觉模拟评分法(visual analog scale,VAS 评分法)进行评定。

(四)运动功能评估

1. 关节活动度评定　关节活动度的测量可以分为被动运动和主动运动两种测定方法,原则上取被动测定值作为记录,如果需要合并记录主动运动测定值时可在括号内记入并注明主动运动字样。

2. 肌力评定

（1）MMT：需要注意骨折部位不能受剪切力，避免出现再次骨折。

（2）器械肌力检查：当肌力超过 3 级时，须使用专门器械进行肌力测试，以作进一步细微精确的定量评定。根据肌肉不同的收缩方式施行不同的测试方式，包括等长肌力检查、等张肌力检查及等速肌力检查。

3. 肢体长度及周径测量。

（五）感觉功能评估

方法同前，出现感觉消失情况考虑合并神经损伤。

（六）ADL 能力评估

上肢骨折时重点评定饮食、写字、更衣等功能障碍。下肢骨折主要评定步行、负重等功能。常采用 Barthel 指数、FIM 等。

（七）心理状态评定

与患者的交谈中观察患者情绪、心理情况，必要时转介心理治疗师给予干预。

二、作业活动分析

骨折后患肢从非使用性运动过渡到正常运用，应具备三个条件：①骨愈合；②足够的肌力；③一定范围的关节活动范围。作业治疗的目的是促进骨折愈合，消除残存的肿胀，软化和牵伸纤维组织，增加关节活动范围，增强肌力和训练肌肉的灵巧度。

（一）作业治疗的作用

骨折后针对性的作业活动可以协调固定与运动之间的矛盾，预防或减轻并发症的发生，使其朝向骨折愈合的方向发展。科学地使用作业治疗可有效地缓解疼痛，改善体能，提高 ADL 能力。

（二）作业治疗的介入时机

每种骨折都有个大致的愈合时间，但每个骨折都必须根据自己的愈合过程和征象来判断其是否完成了愈合。当骨折尚未愈合，而判断错误并去除固定，甚至过早地使用患肢，就会使本来位置良好的骨折变形，最终造成畸形愈合。这种情况多见于下肢，如股骨粗隆间骨折的髋内翻，股骨干骨折的成角畸形等。骨折从临床愈合到骨性愈合需相当长的时间，因此，功能训练的强度和时间有个循序渐进的过程，既不能超前，也不能滞后。要根据患者骨折的部位、程度、年龄以及整复、固定的方式做出科学的选择。在骨折部位固定牢固的情况下，尽早进行适量作业活动是非常有必要的。

（三）上肢骨折的作业活动分析

日常生活中大部分精细、灵活性活动都有上肢的参与，上肢骨折可由近至远发生于肩部、肱骨、肘部、尺桡骨、掌骨和指骨。上肢任何部分骨折都会对日常生活、工作和休闲活动带来影响。一侧肢体骨折，会导致作业表现模式的改变，有时作业活动需要调整为一侧肢体独立完成；此期，需要通过适当改善环境或重建作业技能来改善功能。

（四）下肢骨折的作业活动分析

下肢主要承担着步行、负重的功能，发生在骨盆、股骨、髌骨、胫腓骨、跟骨及跖骨等部位下肢骨折，会导致患者出现一定程度转移功能受限。此期，患者需要适应新的转移方式，需要适应和正确使用轮椅或助行器；此外，由于转移活动减少，为维持心、肺功能及体能情况，促进功能恢复，需要对双上肢增加必要的作业活动。

（五）脊柱骨折的作业活动分析

脊柱是人体重要的负重结构，同时对脊髓起保护作用。脊柱骨折一般需要较长时间固定制动。脊柱骨折后需要转体、坐起的作业活动都需要在保护脊柱稳定的前提下完成。

三、作业治疗方法

为便于临床作业治疗开展，骨折后的作业治疗大致以时间划分为骨折固定期（早期）和骨折愈合期（后期）两个阶段。

（一）骨折固定期（早期）

伤后 1~2 周，这时局部疼痛，肢体肿胀。作业治疗的目标是缓解疼痛，促使肿胀消退，防止肌肉萎缩，预防关节粘连。主要作业治疗方法如下：

1. 上肢骨折　选择握捏软球、绘画等需要抓握、屈伸肘、肩上抬的轻柔作业活动。抓握是上肢活动的基本动作，尽量使手指能完全伸直和屈曲。绘画需要进行屈伸肘及肩上抬动作。如接近于干骺端的骨折，骨折稳定也可做一定范围的关节活动。通过作业活动保持上肢肩关节外展、外旋与手掌指关节屈伸运动及手的功能。老年患者根据兴趣爱好选择作业活动，防止肩关节粘连和僵硬发生。

2. 下肢骨折　应注意踝关节背屈活动及背屈位。通过卧位踩皮球的方式行固定部位肌肉有节奏的等长收缩训练，以预防失用性肌萎缩，并使骨折端对合有利，促进骨愈合。每日在疼痛耐受范围内，短时间在固定装置保护下，通过使用助行器进行下肢不负重的转移训练；或者通过抛接球、飞镖等上肢体育活动，可维持心肺功能及体能。

3. 健肢和躯干部应尽可能维持力所能及的日常生活活动，以改善全身状况，防止压疮、呼吸系统疾患等的发生。

（二）骨折愈合期（后期）

针对骨折患者具体的功能障碍，从日常生活活动、手工操作劳动和文体活动中，选出一些有助于患肢功能和技能恢复的作业进行治疗。除不利于骨折愈合的某一方向的关节活动仍需限制外，其他方向的关节活动，在患者力所能及的范围内，无论是次数及活动幅度都可加大。以增强体能，改善动作技能技巧，从而恢复患者伤前的 ADL 及工作能力。

第三节　截　肢

截肢者的功能重建是骨（外）科医生、假肢制作师及作业治疗师的共同目标。截肢手术不是医疗的结束，而是开始。术后通过积极地功能训练，使保留的关节能活动自如，再通过装配合适的假肢及作业治疗，患者可以恢复大部分的日常生活活动，并使其回归工作岗位、重新创造社会价值成为可能。截肢的作业治疗需考虑个体的年龄、性别、职业等因素，根据作业需求，为截肢者选择针对性的作业治疗活动。

知识链接

对截肢的认识

截肢是一种比较大的破坏性手术,常用于肢体恶性肿瘤,肢体严重感染(如气性坏疽),肢体严重而广泛的损伤致无法修复或再植者,肢体因多种原因引起供血不足,已明显坏死,肢体先天畸形等无法保留肢体或影响功能等疾病。该手术给患者身心带来严重障碍。据临床报告,50%以上的截肢患者术后伴有幻肢痛(phantom limb pain)。疼痛多为持续性,尤其以夜间为甚。然而,至今尚无缓解幻肢痛的有效手段。近几年基础医学和临床医学研究初步显示,幻肢痛与"大脑皮质功能重组"(cortical reorganization)之间有着密切关系,为临床缓解幻肢痛提供了新的思路。作为医务工作者,应引导患者注视残肢,接受截肢现实。应用作业、心理治疗手段逐渐消除幻肢感。此外,对于持续时间长的患者,可轻叩残端,或用理疗、封闭、神经阻断的方法消除幻肢痛。

一、作业评估

截肢的分类方法很多,临床上大多按截肢部位分类,根据截肢部位的不同,分为上肢截肢和下肢截肢。①上肢截肢:肩离断,上臂截肢,肘离断,前臂截肢和腕离断等。②下肢截肢:半(全)骨盆切除,髋离断,大腿截肢,膝离断,小腿截肢,踝离断,肖伯特截肢,塞姆截肢等。

(一)病史评估

1. 基本病史　检查前通过查阅病历,并详细询问病史,了解病情及检查结果,包括性别、年龄、职业、受伤时间及治疗经过。

2. 通过视诊、触诊等了解患者截肢部位形态及皮肤软组织情况。

(二)作业需求评估

截肢以后,患者形体上造成终身缺陷,身体功能受到一定限制,一定时期内失去健全人能参加的正常活动。常见作业需求包括:①生活自理;②恢复工作,有经济收入;③减轻疼痛;④消除残肢浮肿;⑤矫正截肢后的不良状态,提高平衡感觉,增加健侧上下肢和躯干的肌力;⑥建立用假肢拿物品或走路的能力;⑦改善美观,不被人歧视;⑧缺乏功能训练、用拐及装配假肢知识。

需要对患者 ADL 能力、工作、休闲及环境各方面进行评估。

(三)疼痛评估

疼痛是截肢后最常见的症状,方法同前。

(四)运动功能评估

1. 关节活动度评定　方法同前。

2. 肌力评定　方法同前。

3. 残肢长度及周径测量。

(五)感觉功能评估

方法同前,是否存在感觉过敏或幻肢痛情况。

(六)ADL 能力评估

上肢截肢时重点评定进食、洗澡、穿衣等功能障碍。下肢截肢主要评定步行、转移等功能。常采用 Barthel 指数、FIM 等。

（七）心理状态评定

与患者的交谈中观察患者情绪、心理情况，必要时转介心理治疗师给予干预。

二、作业活动分析

截肢后严重致残，需要安装假肢和进行积极有效的作业治疗，帮助截肢者重建丧失的肢体功能，减轻截肢对患者身体健康和心理活动造成的不良影响。

（一）截肢后安装假肢的时间

按照传统的观念，截肢后要等到残肢定形后再装配假肢，往往需要等半年之久。随着截肢手术和假肢装配技术的进步，截肢后安装假肢的时间大大提前，一般拆线、伤口愈合后即可安装假肢。由于幻肢感觉的存在，截肢者容易控制假肢，因此早期安装假肢对截肢患者非常重要。安装假肢后，依照假肢的功能设计进行穿戴假肢后的功能训练。

（二）上肢截肢的作业活动分析

上肢除完成屈、伸、内收、外展、内外旋等粗大运动外，书写、进食、洗漱等大部分精细活动均由上肢完成。上肢一侧截肢，将导致60%上肢功能缺失，双上肢截肢将导致100%上肢功能缺失。上臂截肢将导致该侧上肢约95%的功能缺失。掌指关节平面截肢将导致100%手功能的缺失。手功能约占该上肢功能的10%，由5个手指协调共同完成，拇指约占手功能的40%，食指、中指各占20%，环指和小指各占10%，拇指在手功能中发挥着重要作用。因此，拇指再植术后的作业治疗将尤为重要。

（三）下肢截肢的作业活动分析

下肢主要承担着步行、负重的功能。以同样的速度在平地行走，一般小腿截肢要比正常人多消耗10%~40%的体能，大腿截肢者要多消耗65%~100%的体能，双侧大腿截肢者平均比正常人多消耗110%的体能。下肢截肢者这样大的体能消耗，可以通过在作业活动中提供更好的环境条件以节省体能或增加体能训练的作业活动以提高下肢截肢者的个人能力。

（四）穿戴永久假肢的条件

1. 残肢成熟定形是穿戴永久假肢最基本的条件，即残肢已无肿胀，皮下脂肪养活，残肢肌肉不再继续萎缩，连续应用临时假肢两周以上残肢无变化，接受腔适配良好，不需要再修改接受腔。

2. 经过穿戴临时假肢后的各种康复训练已达到基本目的和要求，当穿戴上永久性假肢后就可以立即很好地应用假肢。

三、作业治疗方法

（一）穿戴假肢前的作业治疗

1. 增加体能的作业活动 选择进行躯干肌和未截肢肢体的作业活动，增强腰背肌和腹肌力量训练，单腿站立训练，最后练习单腿跳。这样既加强了肌力又训练了平衡。

2. 残肢训练 作业治疗可以促进局部及全身的血液循环，促进残肢肿胀的消退；可以减少肌肉失用性萎缩和关节粘连僵硬，促进残肢和全身运动功能的恢复，避免各种失用综合征的发生。作业治疗应尽早开始，一般手术后第一天即应在床上进行健肢作业活动，三、四天开始残肢的主动运动。上肢截肢时应强调早期起床活动，下肢截肢时应尽早在步行器或平行杠内练习单腿步行或扶拐步行。

3. 接受腔准备训练　用毛巾、牙刷、手法等摩擦、按摩残肢皮肤，可以促进残肢皮肤耐磨性、缓解患者的幻肢痛等。

（二）穿戴假肢后的作业治疗

1. 穿戴临时假肢的训练　截肢后，首先确定安装临时假肢的合适时间。假如全身情况及残肢条件许可，一般术后应尽快穿戴临时假肢。训练内容包括穿戴临时假肢方法的训练、平衡训练、迈步训练（假肢的迈步训练，健肢的迈步训练）和步行训练。

2. 上肢假肢的训练　上肢假肢的应用训练远比下肢假肢的训练复杂和困难得多。基本训练方法是：首先从训练截肢者熟悉假肢和假肢控制系统开始，先训练手部开闭动作。对肘关节以上的高位截肢，要增加假肢肘关节的动作训练，通常要在手部动作熟练和习惯使用背带后进行。上肢假肢进行进食、修饰、穿衣等日常生活动作的应用训练。在单侧上肢截肢的患者，首先要进行利手交换的训练，将原来不是利手的健肢训练成为功能性更强的利手，而假手主要起辅助手的作用。

3. 下肢假肢的训练　没有稳定的站立平衡就不能顺利地行走，在平衡问题上，额状面与矢状面相比，额状面的平衡较难掌握。采用侧方踢球方式，指导使用臀中肌，训练患者掌握用假肢外侧站立的方法提高稳定性。面对镜子观看自己用假肢行走的步态，也可对异常步态进行纠正。

4. ADL 能力训练　穿戴假肢后回归社会的能力训练。通过烹饪、乘坐交通工具、外出购物、参加体育竞技等作业活动，增加患者参与生活能力。截肢后的患者更需要周围的人关心以及不受歧视，促进患者心理上治疗与平静。

第四节　感　觉　障　碍

感觉障碍（sensation disorders）是神经系统疾病的常见症状。躯体感觉在日常活动中起重要作用，有些患者运动功能已恢复，但却因感觉功能的欠缺而无法正常进行活动，因此影响了康复的进展和效果。应用有目的、经过选择的作业活动，对由于感觉功能障碍，以致不同程度地丧失生活自理和劳动能力的患者，进行评价、治疗和训练的过程，使患者最大限度地恢复或提高独立生活和劳动能力，帮助患者的功能障碍恢复，改变异常运动模式，提高生活自理能力，缩短其回归家庭和社会的过程。

知识链接

对感觉障碍的认识

感觉障碍指在反映刺激物个别属性的过程中出现困难和异常。常见的感觉障碍有：①感觉过敏：对外界刺激的感受能力异常增高；②感觉减退和感觉缺失：对外界刺激的感受能力下降；③感觉倒错：对外界刺激物的性质产生错误的感觉；④内感性不适：对躯体内部刺激产生异样的不适感或疼痛。有关感觉障碍的脑机制的心理学研究，肯定了人类大脑皮层中央沟后部区域的损伤与感觉障碍的发生有关。感觉障碍对人的各种心理过程会发生广泛的影响，并可由此造成知觉障碍，使运动反馈信息紊乱而导致运动功能失调。

一、作业评估

（一）浅感觉评估

1. 痛觉　充分暴露检查部位，在其两侧对称部位用大头针力量均匀地轻刺患者皮肤，并请患者回答痛还是不痛，如痛觉有障碍再上、下对比，查出痛觉障碍的范围。

2. 温度觉　分别用凉水（5~10℃）试管和热水（40~45℃）试管，轮流接触患者皮肤，观察其能否辨别冷热。如不能辨别即为温觉障碍。正常人能辨别出相差 10℃ 的温度。脑卒中患者病灶对侧一般出现温度觉障碍。

3. 触觉　让患者闭目，用棉絮或羽毛轻触其皮肤，让其回答有无感觉。无感觉者则为触觉障碍。

（二）深感觉评估

深感觉是指肌肉及关节的位置觉、运动觉、震动觉。深感觉的感受器位于肌肉、肌腱、骨骼、关节、韧带内，感受来自于身体内部、与保持身体位置或运动功能相关的刺激。如果传导深感觉的神经纤维或大脑感觉中枢病损，出现位置觉、运动觉、震动觉障碍，则为深感觉障碍。主要表现为协调障碍。

1. 位置觉　在患者闭目状态下，治疗师被动活动患者的关节，询问患者其肢体所处的位置；也可将患者肢体摆成一种姿势并保持，要求患者对侧肢体进行模仿；或触摸其某一手指或某一脚趾，请他回答所触摸的是哪一个，回答正确，则说明位置觉正常，回答不正确则为位置觉障碍。

2. 运动觉　在患者闭目状态下，治疗师轻微向上、向下或向左、向右活动患者的指（趾），请其回答活动方向。回答正确说明运动觉正常，回答不正确则为运动觉障碍。

3. 震动觉　把震动的音叉，置于骨突出部位，请患者回答有无震动感觉。有震动感者说明震动觉正常，无震动感觉者则属震动觉障碍。也可交替使用振动和不振动的音叉检查其辨别能力。

（三）复合感觉评估

复合感觉系经过大脑皮质分析和综合来完成。在大脑中枢（中央后回中部 1/3）综合机构发生障碍时发生。主要表现在闭目时不能了解物体的形状、大小、质地、重量。在深、浅感觉正常的情况下，欲了解大脑皮质病变时才作此检查，评定时嘱被检者闭目。

1. 实体觉　用手摸抚感知测试物体的大小、形状、硬度和质料，如硬币、绸布、呢子布和纽扣等。

2. 定位觉　用棉絮或手指轻触患者皮肤，让患者准确指出刺激皮肤的部位，正常误差不超过 10cm。

3. 两点辨别觉　用两脚规两个尖端同时接触皮肤，测试其能够分辨的最小距离，正常指尖为 3~8mm，背部为 60~70mm。

二、作业活动分析

（一）周围神经损伤的作业活动分析

当周围神经损伤后，周围神经进行修复，由于轴突再生的方向发生错误，在连接其原有的远端器官时发生不同程度的错误,仅部分神经纤维正确地重新连接皮肤的感觉小体,导致一个以前患者十分熟悉的刺激产生了一个与以往不同的感觉传入冲动,当这种改变了的感觉冲动到达大脑皮质感受区后,患者不能将该冲动与以往有过的记忆进行匹配,因而无法识别该刺激。感觉再教育不能使轴突的生长加快或促使感受器的形成,而是促使中枢神经系统的感觉中枢进行适当的功能调整,让患者适应一套全新的感觉冲动的形象,把一个新的不成熟的感觉信息与一个原来熟悉的物体的形象互相联系、匹配和适应。

(二) 感觉过敏的作业活动分析

感觉过敏患者由于感觉敏感性高,往往拒绝参与作业活动。通过连续不断地增加刺激使患者对疼痛的耐受力逐渐增强,提高疼痛阈值,从而帮助患者去除各种不愉快的感觉,逐渐适应该刺激强度。

(三) 感觉减退或缺失的作业活动分析

感觉减退或缺失患者在进行各种活动时,因没有保护性感觉反馈存在很容易发生烫伤、冻伤、切割伤或压伤等继发性损伤。因此,当患者的痛觉、触觉、温度觉完全消失或严重受损时,应教给患者相应的代偿方法,以避免继发性损伤的发生。

三、作业治疗方法

(一) 感觉再教育

感觉再教育是在周围神经传向中枢的冲动不同于损伤前形成的冲动形象时所进行的康复训练,主要目的是教授患者学会注意和理解各种感觉刺激。作为一种用于感觉障碍的康复治疗技术,适用于感觉不完全缺损者,如神经损伤、神经移植、皮肤移植和脑卒中患者。于20世纪60年代英国理疗学家Parry在对周围神经损伤的患者进行康复训练时提出。

1. 周围神经损伤的感觉再教育

(1) 早期训练:当患者移动触觉开始恢复时,可开始进行感觉训练。早期的训练目标是恢复移动触觉、持续触觉和触觉定位。各类感觉训练方法如下:①移动触觉:用指尖或者铅笔末端的橡皮在治疗区域来回移动。嘱患者观察刺激,闭眼将注意力集中在刺激上,然后睁眼,再次观察刺激确认自身感觉,并将感觉口述出来。②持续触觉:用手指或铅笔头压在治疗区产生持续触觉,其他程序同移动触觉。③触觉定位:患者闭眼,用手指触碰治疗范围内的不同地方,要求患者指出每次触碰的部位。若出现错误,可让患者睁眼,注视着触碰部位,描述被触碰的感觉。然后使用铅笔橡皮头压在治疗区域的某个地方,要求患者注视压点,在视觉的帮助下判断压点位置,然后闭眼感受压点的触感。反复多次练习。

具体训练时,可按三个阶段进行:①第一阶段,患者睁眼,注视治疗师用物品分别刺激健侧和患侧肢体皮肤,要求患者努力体验,并进行两侧对照;②第二阶段,让患者先睁眼注视治疗师用物品刺激患侧肢体皮肤,然后闭眼,治疗师用同样物品在同一部位进行刺激,要求患者认真比较和体会;③第三阶段,患者闭上眼睛,治疗师用物品同时刺激其健侧和患侧肢体的皮肤,让患者进行体会和比较。上述三个阶段的训练,可逐个阶段进行。也可在一天中依次重复训练。原则上每天练习4次,每次5分钟以上。

（2）后期训练：在移动触觉、固定触觉和指尖定位恢复后，即进入后期训练。训练的目的是指导患者恢复触觉识别能力，也就是实体觉。

实体觉训练是最适合于进行触觉识别能力再教育的方法，尤其适用于正中神经损伤的患者。但训练效果受年龄、智力、文化、职业和内在动机等多种因素影响。

训练时选择一个安静的治疗室，在遮蔽患者双眼的情况下，按以下三个阶段来进行：①第一阶段：识别物品形状。治疗师从不同形状的积木中，随意挑选一个放在患者手中，让其触摸后，尽可能多详尽地描述手中物品的形状，如形状、温度等。然后让患者睁眼，进行补充描述。然后用健手重复上述过程，再次用患手进行训练。记录正确识别所需要的时间。触摸识别应从形状简单、体积较大、质地相同的物品开始，逐步过渡到形状复杂、体积较小且质地不同的物品。训练到一定程度后，可要求患者从众多物品中摸索出指定物品进行匹配。在识别和匹配训练中，物品的种类应逐步增加；②第二阶段：识别物品的质地。常用物品有天鹅绒、棉絮、金属片、软木、皮毛等。首先选择形状相同但质地差异明显的物品，如天鹅绒和砂纸，让患者识别和描述其质地。随着识别能力的提高，逐步过渡到形状相同、质地相差不大的物品，如天鹅绒和棉絮；③第三阶段：识别日常生活用品。常用物品有电插销、火柴盒、羽毛球、硬币、大头针、曲别针、纽扣等。让患者闭眼触摸物品，根据感觉说出物品的名称。应从大的物品逐步过渡到小巧的物品如大头针等。取得一定效果后，可将上述物品混合放在混有豆子或砂子的盆里增加识别难度，并逐渐增加识别速度要求。

2. 脑卒中后的感觉再教育　在脑卒中的康复治疗过程中，常常将感觉与运动功能的再教育结合在一起进行，感觉功能的训练可促进运动功能的恢复，反之亦然。由于异常肌张力可能干扰感觉体验，在进行感觉训练之前，应首先使肌张力正常化并抑制异常的运动模式。偏瘫患者的感觉再训练需要多次重复，因此感觉再训练的内容要贯穿每个治疗单元。存在触觉障碍时，每次在治疗之前，都要运用强触觉刺激如叩打等。注意避免引起痉挛。

用于增加偏瘫患者感觉输入的作业活动有：在皮肤上涂抹护肤液、用质地粗糙的锚机摩擦皮肤、揉面或橡皮泥、手洗小件衣服、制陶、编织或十字绣、电刺激等。

3. 感觉再教育训练原则　适用于浅感觉正常，但复合感觉受损的患者。感觉再教育强调感觉康复要与神经再生的时间相配合。一般在患者的移动触觉恢复后开始训练。在进行感觉再教育时应遵循以下原则：

（1）每一项活动都应在有和无视觉反馈两种情况下进行。

（2）训练活动应分级进行，可从不同角度进行分级，既要有难度又不能使患者产生畏难情绪。

（3）测验和训练时的环境应保持安静无干扰。

（4）每次训练时间不宜过长，10~15分钟为宜，每天2~4次。

（5）训练要持之以恒，并且将训练融入到日常生活或工作中。

（二）感觉脱敏

感觉脱敏疗法主要用于感觉过敏患者。感觉过敏是指皮肤处于易激惹状态，对于正常刺激感受性增高的一种症状，是神经再生时的常见现象。可能是由于逐渐成熟中的神经末梢或感受器敏感度较高所致，表现为在正常情况下不引起疼痛的刺激在受累区域内引起疼痛感觉。

1. 脱敏治疗方法

(1)第一阶段:用按摩、音叉等在患处产生轻微的震动。

(2)第二阶段:用按摩器或铅笔的橡皮头持续按压产生中等强度的震动。

(3)第三阶段:用电振动器产生较强的震动并辨别各种质地的材料,如棉球、羊毛、毛刷等。

(4)第四阶段:继续使用电振动器,患者开始辨认物品。

(5)第五阶段:工作及日常生活训练,活动的种类可根据患者的兴趣和职业特点进行选择,但一定要让疼痛部位参与活动。

2. 基本原则 进行感觉过敏治疗时,应该遵循以下三个原则:

(1)渐进性原则:进行感觉脱敏治疗的前期,应采用胶布、夹板、套子或其他物品对过敏处进行保护。随着治疗逐步取得效果,逐渐去除保护性用品。

(2)先健后患:治疗时先在健侧进行示范,然后在患侧进行操作。

(3)先弱后强:开始治疗时刺激强度应稍弱,随着治疗的进展,逐步增加刺激强度。

(三) 健康教育与环境改造

针对导致感觉减退或缺失肢体发生继发性损伤的不同机制,有效的健康教育与环境改造对患者非常重要。

1. 避免持续受压 在感觉减退或缺失肢体上持续加压可引起组织缺血坏死。有感觉障碍的患者如脊髓损伤患者,要加强皮肤护理,定时翻身或变换体位,卧床者应每2小时翻身1次,长期坐在轮椅中的患者应选择适当的坐垫,以合理分散压力避免出现压疮,并经常做肘支撑动作使臀部离开座位,以调整局部受压时间。应特别注意感觉缺失的皮肤与发红的皮肤,发现后应立即解压直至皮肤颜色恢复正常。如皮肤颜色恢复时间超过20分钟,应进一步查找原因并及时予以纠正,特别注意检查矫形器、使用的仪器、时间安排和体位等。

2. 避免局部压力 在突发意外事故中,强的作用力作用于很小面积的皮肤时可引起局部皮肤损伤,如切割伤和挤压伤;矫形器的固定带过窄或过紧亦可对皮肤产生较大压力而引起损伤;接触锐利物体也是产生切割伤的重要原因。均应予以避免,如在制作和使用矫形器时应防止局部压力过大,定时检查局部受压情况,发现异常及时处理。

3. 避免过冷或过热 感觉减退或缺失的肢体在接触过冷或过热的物体时可能发生冻伤或烫伤。应教会患者熟悉生活环境中的冷源、热源,在日常生活中远离这些危险因素,并教给相应的保护方法,避免感觉减退或缺失的肢体暴露或接触过冷、过热的物品。如端锅时可戴手套;厨具的手柄改为木制或塑料制品;寒冷天气外出必须戴手套;洗澡前用感觉正常的部位或采用温度计测试水温。

4. 避免感染组织受压 作用于感染组织的压力既可引起感染扩散,还使被感染组织不能充分休息而影响愈合。因此,必须使感染部位得到彻底休息。必要时可采用夹板、床支架或其他制动方法使感染部位得到休息。

5. 避免重复性机械压力 重复性机械压力常引起皮肤损伤,对于感觉正常者,常可在感觉到损害可能发生前,及时调整压力的大小和重复的次数,避免损伤的发生。如长途步行时,在短距离内,地面对足底的反作用力不会引起不适感觉;距离稍长时,由于多次挤压,感觉正常者会觉得足底不适,并采取休息、改变步态等方式缓解不适或疼痛。感觉缺失的患者不能及时感觉到损伤即将发生,也未及时改变运动方式,不能有效避免损伤发生。因此,感觉缺失或减退患者,应尽量减小局部的压力、减少压力重复的次数。减小压力可以采用柔软鞋垫、戴手套和为劳动工具手柄加护垫等办法;减少压力重复的次数,应注意控制行走的距离,经常变换劳动工具或双手交替使用工具。

案例分析答案

案例分析

　　患者,女,16岁,超市购物时不慎被货柜上跌落的玻璃划伤右手腕,致尺神经、正中神经损伤,目前术后 1 个月,右手运动、感觉异常,应如何进行作业治疗?

　　根据这个病案,回答:

　　1. 应给患者做哪些方面访谈?

　　2. 应给患者做哪些评定?

　　3. 给患者设计一项作业活动。

(肖燕平)

扫一扫
测一测

复习思考题

　　1. 一个家庭主妇手外伤,需要特别关注哪些方面作业需求?

　　2. 如何提高尺骨鹰嘴骨折患者 ADL 能力?

　　3. 简述手外伤合并周围神经损伤的评估及作业治疗。

第十一章

儿童疾患的作业治疗

学习要点

脑瘫、发育迟缓的功能评估、作业活动分析及作业治疗方法。

儿童是一个特殊的群体,儿童期健康将对一生的发展有着深远影响。造成儿童出现功能障碍的常见疾患包括脑瘫、发育迟缓、脑炎、脊髓炎及骨折等。随着社会的发展和进步,我国儿童康复需求逐渐加大,儿童的作业治疗既覆盖各类疾病及特殊需求儿童,也包括生长发育中的健康儿童和家庭。

第一节　脑　瘫

脑性瘫痪又称脑瘫(cerebral palsy,CP),是指出生前至出生后 1 个月内由于各种原因所致的非进行性脑损伤综合征,主要表现为中枢性运动障碍和姿势异常。常伴有不同程度的智力障碍、癫痫、言语障碍、视听觉障碍、感知觉障碍、交流及行为的损害等。作业治疗能减轻脑瘫患儿身体的残疾程度,争取达到生活自理和能接受正常的教育或特殊教育的目的,为以后更好地生活和工作。

知识链接

对小儿脑瘫的认识

根据运动障碍的性质及类型可分为痉挛型、迟缓型、共济失调型和混合型;根据临床表现的不同可分为痉挛型、强直型、不随意运动型、肌张力低下型、共济失调型和混合型。根据肢体障碍可分为单瘫、偏瘫、双瘫、三肢瘫和四肢瘫。脑瘫患病率发达国家为 0.1%~0.4%,我国为 0.15%~0.5%,并且每年以 4.6 万的速度递增。主要病因是早产、产伤、围生期窒息等,根据引起脑瘫形成的时期可分为:出生前因素、围产期因素和出生后因素。其中早产、低出生体重是目前公认的最主要的脑瘫致病因素。

一、作业评估

（一）病史评估

1. 基本病史　检查前通过查阅病历，并详细询问病史，了解病情及检查结果，包括出生前、围生期及出生后情况；是否早产、产伤、黄疸等情况。

2. 通过视诊、触诊等了解患儿形态及皮肤软组织情况　①视诊：包括完成动作的质量、患儿的姿势、发育及营养状况；②触诊：皮肤、皮下组织、肌肉、肌腱、关节、韧带。

3. 必要时建议进行包括头部影像学检查 CT、MRI，神经电生理学检查脑电图（EEG）、肌电图（EMG）、诱发电位（SSEP、BAEP）等检查。

（二）作业需求评估

脑瘫不仅对患儿本身存在运动、感觉、认知及 ADL 能力等方面障碍，也会对患儿家属（照顾者）带来困扰。对患儿而言，常见作业需求包括：父母陪伴，游戏，学习，促进运动功能发育，改善及促进感知觉及认知功能的发育，提高 ADL 能力，改善精神心理状态，促进情绪、社会性的发育。对家属而言，常见作业需求包括：了解疾患康复、预后等相关知识，增强照顾技能。

（三）反射发育评估

儿童反射的发育随着神经系统的发育成熟呈现一定的规律，反映了中枢神经系统发育的成熟程度，是衡量其神经系统发育的一把标尺，是脑损伤判断的客观依据，包括原始反射、紧张性颈反射、翻正反射、平衡反射及病理反射。

（四）运动功能评估

1. 肌力评定　通过 MMT 进行肌力评定。

2. 肌张力评定　痉挛型脑瘫以屈肌肌张力增高为主，表现为"折刀式"。手足徐动型脑瘫早期肌张力多不增高或表现为减低，随着年龄增加呈现静止时无明显增高，有意识活动时则增高。强直型脑瘫屈肌和伸肌肌张力均增高，表现为"铅管状"或"齿轮状"。共济失调型脑瘫肌张力多不增高或可能降低。

3. 关节活动度评定　可通过肩关节伸展度试验（围巾征）、股角、跟耳试验、腘角、足背屈角等进行判断。

4. 手粗大抓握能力的评价　主要测试患儿全手指的屈曲与伸展能力，整个手掌取物的能力及姿势情况。治疗师观察患儿抓取大号木钉（直径 2.5cm 的圆柱体）的情况。

（1）患儿可将五指自然伸展抓住大号木钉。

（2）患儿可抓住大号木钉，但拇指内收，只用四个手指去抓握。

（3）患儿可抓住大号木钉，但手部掌指关节伸展，腕关节屈曲形如"猿掌样"抓握。

（4）患儿不能抓住大号木钉，只有治疗师将木钉放入患儿手中时才能握住。

（5）即使治疗师将木钉放到患儿手中，也不能握住。

5. 手精细动作的评价

（1）指腹捏的评价：患儿用手指捏取较小物品的能力和姿势情况。治疗师观察患儿捏取中号木钉（直径 1cm 的圆柱体）的情况。

（2）指尖捏的评价：这项检查主要测试，患儿运用手指尖端捏取细小物品的能力。治疗师观察患儿捏取小号木钉（直径 0.5cm 的圆柱体）或小铁钉（直径 0.1cm 的细圆柱体)的情况。

6. 转移物品能力的评价　患儿将手中的物品送到另一只手中去玩的情况。治疗师取一个 2.5cm 的方形积木,观察患儿玩积木的能力。

(1)患儿可随意自如地将这只手中的积木传递到另一只手中去玩,而不会让积木掉到地上。

(2)患儿可完成双手间积木传递动作,但不能用一只手将另一只手中的积木抽出来。

(3)偶尔可将一只手中的积木递到另一只手中,有时积木会掉到地上。

(4)患儿不能用双手传递积木。

7. 双手粗大协调性的评价　患儿取稳定体位,治疗师取两块大小相同的塑料智力拼插块,让患儿将它们拼插在一起。

(1)患儿双手可在体前正中线,自如地将两块拼插在一起。

(2)患儿双手可完成拼插动作,但不能在体前进行,而是在体侧完成。

(3)患儿先将一拼插块放在体前,再用另一只手抓住另一块拼插上去。

(4)患儿不能完成拼插动作。

8. 双手精细的协调性评价　患儿取稳定体位,治疗师取一套直径 1cm 的训练用螺丝,让患儿将螺母拧上去或拧下来,观察患儿双手操作情况。

(1)患儿双手可在体前正中线,将螺母拧下来。

(2)患儿只能一只手固定,另一只手去拧,反过来就不能完成。

(3)患儿在体侧完成拧螺丝动作。

(4)患儿只会双手同时转来转去不能将螺母拧下来。

9. 手眼协调性评价　患儿手和眼的配合能力。治疗师让患儿将带孔的圆木块插到木棍上,观察患儿操作情况。

拓展阅读
小儿脑瘫相
关知识

(1)患儿可准确将圆木块插到木棍上,头部始终保持在身体正中直立位。

(2)患儿可完成插木块动作,但头转向一侧,用眼余光视物。

(3)患儿可完成插木块动作,但头转向一侧,患儿用手去触摸木棍的位置,然后插上。

(4)患儿无法完成这个动作。

(五) 感、认知评定

包括视觉、听觉、认知发育的评定及智力测定。

(六) ADL 能力评定

目前国内主要采用脑瘫患儿 ADL 能力评定表。包括:个人卫生动作;进食动作;更衣动作;排便动作;器具使用;认识交流动作;床上动作;移动动作;步行动作(包括辅助器具)九个部分。

二、作业活动分析

(一) 基本原理

作业表现受限可因暂时性或永久性的身体或心理残损引起。对因伤病引起的暂时性残损,治疗重点放在残损的治疗及控制方面,伤病及残损治愈后,作业表现自然就会得到改善;对永久性残损引起的作业表现受限,需要用适应的活动分析策略。例如对脑性瘫痪的患儿不能以一贯的形式从事某些日常的作业,瘫痪局限了他们的日常作业的选择,往往导致各种活动受限。但患儿可以应用其他作业形式弥补原来作业的目的及所达到的意义。作业治疗师的工作就是对日常作业活动进行设计,包括提供治疗环境及要求、解决生活中具体困难、提供或协助寻找改变的动力,让患儿参与其中,使他们逐步掌握一项与自己身体状况匹配的作业,重新安排这些作业,设计出新的作业次序与习惯,确立新的兴趣、目标与价值观、逐渐适应新的社会角色,为生命带来新的意义。对患儿来说,享受快乐的童年及回归学习至关重要。

(二)特点

1. 针对性 作业治疗是根据患儿家庭生活、日常生活等方面的需要,选择有目的活动,进行治疗和训练,如日常生活活动训练、上肢功能训练等,改善患儿躯体上、心理上的功能障碍。因此目标明确,针对性强。在患儿身体功能不能完全代偿的情况下,作业治疗师可以借助各种辅助器械、工具来补偿功能不足或利用新的方式完成日常生活和劳动,如自助器的选择和应用、环境的改造等。

2. 趣味性 由于作业治疗环境的设施与气氛接近家庭,具有现实性与生活气息。因此,不但可能提高患儿的兴趣,也提高治疗的效果。而功能的改善、劳作的成果又进一步增强患儿的训练信心。

3. 主动性 作业治疗中采用的作业活动需要患儿主动参与才能完成,其治疗效果与患儿参与程度成正比;而作业治疗师在作业活动过程中只是起到监督的作用,给予的帮助应降低到最低限度。

(三)脑瘫患儿进食

摄食行为发育从胎儿时就已经开始了。胚胎 5 周触碰口唇就有张口反射;10 周就有咽下动作;22 周有吸吮动作;27 周有吸吮与咽下结合动作。幼儿出生时,就已经有叼住奶头,吸奶并下咽等对生命重要的功能。出生后 7~8 个月,见物可伸手抓,并可送到嘴里,用双手拿住奶瓶。一岁左右可以用匙进食;15 个月具有咀嚼能力;2~3 岁可以用筷子进食。正常小儿摄食功能发育非常迅速。但脑瘫患儿原始的摄食反射可持续很长时间。例如:吸吮反射,觅食反射等。此外脑性瘫痪患儿由于肌张力异常使肌肉协调运动障碍,对食物的吞咽十分困难。进食时发呛、匙一碰口唇或舌尖立即咬住或头后仰,食物碰到舌尖时舌往外顶,或食物一碰软腭出现吧嘴动作,这些都影响咀嚼运动的发育。

由于头部不能正常调节。自己不能进食及出现非对称性紧张性颈反射,手更不能将食物送到嘴里。特别是手足徐动型脑瘫表现得更为明显手、口、眼协调障碍。

三、作业治疗方法

(一)促进运动发育的作业训练

1. 仰卧位训练 仰卧位于床上,按上肢、肩、肘、腕、手指的顺序作关节运动,一是缓解痉挛的肌肉,二是帮助患儿增加手指抓握感觉的记忆。也可让治疗师的手伸入患儿的手掌中,让其握住治疗师的手,引导作上肢抬举和放下的动作。放回身体两侧时,需手掌在内,小指贴紧体侧。如果不能主动完成,可给予一定的帮助,但是尽量把帮助减少到最低程度。婴儿期手的抚摸、伸手、紧握、张开是复杂运动的基础(图 11-1)。

儿童作业
治疗视频

儿童作业
治疗图片

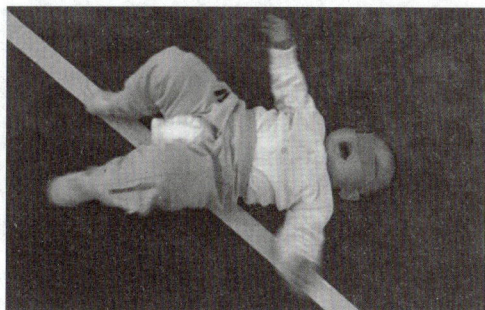

图 11-1 仰卧位训练

双手至身体中线对患儿完成功能活动非常重要,为诱发患儿在中线活动的动作,可让患儿屈肘后两手放入口中吸吮。也可以帮助患儿两手放在一起握住,让其去取在中线上方的玩具,训练时需要固定肩胛带。在训练伸手抓握的同时,可能让玩具从一手拿入另一手,诱发患儿拍手动作。

当患儿已经熟练地完成这些动作后,可逐量加大难度,如抓握较远的玩具、吊球等,眼和手跟随移动的物体,促进手眼和协调。

2. 俯卧位训练 俯卧抬头,通过上肢及肩部的作用,调节头部及上肢的平衡功能,通过四爬训练,保持骨盆的正常姿势,促进运动功能发育。如果患儿头部调节功能障碍,不能两肘和两手支撑身体时,患儿则不能保持俯卧位的姿势。首先用前臂支撑体重,可用三角垫或俯卧在治疗师的身上,使前臂均衡支持体重,然后是双肘支撑体重,形成四爬位或高爬的姿势。也可用患儿俯卧于治疗师的膝上,用手固定肩胛带,鼓励手向前动作抓取玩具。还可让患儿俯卧于地板上,让其双手去前后滚动滚筒。如果患儿已经具备了四点跪位的能力,可以放于平衡板上,治疗师摇晃平衡板,使其自身的重量放在前半身和上肢,必要时给予一定的压力(图11-2)。

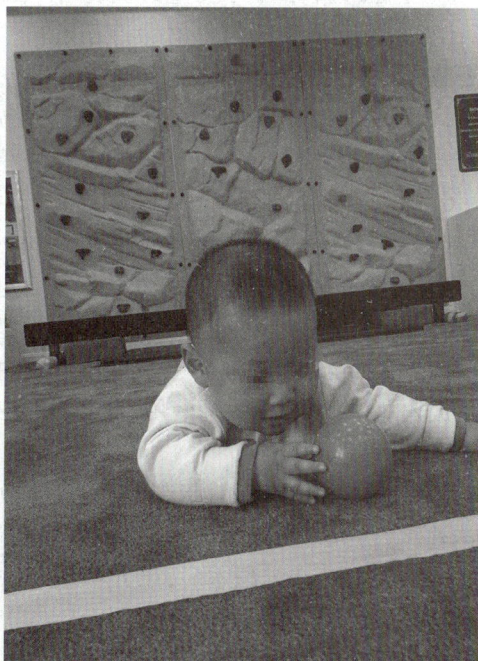

图 11-2 俯卧位训练

3. 侧卧位训练 患儿侧卧位,治疗师固定肩胛带,以其侧身上肢伸展位来引导翻身,并诱发患儿屈曲的手来玩远离身体的玩具、积木、悬环等。可让痉挛型的卧向比较轻的一侧来抓玩具和积木等。上述动作完成后可令手支撑到侧面坐,用另一手来玩耍,此时肩会维持肌紧张来支持手的支撑。治疗师可与其一起玩耍,在玩耍的过程中可作手的推和拉动作,同时通过儿歌、数数等分散患儿注意力,以增加耐力。还可以利用 Bobath 球来训练手的伸展,治疗师让其侧坐于球上并前后、左右摇晃。

4. 坐位训练 放一较大的玩具(如洋娃娃)于患儿的正前方不远处,让患儿去触摸,这样可以同时训练抬头和脊柱的伸展。当患儿手臂向前伸时,以另一侧手臂来支持体重,必要时可给予帮助。对于痉挛型的患儿可以采用常用姿势两腿分开伸直坐,治疗师可以用腿固定患儿的腿部,做手的功能训练,可让患儿两手贴耳朵,以食指和拇指来捏按耳朵,也可触摸自己的脸、鼻子、嘴,并体验自己身体部位的感觉。还可以通过磁棒吸小金属、玩黏泥土等游戏。在做这些动作时为了避免枯燥无味,可以通过编制的歌曲、歌谣,让其学会简单的概念(图 11-3)。

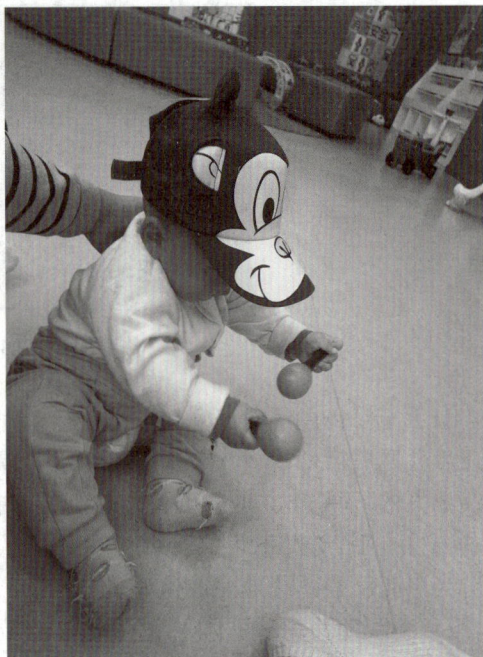

图 11-3 坐位训练

5. 立位的训练 为抗重力支持体重,在直立情况下头部与骨盆保持正常的姿势,以及为站立时建立平衡功能等动作,选择必要的立位作业活动,以促进立位姿势的发育,在实践中反复应用,逐渐改善患儿的功能状态。

6. 手指功能的训练

(1)用布或刷子来摩擦手或手臂及每一手指,使每一手指能更好地控制本体感觉;将每只手指插入黏土中,拉开黏土;用橡皮筋分别套在每只手指上,让患儿把每只手指分开。

(2)用来分开指和控制特殊的运动,如用拇指和其他手指来捡起小豆子、珠子,然后再放入瓶中;用每个手指使用不同的颜色来印指印;用手指弹球、按琴键、练习扣扣子、拉拉链等。

(3)捏皮球:皮球以树脂制作为宜,手放开后回缩的较快,用于练习抓握、放松等基本动作。

(4)堆积木:在堆积木时,患儿一块一块地向上堆,可练习抬高再放下、手指的张开、抓握以及手眼的协调运动。

(5)摇小轮:让患儿握住小轮来回的摇转。以练习手抓握和肩关节的回旋运动,轮上可挂上一些彩色的玩具或小铃铛。

(6)水平和垂直投圈游戏:让患儿抛出竹圈或塑料圈时可运动肩、肘,练习握持和放手动作,改善手眼的协调和关节活动度。

(7)弹球游戏:在圆板上刻上小洞,让患儿将球弹入洞中,也可弹电子琴,可锻炼手指的分离运动和手指的伸展运动。

(8)插棍游戏:在一张可调节上下移动的桌子上刻上大小不同的洞,然后令患儿将不同的棍插入相符合的洞中。可改善患儿手指的对指、拾捏、内收、外展、手指协调等复合功能。

（9）钉钉的游戏：一般是非利手的手指夹持钉子，利手握持锤子向下敲，进行准确的打锤动作。能提高手眼的协调性，改善肘关节的伸屈，前臂旋前旋后及提高手的抓握能力等。

（10）黏土活动训练：调和黏土，患儿采用不同的姿势调和黏土，要把黏土的土质和匀，把气泡挤出。在调和黏土后再撮捏和造型，是用两手指撮捏调和好的黏土，先做成条状，再把黏土条围成圈，最后进行成品形状的操作。训练手协调性功能。

（11）挂线训练：在一个木框上将准备好的线挂上去。改善肩关节的外展内收、内外旋和前屈等。

（12）方片组装：利用对掌的动作，把有花图的塑料方片，进行相互连接，拼成立体结构图案的制品。

（13）镶嵌作业：颜色不同的马赛克小瓷片，用黏合剂贴在预先制好的图案木板或铁板上。这需要手指拾捏起小瓷片，用很精确的协调动作。

（14）滚球的训练（打保龄球）：在投球时，身体向前迈出几步的动作，还要求身体保持平衡；在完成投球停步时也要保持平衡。在投球的同时也训练了抓握能力。

（15）比数训练：在治疗师的指引下，让其患儿伸出手指作比手指的训练，一就是伸出一个手指，二就是伸出二指头（有常用的手指代表数）。

（16）对指训练：先学简单的训练，用左手的拇指对准右手的食指，左手的食指对准右手的拇指，交替做对指训练。在学会上述动作后可以加大难度用左手的拇指对准右手的小指，右手的拇指对准左手的小指，同时用左手的无名指交替后对准右手拇指，再用右手的拇指对准左手的无名指（图11-4）。

（17）砂磨：可增大肩伸屈、内收、外展与肘伸屈活动范围，增强上肢肌力与手眼的协调。

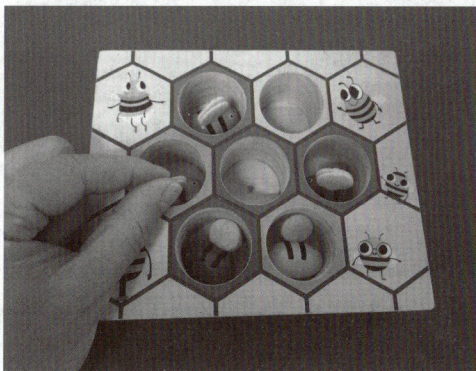

图 11-4　对指训练

（18）旋拧螺钉：可加大前臂旋前、旋后活动范围，增强手指活动的灵巧及手眼的协调。

促进运动发育的作业训练内容和方法有很多种，在作业治疗过程中选择患儿感兴趣的训练，最大限度地促进患儿手功能的恢复；围绕康复目标，训练方法可以灵活运用。

（二）感觉功能的作业训练

脑性瘫痪不只是有运动随意性的障碍，而且还伴有感觉运动的障碍。感觉功能训练的方法有如下几点：

1. 位置觉的作业训练　先后在直视与闭眼时以木杆、笔或铅笔橡皮头刺激手指，判断刺激的位置。

2. 动静态触觉的作业训练　先后在直视与闭眼时以木杆、笔或铅笔橡皮头在手指上滑动与按压、判断感觉。

3. 振动觉的作业训练　以30Hz与256Hz音叉反复刺激手指，判断振动觉，并促使 256Hz 振动觉的出现。

4. 两点辨别觉的作业训练　将两脚规的针尖距离由 10cm 逐渐缩小到 2cm 促使辨觉的出现与加强。先后在直视与闭眼时用手触摸布袋与盒内不同形状、大小、质地的物品，如小球、硬币、纽扣、钥匙、木块、塑料块、棉花等。加以描述、比较和识别。

5. 其他感觉的作业训练　包括视觉、听觉、本体感觉、感觉运动觉、实体觉的作业训练

（三）知觉和认知的作业训练

1. 知觉功能训练　包括失认觉（单侧忽略、疾病的失认）和失用症（结构性失用、运动失用、穿衣失用、意念失用）的作业训练。通过图片、视频等从辨别耳、口、鼻等身体结构开始，逐渐泛化至对左右、冷暖、饥饱及鞋袜等生活用品的辨认（图 11-5）。

2. 认知功能的作业训练　包括定时定向力、注意力、记忆力、表达力、理解力、判断力、计算力、自知力的训练。通过游戏、简单的任务及知识学习等训练认知功能（图 11-6）。

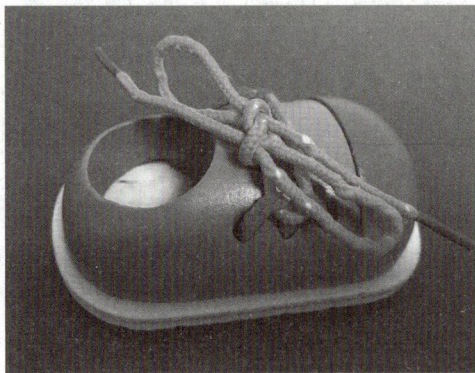

图 11-5　鞋子结构辨认

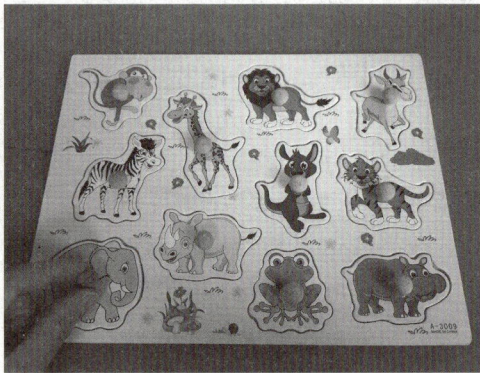

图 11-6　动物认知训练

（四）ADL 能力训练

1. 床上训练

（1）良好体位：不同类型的患儿有不同的要求，但总的原则是保持良好功能位，防止肢体挛缩畸形，防止不良体位对疾病恢复的不利影响。

（2）翻身训练：大多数患儿存在翻身困难，这就要求治疗师利用上肢的力量来翻身或者是用 Vojta 反射性翻身来刺激。

（3）坐起训练：对患儿先是扶起靠坐，然后使之端坐，坐稳后从侧方或前方推动患儿，使之保持坐位平衡，再训练前屈、侧屈、旋转的躯干平衡。良好坐位达到时可训练从卧位到坐位，再从坐位到卧位，反复训练。

2. 进食训练　摄食动作的完成需要以下很好的配合才能完成：①能控制头部、躯干、上肢和坐位平衡；②手眼的协调；③手的伸屈、把握、松开的功能；④咀嚼、吞、咽下时的下颌、口唇、舌的动作。一方面在进行上肢功能训练，练习摄食动作，另一方面可使用自助餐具或加用辅助装置（图 11-7）。①将匙柄、叉柄加大、加长或成角，或在勺柄上加一尼龙搭扣圈或 C 形圈，使手掌或前臂套入，便于握持使用；②当患儿手无力不能切开食物或不能准备取食物时，应在碗、杯、盘部加一固定器或橡皮垫。使之不易

倾倒、移动。杯碗外加一 C 形圈以便握持。杯内固定一根吸管以便吸饮。

3. 洗漱动作训练　与摄食障碍同理,对有上肢功能障碍而产能自行洗漱者,一方面要进行上肢功能训练,练习洗漱动作,另一方面可使用自助用具或辅助装置。

4. 穿衣动作训练

(1)改造衣被:为了便于穿脱,不穿套头衫,不用扣子,改用拉链或尼搭扣;裤子不用腰带,改用松紧带;不穿系鞋带,改穿船形鞋子,以简化操作。

(2)穿上衣:一般先穿功能较差的一侧,再穿功能好的一侧。穿套头衫时用功能稍好的一手帮助提领口。从头上套下,脱衣时顺序相反。

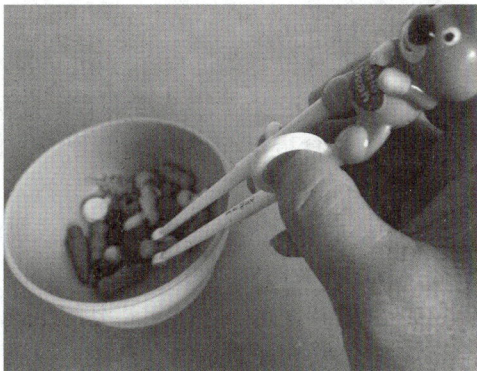

使用进食辅具夹取训练

图 11-7　进食训练

5. 书写动作的训练　脑瘫患儿的手指功能差,写字用笔多选择用笔杆较粗的笔,纸张及笔记本应该用方格固定,或先在写字板上练习。也可以在笔上套胶皮套便于握持,设法固定笔记本。训练中必须同时改善患儿的认知、识别功能。写从画纵线、横线、方块、四边形着手,先写大字,然后再写小字,注意速度,配合图片、实物最佳。重度患儿可选择容易操作的电脑练习打字,如果用手指不能操作可握小木棒打字,或用脚趾夹住小木棒打字,如果是手足徐动型患儿,不随意动作严重时可用大一些键盘。选择打字机时,最好用打进字时就能发出读音的打字机,这样既可训练手指功能,又可通过记忆起到复习的作用,对听力、语言的提高都有良好的作用。

6. 改善心理状态和增加社会交往的作业训练

(1)转移注意力的作业训练:绘画、下棋、弹琴、泥塑等。

(2)镇静情绪的作业训练:音乐、书法、钓鱼。

(3)增强兴奋的作业训练:观看比赛、游戏。

(4)宣泄情绪的作业训练:钉钉、锤打、挖土。

(5)减轻罪恶感的作业训练:打扫卫生、帮助别人劳动。

(6)增强自信的作业训练:绘画、泥塑等工艺品的完成。

(7)集体劳动:打扫卫生、庭院等。

(8)集体文娱活动:音乐会、电影、歌咏比赛等。

(9)集体体育活动:乒乓球、游戏、篮球等。

(五) 健康教育与环境改造

1. 脑瘫患儿的家庭教育　脑性瘫痪患儿除运动功能障碍,智力水平亦低于正常水平,且伴社会适应行为缺陷。但随着年龄的增长和脑的发育运动和智力有一定程度的提高。对脑瘫患儿需要尽早进行干预,并运用有系统和有组织的教育和训练。应当根据患儿的具体情况,区别对待,通过采用直观教学,生动的语言讲解。实地操作练习,以及利用评比、奖励等激励措施的家庭干预方法,灵活掌握,综合运用。

2. 脑性瘫痪患儿的摄食与护理　饮食不仅是为了维持生命,更重要的是为了将来参加社会。所以改善患儿进食方法,并获得正常的进食功能十分重要。开始可能非常困难,需要照顾者给予信心及耐心。鼓励患儿反复进行训练,结合全身运动功能训练做好摄食方面的照护。

(1)采取正确的姿势进食:由于过度紧张和不随意运动,都会影响舌、口唇及下颌动作,所以给患儿进食时,首先要调节全身姿势。

(2)独立进食指导:正常儿童2岁左右即可自己用勺、碗进餐。对于脑瘫患儿要尽量鼓励他独立进食,为了达到这一目的,可以先由照顾者予以协助,如控制患儿的姿势,协助其取对称姿势、扶持握勺的手,或改良饮食用具等。如患儿独自进食时出现了非对称及过度伸展的姿势可导致进食困难。这时可控制患儿的肩部,另一只手扶持患儿握勺的手,这样即可防止异常姿势的出现,使患儿较顺利地进食。当患儿具有前臂旋前异常模式时,照顾者可将自己的拇指放在患儿握勺的手拇指的根部,其余4指放于患儿手背上,轻轻地协助患儿做旋后的动作,使勺顺利送入口中。

手足徐动型患儿因为不随意运动的缘故,进食较为困难,可采取固定一只手的方法来抑制不随意运动,比如将一只手放在桌子上,或在桌上竖木棒或固定的横木棒,一只手握住,用另一只手进食,喝汤时可用双耳的杯子,两手握住,双肘支撑在桌面上,低头去喝杯中汤。

偏瘫患儿则应注意防止应用健侧手进食时引起患侧的联合反应,可用上述手足徐动型患儿应用的方法,让患儿握物来抑制,尽量用两手去拿餐具,如碗、盘等。

3.环境改造　患儿的身体功能,在经过一段长时间的治疗后,大多数都有改进。治疗师除了评估、治疗外,同时也需要帮助父母,使其能延续家庭康复计划。因此需要根据脑瘫患儿情况对家居的桌子、椅子及教具进行必要的改造。

第二节　发育迟缓

发育迟缓是一个比较宽泛的概念,包含了体格生长迟缓,如矮小症;青春发育延迟或不发育;同时也包含了精神运动发育的异常,如智力低下、运动异常等。发育迟缓儿童是指18岁之前因各种疾病或非疾病因素(包括脑神经或肌肉神经生理疾病心理疾病社会环境因素等)所导致的,在认知、发展、生理发展语言及任何沟通发展心理社会发展或生活希望自理方面出现发育落后或异常的儿童。作业治疗针对体格发育、运动发育及智力发育的各种障碍,采用相应的作业疗法、辅助器具使用,促进机体最大限度地恢复功能,以满足日常生活自理,参与家庭活动、娱乐,回归学习、工作的作业需求。

知识链接

对发育迟缓的认识

人的生长发育是指从受精卵到成人的成熟过程。生长和发育是儿童不同于成人的重要特点。生长是指儿童身体各器官、系统的长大,可有相应的测量值来表示其量的变化;发育是指细胞、组织、器官的分化与功能成熟。生长和发育两者紧密相关,生长是发育的物质基础,生长的量的变化可在一定程度上反映身体器官、系统的成熟状况。发育迟缓是指在生长发育过程中出现速度放慢或是顺序异常等现象。发病率在6%~8%之间。在正常的内外环境下儿童能够正常发育,一切不利于儿童生长发育的因素均可不同程度地影响其发育,从而造成儿童的生长发育迟缓。

一、作业评估

（一）病史评估

1. 基本病史　检查前通过查阅病历,并详细询问病史,了解病情及检查结果情况。是否有早产、低出生体重、出生时缺氧,环境问题:铅中毒、营养不良、出生之前接触酒精或其他药物等发育迟缓的危险因素。

2. 通过视诊、触诊等了解患儿体格形态及皮肤软组织情况。

3. 必要时建议进行检测血常规、肝功能、内分泌系统(如生长激素、甲状腺功能)、微量元素(全血、血清、头发、尿中的镉、铅、铜、锌、铁、钙、镁、锰、碘、硒、磷等),X线检查了解骨骼发育情况等。

（二）作业需求评估

生长发育迟缓的表现往往是多方面的,多有体格发育、运动发育及智力发育落后,但也可以某一方面为突出表现。如果身高、体重、头围的测量值全部都偏低,表示儿童的发育出现了全面的迟缓;如果只是身高、体重、头围的某一项指标出现偏低,表示孩子可能出现了部分的发育迟缓,需进一步检查脑神经或内分泌等项目以了解儿童的生理发展是否受到了影响。发育迟缓导致患儿日常生活和学习受到不同程度的影响,甚至儿童及父母产生心理疾患。作业需求包括:促进生长发育、提高 ADL 能力、改善精神心理状态。

（三）体格生长评估

按照原卫生部建议采用 1995 年中国九大城市儿童的体格生长数据为中国儿童参照人群值。儿童体格生长评价包括发育水平、生长速度以及匀称程度三个方面。

1. 发育水平　将某一年龄时点所获得的某一项体格生长指标测量值(横断面测量)与参考人群值比较,得到该儿童在同质人群中所处的位置,即为此儿童该项体格生长指标在此年龄的生长水平,通常以等级表示其结果。生长水平包括所有单项体格生长指标,如体重、身高(长)、头围、胸围、上臂围等,可用于个体或群体儿童的评价。

有些单项测量,如骨龄代表发育成熟度,也反映发育水平。同样,体格测量值也可以生长的年龄来代表发育水平或成熟度。如一个 2 岁男孩身高 76cm,身高生长水平为下等,其身高的生长年龄相当 1 岁。

2. 生长速度　是对某一单项体格生长指标定期连续测量(纵向观察),将获得的该项指标在某一年龄阶段的增长值与参照人群值比较,得到该儿童该项体格生长指标的生长速度。以生长曲线表示生长速度最简单、直观,定期体检是生长速度评价的关键。儿童年龄小,生长较快,定期检查间隔时间不宜太长。生长速度的评价较发育水平更能真实了解儿童生长状况。生长速度正常的儿童生长基本正常。

3. 匀称程度　是对体格生长指标之间关系的评价。①体型匀称度表示体型(形态)生长的比例关系。实际工作中常选用身高的体重表示一定身高的相应体重增长范围,间接反映身体的密度与充实度。将实际测量与参照人群值比较,结果常以等级表示;②身材匀称以坐高(顶臀高)/身高(长)的比值反映下肢生长状况。按实际测量计算结果与参照人群值计算结果比较。结果以匀称、不匀称表示。

（四）儿童神经心理发展的评价

儿童神经心理发展的水平表现在儿童在感知、运动、语言和心理等过程中的各种能力,对这些能力的评价称为心理测试。心理测试能判断儿童神经心理发展的水平。心理测试需由经专门训练的专业人员根据实际需要选用,包括能力测试和适应性行为测试。

1. 能力测试

(1)筛查性测验:①丹佛发育筛查法(DDST):DDST主要用于6岁以下儿童的发育筛查;②绘人测试:适用于5~9.5岁儿童;③图片词汇测试(PPVT):适用于4~9岁儿童的一般智能筛查。

(2)诊断测验:①Gesell发育量表:适用于4周至3岁的婴幼儿,从大运动、细动作、个人—社会、语言和适应性行为五个方面测试,结果以发育商(DQ)表示;②Bayley婴儿发育量表:适用于2~30个月婴幼儿,包括精神发育量表、运动量表和婴儿行为记录;③Standford-Binet智能量表:适用2~18岁儿童;④Wechsler学前及初小儿童智能量表(WPPSl):适用于4~6.5岁儿童;⑤Wechsler儿童智能量表修订版(WISC-R):适用于6~16岁儿童,内容与评分方法同WPPSI。

2. 适应性行为测试　智力低下的诊断与分级必须结合适应性行为的评定结果。国内现多采用日本S-M社会生活能力检查,即婴儿—初中学生社会生活能力量表。此量表适用于6月~15岁儿童社会生活能力的评定。

二、作业活动分析

(一) 儿童发育迟缓主要领域

1. 认知功能　即思考、学习和解决问题的能力。婴儿的好奇心,就是儿童探索周围世界的动力。在蹒跚学步时通过眼睛、耳朵和手学习数数、命名颜色和学习新单词也是认知技能。

2. 社会和情感功能　与儿童为人处世的能力有关,包括能够表达和控制情绪。在幼儿和学龄前儿童,对别人微笑,让声音交流,这意味着能够寻求帮助,表达与人相处的感情。

3. 语言功能　是使用和理解语言的能力。对幼儿来说,包括温声细语,牙牙学语。对较大的儿童而言,包括正常听理解及语言表达能力。

4. 运动功能　包括粗大及精细运动功能。婴儿通过精细运动掌握技能。幼儿和学龄前儿童通过精细运动来完成手工和画画。用粗大运动技能完成正坐、翻身、行走、跳、跑、爬楼梯等。

5. ADL能力　对于儿童来说,包括进食、如厕、穿衣、洗澡。

(二) 体格发育指标

儿童生长发育总的特点为:出生后至2岁身高、体重增长较快,2岁至青春期以前有较为稳定的增加,青春期快速增长,以后渐渐停止。

体格发育有头尾规律,即:婴幼儿期头部发育领先,随着年龄的增长,头增长不多而四肢、躯干增长速度加快。婴儿期头部高度占全身的1/4,成人头高占身高的1/8。常用的小儿生长发育指标有:体重、身高、头围、胸围。

1. 体重　体重是反映小儿生长发育的最重要,也是最灵敏的指标。因为体重反映儿童的营养状况,尤其是近期的营养状况。体重可以受多种因素如:营养、辅食添加、疾病等的影响。体重在出生头3个月增长最快,一般为月增长600~1 000g,最好不低于

600g。1 岁后小儿的体重可用下列公式计算:体重(kg)= 年龄(岁)×2+7(或 8)。

2. 身高　身高也是小儿生长发育的重要指标,但它反映的是长期营养状况。它主要受遗传、种族和环境的影响较为明显。身高的增加同体重一样,也是在生后第一年增长最快,平均年增长 25 厘米。身长的增长:出生时身长约 50cm;1~6 月平均每月增长 2.5cm;7~12 月平均每月增长 1.2cm;1 岁时身长 75cm。2 岁以后可按下列公式计算:75cm+(5cm×年龄)。

3. 头围　出生时头围 33~34cm,1 周岁 44~46cm,2 周岁 46~48cm,10 周岁 50~52cm。头围过小,多为小头畸形或小脑发育不全;头围过大,多是脑积水、佝偻病等均不正常。

4. 胸围　出生时胸围约 32cm,1 周岁时为 44~46cm,与头围相等,10 周岁时约 60cm。

5. 囟门的闭合　正常的孩子最晚在一岁半前闭合。

(三) 小孩智力发育标准

1. 13~14 个月　能独走,弯腰拾东西;会把小东西装进小瓶,用笔在纸上乱涂。称呼两个大人,当成人问宝宝几岁时会竖起食指表示"1"。认识图片或图画书上的物品。对陌生人害羞或不安。会用勺盛饭放进嘴里,会将帽子放在头上。

2. 15~17 个月　能蹲着玩,扶栏杆上楼梯。叠 2 块方积木或棋子,会翻页,用蜡笔乱画。能叫出物品名称,学动物叫声,会指出 3~4 处身体部位,指出 10 张图片或图画书中的物品。会模仿大人拍娃娃、给娃娃喂饭等。能用拇指和食指拿食物吃,自己端杯喝水。

3. 1.5~2 岁　会倒退着走,用脚尖走几步。有目标地扔皮球,手的动作更准确,能把瓶里的水倒入碗内,学着画垂直线和圆圈。能说 2~3 个字组成的句子。认识红色,认识照片中的亲人,认识几种交通工具,知道代词"我"。会自己用小勺吃饭,会表示大小便,会模仿大人擦桌子、扫地,会脱松紧带裤子,会穿袜子,会用手绢擦鼻涕。

4. 2~2.5 岁　会跑、会踢球、会双脚离地跳,双脚交替上下楼梯。

三、作业治疗方法

婴儿出生后早期,各系统尚处于生长发育中,对于出现异常情况年龄越小,早期干预康复治疗效果越好。

(一) 体格发育迟缓的作业训练

1. 运动诱发作业训练　通过多感觉的刺激,包括声音、光、触觉、食物等,诱发患儿产生更丰富的主动运动。根据患儿不同生长时期,选择患儿感兴趣的作业活动,促进抬头、翻身坐起、手支撑、站立、行走等粗大运动发育;随着患儿年龄的增长,通过游戏、乐器、手工及绘画等促进精细功能的发育。

2. 心肺功能发育的作业训练　人们往往较多关注儿童的体格发育,而忽视患者的心肺锻炼,因为高矮胖瘦容易看到,心肺功能强弱不易觉察。而心肺功能的强弱对儿童一生的健康至关重要。可通过观看体育运动类动画、儿童体育表演,观摩及参与体育锻炼,如游戏,注意培养患儿对活动锻炼的兴趣。多名儿童一起通过游戏玩耍的方式进行小组体育活动,也是促进心肺功能发育的有效方式;对于年龄大的儿童,会走会跑之后,参与室外活动,在草地上奔跑跳跃,欢快玩耍,也是锻炼儿童心肺功能的好方式。户外活动可使孩子接触冷空气及阳光,提高吸氧量,促进血管舒缩活动,有利心肺功能发展。

(二)知觉和认知训练

训练原则同上内容,训练中及时发现患儿进步并给予鼓励,同时需要避免同其他儿童相互比较。与正常发育儿童相比,需要更多的耐心及信心。

(三)ADL 能力训练

训练原则同上节内容,注意改善生活环境,使儿童得到精神上的安慰和生活上的照顾。在进食训练中,需要培养良好的饮食习惯,合理营养、全面均衡饮食,促进食欲等。

案例分析答案

案例分析

患者,男,7 岁,诊断为脑瘫,目前患儿母亲照顾,能独立步行,剪刀步态,经常因为不能自己去厕所而尿湿裤子及尿床,应如何进行作业治疗?

根据这个病案,请分析:

1. 应与患儿家属做哪些方面访谈?
2. 应给患儿做哪些评定?
3. 给患儿设计一项作业活动。

(肖燕平)

扫一扫测一测

复习思考题

1. 一个在普通学校就学的脑瘫患者,需要关注哪些方面作业需求?
2. 如何提高学龄脑瘫患儿学习能力?
3. 简述发育迟缓的评估及作业治疗。

第十二章

老年疾患的作业治疗

学习要点

老年痴呆症、老年退行性疾病的功能评估、作业活动分析及作业治疗方法。

老年疾患是指人在老年期所患的与衰老有关的,并且有自身特点的疾病。随着年龄的增长,人的许多器官的功能衰退,随之出现功能障碍,如认知障碍、心肺功能障碍、运动功能障碍等,不同程度地影响老年人的功能水平和生活质量。我国人口老龄化已经成为一个极其严峻的问题,2017 年年末我国 60 周岁及以上人口为 24 090 万人,占总人口的 17.3%,其中 65 周岁及以上人口 15 831 万人,占总人口的 11.4%。

第一节 老年痴呆症

老年痴呆症是一种以记忆和认知损害为特征的综合征,主要表现为认知功能下降、精神症状和行为障碍、日常生活能力的逐渐下降。据统计,我国的痴呆人数已超过 1 000万,其中有 60% 为阿尔茨海默症。预计到 2050 年,中国痴呆患者将超过2 000万,75 岁以上的老人 10%患有智能障碍,85 岁以上的老人中 1/3 为失智老人,巨大的疾病负担将对我国的经济发展以及国民家庭生活产生巨大的影响。因此,老年痴呆症的康复将成为全体治疗师的一项重要任务。

一、作业评估

(一) 常见功能障碍

1. 认知功能减退　老年痴呆最重要的表现是记忆力下降,患者还在语言表达、运动感觉、辨认事物、统筹安排上至少有一种能力表现出缺陷或损害,这四种损害症状在医学上分别被称作失语症、失用症、失认症和执行功能障碍。

(1)记忆力损害:是痴呆患者最明显的早期症状,表现为学习新知识的能力受损,或忘记了先前学习过的知识或者丢失先前的记忆。如患者可能会丢失自己的随身物品,忘记炉灶上正在烹煮的食物,甚至忘记自己的家人。当痴呆发展到一定程度时,患者会忘记自己的个人信息,如职业、曾就读的学校、生日,最后甚至是自己的姓名。

（2）失语（语言功能减退）：表现为说出个人或物品的名字困难，且语言变得模糊或空洞，带有很长的婉转的短句或过度使用诸如"这""它"这样的不定代词。对口语和书面语的理解以及语言复述也可能受损。痴呆的严重阶段，会出现哑或模仿语言，如模仿他人说的话，或语言重复，如重复声音或词语。

（3）失用（执行运动的功能减退）：患者虽然具有完整的运动功能和感觉功能，并理解要求完成的任务，但出现执行能力障碍，用手势说明物体使用方法的能力或执行运动的功能受损，从而影响到洗漱、穿衣等 ADL 能力，如当患者刷牙时，心里知道牙膏应该挤到牙刷上，却拿起牙膏直接放到嘴里。

（4）失认（识别功能减退）：患者可能表现为感觉功能完整却不能识别或确认物体。患者有正常的视觉，却不能识别诸如筷子、牙刷等极其简单的日常常用物体，甚至不能识别家庭成员乃至不能识别他自己在镜子中的影像，不能单凭触觉确定放在口袋中的物体（如硬币或钥匙）等。

（5）执行功能障碍：执行功能包括抽象思维、计划、启动、结果、监控和停止复杂行为。患者会出现安全性判断能力障碍，如烹饪食物时无意识触碰加热的锅，对患者的身体会造成不同程度的伤害。还表现为转换记忆类型，产生新词语或非词语信息以及执行一系列运动活动能力减退。

2. 异常行为（behavior）与精神症状　行为与幻觉、妄想、错认、抑郁、类狂躁有关，产生躯体和语言性攻击、喊叫、随地大小便及睡眠障碍等精神症。睡眠障碍的患者表现为睡眠颠倒，即夜间不睡、到处乱走或做些无目的动作，白天则精神萎靡、瞌睡。1996 年，国际老年精神病学会（IPA）成立了一个专门委员会对痴呆的行为障碍进行研究，并于 1999 年提出使用新的术语"行为和精神症状（BPSD）"来替代既往的痴呆行为障碍。

知识链接

行为和精神症状（BPSD）

行为和精神症状是指痴呆患者经常出现的感知、思维内容、心境或行为紊乱的症候群。行为症状和精神症状的临床表现多样，简单分为行为症状和精神症状，其行为症状有身体攻击、尖叫、坐立不安、易激惹、无目的地徘徊、与教育不符的行为和异常性行为等，精神症状包括焦虑、抑郁、幻觉和妄想。研究表明，高达 90% 的痴呆患者在疾病过程中出现一种或多种行为症状和精神症状。

（二）作业治疗评估

老年痴呆患者的作业治疗评估可以分为：身体功能方面、认知方面、ADL 能力等方面的评估。由于老年痴呆患者常伴有认知和言语障碍，在评定中可采取小组评估的方法，由患者的家属、亲友或照料者、同室病友和康复专业人员（作业、物理、言语治疗师等）等组成一个小组，通过访谈或小组活动进行评估，获得有效信息，帮助治疗目标的制订。除此之外，作业治疗师还要对患者进行多方面的功能评定，采用综合性功能评估或单一病种开发的评估体系进行评估。

1. 运动功能评定　对于患者的肌力、平衡反应、上肢协调性及灵活性等进行评估。

2. 认知功能的评定

（1）简易智力状态检查量表（mini-mental state examination，MMSE）：一个标准化的口头调查文件形式的评定，通过一个对认知表现简短的量化测量，对精神状态进行常规的系列评定。该量表简单易行，在国内外广泛应用，是痴呆评估的重要量表。适用人群为患有精神疾病、神经病和一般医学状况的成年人。评定时间为 5~10 分钟。评定时，作业治疗师需要带 MMSE 评定表、手表、铅笔、白纸。

（2）MoCA 评定量表（Montreal cognitive assessment，MoCA）：一种通过口述和纸笔回答的快速筛查痴呆前轻度认知障碍的评定工具，对象包括那些表现在 MMSE 正常范围内的患者。评定时间约为 10 分钟，评定时，需要带评定量表和铅笔。

（3）画钟测试（clock drawing test，CDT）：一个理想的神经心理学筛查工具，具有简单易行、文化相关性小且准确性高的特点，所以作为检查老年性痴呆的早期筛查工具。治疗师需准备白纸、铅笔、舒适的桌椅，要求患者画一个钟表，并且把钟表上的所有数字都写在上面，当患者完成后，治疗师让患者画出十一点十分时正确的分、时针位置。

3. 焦虑和抑郁评定　治疗师可以采用汉密尔顿焦虑量表（Hamilton anxiety scale，HAMA）、汉密尔顿抑郁量表（Hamilton depression scale，HAMD）等评定工具进行评定。

4. ADL 能力的评定　进行功能独立性评价和科尔曼生活技能评价（Kohlman evaluation of living skills，KELS）。

KELS 是一个快速和简易的评估患者执行基本生活技能的量表，它可以帮助评定患者的独立性程度，并建议合适的居住环境，使独立性最大化。评定时间为 30~45 分钟，包括 5 个领域和 17 个项目，包括自理、安全与健康、理财、交通与通话、工作与休闲等，其中的安全判断力的评估对于老年痴呆患者尤为重要。

5. 环境评估　通过与患者或照料者访谈或家访，评定患者回归家庭和社会后的生活环境，如是否存在安全隐患、是否存在行动障碍等。

二、作业活动分析

作业活动可分为 ADL、休息与睡眠、学习与教育、工作、娱乐、业余爱好和社交，这些作业活动都与人的感觉、运动功能、认知功能等息息相关。老年痴呆患者以认知功能减退为主，老年人因常伴随着老年常见疾患，如关节炎、骨质疏松、心肺疾病等，感觉、运动功能也呈现减退状态，因此，痴呆患者在完成作业活动时会出现不同程度的障碍。

根据痴呆患者的常见表现，以吃早餐为例进行作业活动分析：

（一）目标形成困难

由于痴呆患者的执行能力减退，在吃早餐时，面对桌子上的餐具和食物无法确定目标，因此无法执行，可以见到患者面对餐桌面带疑惑，不知如何开始用餐。

（二）活动实施困难

患者对信息的加工、处理能力减退，面对早餐，患者很难形成目标并进行有目的的动作，若患者可以开始动作，可以见到患者拿起餐具端详却不能开始用餐，或者出现顺序混乱，可以见到患者拿起空勺放进嘴里再去盛汤。除了认知功能影响外，患者若有感觉、运动功能障碍也会影响到作业活动的实施。

（三）安全隐患

患者的安全判断能力减退,还可能伴有感觉障碍,因此会存在烫伤、划伤等安全隐患。

三、作业治疗方法

按病情的轻重,老年痴呆可以分为四期:早期、中期、晚期、末期,患者的作业治疗应根据痴呆的不同时期进行适合的治疗方案。

（一）早期

主要为记忆力下降,表现为工作能力下降,学习新知识困难,生活中容易与他人闹矛盾。对于早期的痴呆患者主要以宣教、维持或增加记忆力为主,可鼓励患者参与到小组活动、社区活动中,增加与人沟通机会。

1. 宣教　作为一名作业治疗师,宣教是整个作业治疗过程中不可缺少的一部分,宣教可分为对患者家属或陪护人员的宣教和对患者的宣教,对于老年痴呆症患者,前者尤为重要。

（1）对照料者宣教:作业治疗师要对患者照顾人员进行宣教,宣教其要耐心听取老人的诉说,对于老人的唠叨或不认同的地方不要横加阻止或指责,不能使用伤害感情或损伤老人自尊心的语言和行为,不能因为患病老人固执、摔打东西、外出迷路等而对其进行语言攻击,甚至采用极端地关、锁的方式来处理,要在听取老人诉说的条件下,与其沟通劝说。在日常生活中,照顾人员不要简单地什么事都替老人做,尽量让老人自己多做些,如洗澡时,水放好,通过口头提示或触觉提示,提醒老人做下一步动作,可以逐步锻炼和维持老人的自理能力,同时也减少对家人的依赖。

作业治疗师还要对患者家属进行安全宣教,尽可能不让患病老人直接接触电线、电器开关、暖水瓶、煤气瓶等日用品,可以通过贴便利贴、警示牌、标签等方式代替口头提示,通过视觉提示患者。

（2）对患者宣教:由于患者初期表现为近事遗忘,在生活中最常见的行为是找不到自己的东西,因此会怀疑别人拿错或偷了,为此与别人争吵,或由于做家务丢三落四,做饭忘记加盐、放水,患者会产生焦虑情绪。作业治疗师应对患者进行宣教,教会患者通过制作便利贴或标签作为提示,也可教会患者使用物品分类,教育患者要将物品放在规定并且固定的位置,以便找寻。

作业治疗师可以针对不同患者的状况制订日常活动时间表,比如 7 点起床、9 点吃药、10 点参加小组活动等,让患者保持规律的日常生活,作业治疗师通过将患者每天的时间进行梳理,使患者每天的活动规律化,有助于痴呆患者自理能力的提升。

2. 强化记忆训练

（1）报时练习:作业治疗师可以让患者进行报时练习,虽然在正常人看来随时查看时间是一件非常简单的事情,但是尽管对于轻度老年痴呆的患者来说可能也很难,让患者看一眼时钟后书写或者说出时间的小时、分钟,可以达到练习患者语义记忆、短时记忆、书写能力和言语能力的目的。

（2）卡片配对练习:作业治疗师可以通过卡片配对游戏锻炼患者的记忆力,比如将 10 张扑克牌平铺在桌子上,正面朝上让患者在 1 分钟内进行记忆,1 分钟后将扑克牌背面朝上,让患者自主翻开一张扑克牌,根据记忆找到与此卡片一样的一张扑克牌,治疗师可以根据调节记忆的时间、卡片的数量等因素调节治疗难度。此类游戏可以锻炼患者的情景记忆力、选择性记忆力和短时记忆力等。

（二）中期

患者意识出现混乱状态，可表现为不认识熟悉的人，不懂季节变更，情绪幼稚不稳定。此期间若不给予患者帮助，就无法独立完成日常生活活动。并且患者由于常识的丧失，缺乏合理的判断，不能预计自身行为的后果，常会做出越轨危险之事，不能进行自我保护。所以，此期主要以保证患者安全为主，同时增加患者与外界交流的机会，维持现有功能。

1. 环境改造 在进行作业治疗时，尽量选取独立、安静、简单和安全的治疗区域，避免周围因素打扰使患者注意力不集中或产生消极情绪。患者回归家庭后，同样建议照料者将患者安置于安全、固定并且简单的生活区，该范围除了放置生活必需品之外，避免放置电源插座、刀具、玻璃制品等可能危及生命安全的物品。尽量避免老人独自在家，注意锁好门窗，必要时可在家中安装摄像头，将患者时时置于可观察的视线范围之内。由于痴呆患者多为老年人群，跌倒风险较大，应建议患者家属在家中安装扶手、坐便、洗浴座椅等，减少跌倒的风险。

2. 药物管理 痴呆老人所服用的药物一般应代为保管，老人用药时应送服到口，看着服下，作业治疗师可以教患者使用闹钟药盒，宣教患者家属将每天每次服用的药物分装到药盒中并定时，当药盒闹钟响起时，患者即可服药。这需要患者家属的配合治疗师，帮助患者养成习惯，一旦习惯养成，极大地减轻了照料者的负担。

3. 认知刺激疗法 认知刺激疗法是一种以治疗小组的形式进行主题活动的治疗方法，主要针对早期到中期的老年痴呆患者，治疗小组一般由 5~8 名患者、作业治疗师、心理治疗师、护士等组成，小组治疗一般持续 14 周以上，每次治疗都包括小组讨论和小组活动，每次小组治疗 45 分钟并且主题不同，但这些主题都是为了改善老年痴呆患者认知功能水平而设定的，话题包括童年、食物、时事、理财等，通过提供一个对患者具有支持性和趣味性的氛围，达到改善多方面认知功能的目的。目前，认知刺激疗法也可以一对一在家庭中进行，但是需要经过培训后进行。

4. 应用辅具 作业治疗师可根据患者情况给患者配备合适的辅具，用来帮助患者降低日常作业活动的难度，如长柄海绵刷（洗澡）、手柄加粗的餐具、加防滑垫的碗碟、防洒碗等。

（三）晚期

患者可维持基本的日常生活活动，但功能明显下降，如梳洗、吃饭、如厕、洗澡等任何事都需要指导和帮助。为了减缓患者生活能力的衰退并保持其肢体关节活动功能水平，作业治疗师及患者家属应当指导训练患者进行个人自理，决不能让患者过分依赖照料者。

作业治疗师应对患者家属进行宣教，在日常生活中不要催促或责难患者，要用指导性语言支持患者自主进行自理活动，如果患者操作有误，建议照料者用尽可能简单、明确的语言指明做什么、怎么做，必要时做一步，教一步，不要一股脑告诉患者，如果患者仍然不能理解，照料者可做示范，让患者逐步模仿。以上也同样适用于作业治疗师对痴呆患者进行 ADL 能力训练过程中。

（四）末期

患者除了残留部分本能要求外，一切最基本的生活能力丧失殆尽。患者无法进食、大小便失控、无法进行言语表达、回避危险、自我保护，甚至终日蜷缩在床上，不与外界交流。此时，作业治疗师主要是对于照料者进行日常照顾注意事项的宣教以及加强外界刺激。

1. 制作注意事项手册　当患者终日卧床，压疮会成为威胁患者身体健康的重要因素之一，作业治疗师可以制作注意事项手册，包括每两个小时翻身、每隔一小时进行被动或半主动活动等，帮助患者家属规划患者的日程表，避免并发症的产生，尽可能减少患者的痛苦。

2. 加强外界刺激　作业治疗师应建议照料者经常性地与患者进行对话，即使患者丧失了语言表达能力，经常性地陪伴与交流，能够使患者感受到情感交流，还可建议使用收音机、录音机、电视等播放音乐、新闻和娱乐节目等，以唤起精神兴奋，延缓封闭退缩。

第二节　老年退行性疾病

老年退行性疾病，顾名思义就是随着年龄的增长，身体发生了一系列不可避免的疾病，比如老年高血压、心绞痛、肺炎、支气管炎、慢性阻塞性肺疾病（chronic obstructive pulmonary disease，COPD）等；老年人骨关节、肌肉、韧带等运动系统也会随着年龄增长发生退行性改变，可能出现骨质疏松、老年骨关节炎等运动系统疾病，这类疾病通常治疗的目的不是治愈疾病本身而是缓解或维持症状，提高生活质量，延缓疾病的发展，从而减少疾病对于患者日常生活活动带来的障碍。

一、作业评估

（一）常见功能障碍

老年退行性疾病可能造成运动功能障碍、心肺功能障碍、感知觉功能障碍、言语功能障碍、ADL 能力障碍、认知功能障碍、社交娱乐功能障碍等，可表现为多功能障碍共存、表现缓慢、变化迅速等特征。

1. 心肺功能障碍　由于老年人的心脏储备功能、肺通换气功能随着年龄的增长逐渐下降，导致老年人在日常作业活动中的耐力下降，可能出现气短或呼吸困难，不能维持正常地生活活动。

2. 运动功能障碍　随着年龄的增长，老年人肌细胞的弹性、伸展性、兴奋性和传导性都逐渐减弱，肌肉初步萎缩，肌力、肌耐力下降，容易出现疲劳和受到损伤，且损伤后恢复缓慢；骨关节由于软骨纤维化、骨化及磨损，导致关节灵活性降低，关节活动度受限、关节疼痛、肿胀等。这都极大地增加了老年人在日常生活活动中跌倒的风险。

3. ADL 能力障碍　老年退行性疾病给老年人带来的众多功能障碍都影响其独立完成日常生活活动的能力，疾病和退行性改变所带来的禁忌证和注意事项同时也限制了老年人的日常生活活动的范围、强度和环境等。

4. 社交娱乐功能障碍　由于多种因素导致不能维持既往习惯或喜爱的休闲娱乐活动，导致社会参与度下降，严重影响了老年人的生活质量。

（二）作业治疗评估

由于老年人的心肺功能下降,在进行作业评估和作业治疗过程中应注意患者的生命体征变化,包括心率、血压、血氧饱和度和呼吸频率等(表12-1),应在治疗前、中和后进行测量,必要时应进行全程检测。

表 12-1　生命体征正常范围

生命体征	正常值
心率	60～100 次/min(安静状态下)
血压	收缩压:90～139mmHg 舒张压:60～89mmHg
血氧饱和度	95%～100% (COPD 一般为 92%)
呼吸频率	12～20 次/min

1. 耐力评定

（1）Borg 费力感知评分（Borg rating of perceived exertion,RPE）:RPE 是一种以患者对参加活动中费力程度进行自评的形式对患者的耐力进行评估的评定工具。该评定量表可以与进行日常作业活动能力评定同时进行,在功能观察后询问患者"你认为在完成这个活动时费力吗?" 根据 Borg 量表(表12-2),患者自评出该活动的 Borg 评分,同时将评分数字乘以 10 可以得出患者在进行该项活动时的大致心率,作业治疗师可以得知患者在进行某项作业活动时的费力成度以及大致心率,记录后可进行多次评估对比,得出患者耐受程度的变化。

表 12-2　Borg 量表

6	一点都不费力
7	
8	
9	出现轻微费力
10	
11	轻微费力
12	
13	有些费力
14	
15	费力
16	
17	非常费力
18	
19	极其费力
20	最费力

(2)15个数呼吸困难评分(15 count breathlessness score,15CBS):患者先深吸一口气,然后大声从1数到15,治疗师记录下患者在数数期间呼吸的次数,开始时深吸第一口气算作1次。此评定工具多用于慢性阻塞性肺疾病(chronic obstructive pulmonary disease,COPD)患者或儿童。

2. 运动功能障碍评定

(1)Berg平衡量表(Berg balance scale):Berg平衡量表适用于老年人群,治疗师可以用其评估患者的平衡能力,同时也评估患者跌倒的风险。

(2)跌倒效能量表(falls efficacy scale,FES):FES是以自评或面谈、调查问卷量表的形式进行评定,目的是评估患者在完成日常活动且不发生跌倒的自信度。

3. 环境评估

(1)家庭环境评估概况(home assessment profile,HAP):HAP是一个针对老年人以作业表现为基础的家庭环境评估工具,治疗师跟踪观察患者在每个房间的标准活动。例如在浴室,患者展示他/她如何进出浴室,治疗师会对该环境是否对患者造成障碍,以及该障碍影响患者的频率进行评分,两者相乘得出HAP最终分数,分数越高则患者在家中跌倒或出现危险的风险越大。

(2)Westmead家庭环境安全评估(Westmead home safety,WeHSA):WeHSA也是针对老年人,为了评估老年人在家中跌倒风险的评定工具。评定量表清单包括内外部交通通道、起居区、座位、卧室、出发、洗衣服、药物管理等72项。

二、作业活动分析

作业治疗师可以根据老年人普遍存在的生理、心理特点,以及老年期常见的影响因素,结合具体的作业活动对患者进行全面的作业活动分析。

(一)老年期的生理特点

1. 五官衰退　40岁以后人的五官功能开始逐渐衰退,表现为视、听、嗅觉生理功能下降,这都会对日常生活造成诸多障碍,增加危险因素。

2. 神经系统衰退　脑、脊髓、自主神经及周围神经都可能随着年龄的增长而萎缩,影响其生理功能。

3. 心血管系统衰退　心血管逐渐发生硬化,管腔狭窄,心肌血液的灌注量减少。

4. 呼吸系统衰退　肺萎缩,防御能力降低,对外界因素抵抗能力减弱。

5. 运动系统衰退　肌肉萎缩,韧带弹性减弱、变硬,骨骼脆性增加,易发生畸形,导致肌力下降,关节灵活度、活动范围减小。

(二)老年期的心理特点

1. 认知能力减退　记忆力、判断力、注意力以及反应能力减退。

2. 情绪改变　易产生消极情绪,由于老年人生理功能较年轻时有所减退,容易导致失落、丧失的消极情绪,另外,由于老年期通常会与生病甚至死亡相关联,老年人常常会因为考虑死亡问题而产生焦虑、抑郁、悲伤以及紧张的消极情绪。

三、作业治疗方法

(一)作业治疗目标

对于老年退行性疾病患者的康复,需要康复专业团队的共同努力,其中作业治疗

的目标包括:

1. ADL 能力评估和训练,增加患者的功能性耐力。

2. 在 ADL 能力训练中使用适当的呼吸训练和正确的呼吸指导。

3. 加强上肢肌力以及躯体平衡、转移的功能水平。

4. 指导患者在活动中学会简化工作和节约能量。

5. 评估患者是否可以使用辅具进行功能代偿。

6. 宣教患者正确使用压力管理和放松技术。

7. 宣教患者家属或照料者进行环境改造以及老年人跌倒后的正确处理方法。

(二)作业治疗方法

根据老年退行性疾病常见的表现以及作业目标,治疗师应从个人、家庭、生活环境等方面帮助患者,改善或维持功能水平,提高患者的生活质量。

1. 呼吸技术—缩唇呼吸 缩唇呼吸是指让患者吸气时用鼻子,呼气时将嘴唇缩成吹口哨状,给呼气施加一些抵抗,慢慢呼出气体的方式,吸气和呼气的比例在1:2。在对患者进行宣教时,应让患者处于舒适放松的状态,可要求患者坐位,用鼻子吸气,同时心里默数1、2,呼气时将嘴唇缩起,同时心里默数1、2、3、4,逐渐延长呼气时间,降低呼吸频率;当患者学会后,治疗师应宣教患者按照以上方法每天练习3~4次,每次 15~30 分钟,并鼓励患者在治疗或日常生活中遇到气短或喘息时自主使用。指导患者避免憋气,用力时呼气,比如患者在使用吸尘器时,推时呼气,拉时吸气;这种呼吸调节方式避免了患者憋气用力的方式,减少了对肺部以及心血管系统的负担。

2. 上肢功能训练 心肺功能障碍的患者在进行呼吸时可能出现肩胛带肌肉代偿,这使患者在没有支持的状态下上肢活动出现困难;同时,患者常会服用皮质类固醇激素等药物,这些药物会增加患者骨质疏松的可能性,在众多因素影响下,患者会出现肌肉无力,甚至肌肉萎缩。因此,作业治疗师在进行上肢功能训练时,要以加强患者上肢肌力为主线,可以在准备性活动中使用弹力带、上肢肌力训练设备等增加上肢肌力,在之后的目的性活动与作业活动中,治疗师可根据目标的设定,灵活处理,比如,患者的目标是做饭,治疗师可以从简单的餐前准备开始训练,从短距离地移动水壶到移动加水后的水壶。对于手功能,作业治疗师可使用九孔插板试验(nine-hole peg test)(图 12-1)来评定患者单侧手指灵活度,以确定精细运动损伤的程度。

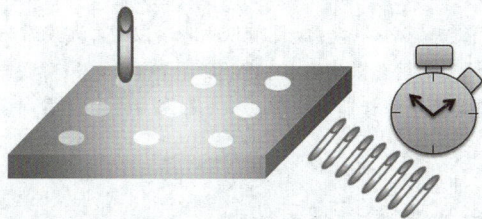

图 12-1 九孔插板试验

3. 工作简化(work simplification)和能量节约(energy conservation) 患者学会自主工作简化和在活动中节约能量,也是作业治疗师对老年患者的重要宣教内容之一。建议老年患者将常用物品放在自己活动范围内,并且放置在弯腰不超过 90°高度的桌子处,搬运物品时尽量使用推车代替直接搬运。对于患有心肺疾病的老年人在洗澡时遇到热气加上体力活动,很容易出现呼吸困难,这时,作业治疗师对患者进行沐浴训练时,要鼓励患者使用换气扇或开门通风等方式降低室内温度及湿度;同时,建议患者使用沐浴座椅(图 12-2),在坐位下进行沐浴;沐浴时和沐浴后减少弯腰活动,可以用穿浴袍代替自我擦拭,可以选用长柄海绵刷,代替沐浴球。

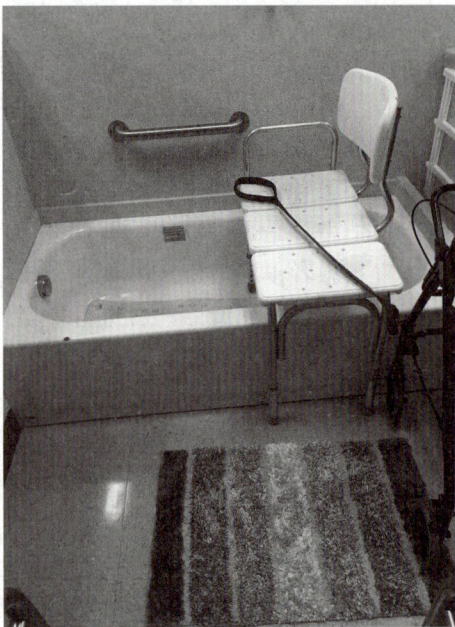

图 12-2　浴缸沐浴座椅

4. 压力管理　对于老年患者来说,呼吸短促、行动不便给他们的生活及心理都造成了压力,因此,作业治疗师要教会患者进行自我压力管理,可以对患者宣教,让患者在气短时冷静处理,比如缩唇呼吸等呼吸技术,或者教给患者上肢放松于桌上,身体前倾,放松腹部,慢慢呼吸。在作业训练的过程中,应从视、听觉方面帮助患者缓解压力,比如在环境选取方面,选择安静、舒适、柔光照射的房间进行训练;在宣教时,对患者的语气、语调、话语选择方面,以柔和的方式让患者听取有效信息。同时,可以鼓励患者增加兴趣爱好,比如太极拳、门球等适合老年人的运动,研究表明太极拳可以降低跌倒的概率,有利于老年人平衡功能的有效维持。

5. 跌倒后的处理　若老年人发生跌倒,不应急于扶起老人,取决于老人的状态。

(1)意识不清醒,应立即寻找医生或拨打急救电话,若患者同时出现呕吐,将头偏向一侧,保持呼吸道通畅。

(2)意识清醒,先询问跌倒过程、疼痛位置,不要随意搬动,若老人可以自行站起,可协助老人缓慢起身、走动并跟踪观察。

案例分析

王女士,65 岁,退休前是一名小学教师,目前以做家务为主,近期常出现做饭忘记关火、遗落随身物品等状况,到医院检查为阿尔茨海默症,MMSE 评分为 20 分,膝关节常出现疼痛,VAS 平均为 5 分,目前情绪焦虑,担心无法继续照顾老伴。

请根据这个案例,分析一下:

1. 应给患者做哪些评定?

2. 尝试着给患者制订一个长期目标和两个短期目标。

3. 根据你指定的其中一个短期目标,给王女士制订一个治疗计划。

(马　可)

复习思考题

扫一扫
测一测

1. 老年痴呆患者早期康复目标是什么？
2. 老年痴呆患者中期的治疗计划中可以运用哪些治疗方法？
3. 老年退行性疾病的患者的作业治疗可以运用哪些方法？

第十三章

烧伤的作业治疗

学习要点

烧伤患者功能评估、作业活动分析及作业治疗方法;压力治疗分类、压力衣测量及制作;常见压力衣及使用注意事项。

烧伤(burn)是指因热力(火焰或灼热的液体、气体、固体,如热水、热油)、电流、激光以及化学物质和放射性物质等因子作用于人体皮肤、黏膜、肌肉等造成的损伤。随着烧伤救治技术的进展,烧伤患者的存活率不断提高,但严重烧伤患者存活下来后均会出现不同程度的功能障碍,包括毁形、感觉功能障碍、运动功能障碍、心理功能障碍、独立生活功能障碍、职业能力障碍、生存质量下降等。

第一节　颜面部烧伤

颜面部是五官集中的重要部位,能够显示着一个人的外貌特征和情态。在生活中,因颜面部暴露,遭受烧伤的机会多。颜面部血液循环丰富,Ⅱ度烧伤后只要采取适当的治疗方法,多数能在 2~3 周内康复。Ⅲ度烧伤患者需要进行焦痂清除、植皮治疗,依据五官外形特点伤后问题较多、处理较困难,因此创面的康复治疗对患者容貌、功能的恢复有密切关系。

一、作业评估

(一) 病史评估

1. 基本病史　检查前查阅病历,详细询问病史,了解患者烧伤情况(面积、深度、严重程度)、目前病情和功能障碍情况,包括疾病的临床检查、诊断,如创面恢复情况、受损组织形态、临床用药、康复护理方法、手术类型等;个人既往史、现病史;目前遇到的主要问题包括身体、心理、职业、社会等方面。

2. 体格检查　通过视诊、触诊检查了解患者颜面部轮廓及皮肤软组织情况。包括颜面部轮廓、表情、眼睑有无外翻、眼能不能睁开、口唇运动情况;皮肤营养状况、有无结痂、脱屑;创面大小、颜色、气味、皮温、血运状况;瘢痕增生情况及分类;肌肉形态;颜面部烧伤常伴眼、耳、鼻、口腔等器官的烧伤,五官分泌物常使面部创面潮湿软化而感染,而面部创面感染也可并发或加重五官特别是眼、耳的感染,注意检查是否存在创面感染、五官及颅内感染;有无颈部软组织和后咽部水肿、呼吸道梗阻等。

3. 实验室检查 对于部分患者需要进行电生理功能检查,包括电诊断、肌电图、神经传导速度测定、体感诱发电位等检查,评估神经情况。

(二) 作业需求评定

作业需求主要是患者在康复医疗、功能训练、辅助器具及矫形器、心理服务、知识普及、全面康复所需要的转介服务等方面的知识以及技术指导的需要,有计划和针对性的评估,可以找出患者迫切需要解决的问题,不仅仅局限于疾病本身,更加着力于发现和解决患者的功能障碍,促进患者全面康复。

(三) 作业技能评定

1. 毁形评定 颜面部烧伤的康复评定与治疗较为复杂,大多数的畸形发生在三角区(包括眼、鼻、唇和口),常造成五官扭曲、变形以及部分功能缺失。畸形的主要原因为瘢痕遗留于颜面部造成的畸形;瘢痕增生、挛缩导致的组织器官移位、变形或表情活动受限;眼、耳、口、鼻等器官的缺损和功能障碍。颜面部畸形评定主要通过观察和触诊确定患者毁形情况。

常见的颜面部畸形包括鼻背瘢痕、鼻唇沟外侧的瘢痕挛缩畸形、鼻翼塌陷、鼻孔狭窄;耳郭变形、耳郭粘连、耳轮缺损、外耳道口狭窄或闭锁、耳垂瘢痕、缺损或粘连;眼眦瘢痕畸形(内、外眦蹼状瘢痕)和眼睑畸形(眼睑外翻、眼睑内翻、眼睑缺损、球睑瘢痕粘连、眼窝缩窄、泪点外翻、睫毛缺失);眉缺损、眉移位;小口畸形、口角歪斜、口唇外翻等。

2. 肿胀评定 肿胀的分布、肿胀的指压特征、肿胀部位的表现、肿胀的发展速度、肿胀的严重程度等。

3. 瘢痕评定 瘢痕评定主要通过肉眼和照相结合症状来比较瘢痕的血管化状态、颜色、厚度、弹性、柔韧性、疼痛、瘙痒程度、形态(瘢痕表面轮廓、面积)等。

(1)评估量表:温哥华瘢痕量表(表13-1)、挛缩性瘢痕临床分度(表13-2)、增生性瘢痕临床分度(表13-3)。

表 13-1　温哥华瘢痕量表

色泽(M)	瘢痕厚度(H)	血管分布(V)	柔软度(P)
0:颜色与其他身体正常部位的皮肤颜色接近	0:正常	0:颜色与其他身体正常部分肤色近似	0:正常
1:色泽较浅	1:0<H≤1	1:肤色偏粉红	1. 柔软的—在最小阻力下皮肤能变形
2:混合色泽	2:1<H≤2	2:肤色偏红	2. 柔顺的—在压力下能变形
3:色泽较深	3:2<H≤4	3:肤色呈紫色	3. 硬的—不能变形,移动呈块状,对压力有阻力
	4:H>4		4. 弯曲—组织如条索状,瘢痕伸展时会退缩
			5. 挛缩—瘢痕永久性短缩引致残疾与扭曲

表 13-2　挛缩性瘢痕临床分度

分度	好发部位	涉及器官和部位	挛缩	蹼	病损深度	继发畸形	功能障碍
轻	多见于手背其他无特异性	多见多个	（+）	（±）	限于皮肤层	（±）	（+）
中	颈部、腋窝、会阴	多数为2个	（++）	（+）广泛	涉及皮下层	（+）	（++）
重	颈部、腋窝、会阴	多个	（+++）	（++）广及硬	涉及肌肉、骨骼,器官缺损	（++）	（+++）

表 13-3　增生性瘢痕临床分度

分度	形态	厚度	面积	挛缩	痛痒症状	功能障碍
轻	图钉或岛状分布	0.3~0.5cm	小	无	轻	无
中	片状或不规则	0.5~1.0cm	较大	有	明显	可疑
重	瘤状	>1.0cm	较大	有	较重	有或无

　　温哥华瘢痕量表（Vancouver scar scale,VSS）广泛应用于体表烧伤瘢痕的临床评定和科学研究,评估内容如下:

　　（2）仪器评估:超声测厚度、经皮氧分压、氦氖激光测血流量、血流指数等。

　　4. 肌力评定　面部肌肉位置浅表,起自颅骨的不同部位,止于面部皮肤,主要分布于面部孔裂周围,如眼裂、口裂和鼻孔周围。面部肌肉有闭合或开大上述孔裂的作用,同时,牵动面部皮肤,显示喜、怒、哀、乐等各种表情。

　　颜面部烧伤患者的肌力评定与躯干肌肉评定不同,评估者观察患者眼、耳、口、鼻的运动情况,如进食、呼吸、说话、面部表情、吞咽、咀嚼中各器官相关肌肉收缩产生的活动幅度及活动完成质量等。结合患者伤前功能情况,评估患者肌力下降及肌肉萎缩程度。

　　5. 挛缩评定　颜面部挛缩的评定多是测量口、眼、耳、鼻的挛缩情况。评估方法包括带尺、测角器、视觉评估、压舌板及照相比对等。评定内容包括口部,上下齿的距离或上下唇的距离、左右口角的距离、缩口时唇的宽度、唇的长度指数、鼻的指数、舌尖伸出齿外的长度、舌尖能否抵达左右面颊、吞咽困难、言语清晰度等;眼部,测量闭眼时、头左右旋时、张口时、睡眠时的眼状态、眼睑闭合和眼角闭合不全等;鼻和耳部外形及功能也需要进行评测。

　　6. 感觉功能评定　主要疼痛、瘙痒情况评定,当然患者也会出现感觉过敏与感觉缺失,同样需要进行评定。疼痛评定方法包括压力测痛法、视觉模拟评分法、45区体表面积评分法。瘙痒情况分为无症状、偶尔或者有轻微的瘙痒感觉和需要药物治疗瘙痒症状等情况。

　　7. 心理功能评定　心理功能评定包括依赖心理、角色认知冲突、绝望心理、急切心理、情绪低落、抑郁、焦虑等。常用量表包括抑郁自评量表、焦虑自评量表。

拓展阅读
45 区体表
面积评分法

二、作业活动分析

（一）颜面部各器官的功能

1. 眼睛基本动作及功能　眼睛是人类感官中最重要的器官,眼部运动能够让人读书认字、看图赏画、学习;眼神能传达丰富的情感,表达患者的真实心理感受;眼睛能辨别不同的颜色和亮度的光线,辨别危险物品、事件等。

2. 人耳的功能　人耳有两个重要功能,一是听觉功能,听觉影响个人的认知、社会、学习等;另一个是平衡功能,与前庭系统有关,人体保持平衡主要依靠视觉、本体觉和前庭系统来完成。

3. 鼻的功能　鼻子是人体呼吸道的大门,鼻毛过滤灰尘、保证肺部和气管的清洁;鼻腔也是人体说话的共鸣器官;鼻腔内分泌黏液,粘住溜进鼻孔内的灰尘和细菌。鼻子还是嗅觉器官,灵敏地辨别气味。

4. 口的功能　口部运动与咀嚼、吞咽、构音、语音和语言交流之间有密切关系。

（二）颜面部各器官的基本动作

颜面部各器官基本动作包括:眼部,眨眼、瞪眼、凝视、闭眼;眉毛,皱眉;鼻子,啾鼻;口、面部,张口、闭口、吹气、鼓腮、吹口哨、咀嚼等。

三、作业治疗方法

（一）瘢痕按摩

用按摩疗法治疗烧伤后增生性瘢痕,疗效显著。增生性瘢痕采用按法、揉法,力度偏轻,着力于表皮,避免出现瘢痕水疱;成熟期质地较硬的瘢痕采用捏、提、推类手法,力量持久、深透。

眼睑部烧伤愈合后或植皮术后,易发生睑外翻畸形,在进行手法按摩时,先用手掌固定额部皮肤,另一手拇指指腹顺势向下牵拉上眼睑,不可重压眼球,以免引起眼部不适或眼心反射。鼻唇沟处的瘢痕常采用双手拇指指腹,进行环形揉压。上唇处的瘢痕采用深部按压结合向下牵拉,下唇处的瘢痕则采用一手向上牵拉下唇,另一手按于下颌部,进行反方向牵拉。

（二）矫形器的应用

1. 头面部　避开眼睛、鼻子、嘴巴和耳朵的弹性面罩;适用于鼻、口周、额、颞、下颌的硬性硅胶透明面罩;3D打印技术制作的全接触式面罩。

2. 眼睑　半圆形的透明的夜用矫形器提供角膜湿度和保护。

3. 鼻部　弹力面罩制作和佩戴中,防止鼻梁、鼻翼压力过大、鼻孔挛缩,使用鼻梁托分散作用力于前额、两颊,并对鼻翼塑形;采用锥形连接的硅胶鼻扩张器、鼻矫形支架,防止鼻孔狭窄。

4. 耳部　低温热塑材料制作的耳支架、硅胶耳套,防止耳郭的皱褶或变形;耳部严重烧伤时,采用硅胶外耳道扩张器,防止外耳道狭窄畸形。

5. 口唇部　弓形开口器、钉式开口器、塑料U形开口器、牙正畸用制式热塑器具等。

（三）颜面部肌力作业训练

增强颜面部肌力的作业训练皱眉、眨眼、啾鼻、张口、鼓腮等。

（四）颜面部作业活动训练

患者恢复后期或回归家庭后的作业活动训练,高声朗读、唱歌、吹气球、做鬼脸等。

（五）颜面部灵活性训练

可选进食、刷牙、表情管理等训练提高患者五官的灵活性。

（六）健康教育与环境改造

1. 健康教育　针对患者进行烧伤康复知识教育及自我康复意识的教育,让患者全面了解伤后创面愈合过程,清楚瘢痕生长过程,对可能出现的瘢痕增生、瘙痒、疼痛等症状有一定的认识,清楚康复治疗方法及注意事项,让患者建立康复信心、积极参与到治疗过程中。

2. 环境改造　居家环境选择通风、凉爽的房间;就业安置或重回工作岗位需要选择及进行环境改造,尽量减少、避免患者因工作后排汗受阻而产生的不适感觉。

第二节　躯体烧伤

躯体烧伤主要包括颈部、四肢、躯干及会阴部的烧伤。此烧伤与颜面部烧伤相比感觉功能、运动功能、独立生活功能、职业能力、生存质量等受损较严重。烧伤的作业治疗不仅要关注患者的疾病,还需要考虑患者的功能,把患者与家庭环境和社会联系起来,以患者的需求为出发点,通过设计有目的性和选择性的治疗活动训练,促进患者适应和重返社会。

一、作业评估

（一）病史评估

1. 基本病史　查阅病历,询问病史,了解患者目前病情和功能障碍情况,包括疾病的临床检查、诊断、临床用药、康复护理方法、手术类型等;目前遇到的主要问题包括身体、心理、职业、社会等方面。

2. 体格检查　通过视诊、触诊检查了解患者躯体烧伤部位形态及组织受损情况。

3. 实验室检查　对于部分患者必要时进行电生理功能检查,包括电诊断、肌电图、神经传导速度测定、体感诱发电位等检查,评估神经情况。

（二）作业需求评定

作业需求主要是患者在康复医疗、功能训练、辅助器具及矫形器、心理服务、知识普及、全面康复所需要的转介服务等方面的知识以及技术指导的需要。

（三）作业技能评定

躯体烧伤患者的作业技能评定主要是对患者颈部、四肢、躯干及会阴部位的评估。

1. 关节活动度评定　烧伤后长期卧床、制动,尤其是伴有瘢痕增生时常导致关节挛缩,关节活动度受限或丧失。因此,对严重烧伤患者全身各关节,都应及时进行评定。关节活动度的测量分为被动运动和主动运动两种。常用的测量工具有量角器、电子角度计、皮尺等,也可采用拍照法。对于手部可采用直尺测量法对手掌指及指间关节屈伸的总体功能状态进行评定。

2. 肌力评定

（1）MMT:国际普遍通用的手法。

（2）器械检查：当肌力超过 3 级时，须使用专门器械进行肌力测试，以作进一步细微精确的定量评定。根据肌肉不同的收缩方式施行不同的测试方式，包括等长肌力检查、等张肌力检查及等速肌力检查。

3. 肢体长度及围度测量。

4. 肿胀评定　详见本章第一节。

5. 瘢痕评定　详见本章第一节。

6. 挛缩评定

（1）颈部烧伤后瘢痕畸形：颈部的俯、仰、侧屈、旋转障碍，甚至下唇、下颌部、面部、鼻翼、下睑都可以被牵拉造成畸形或外翻，如颈部瘢痕挛缩畸形的分度（表 13-4）。

表 13-4　颈部瘢痕挛缩畸形的分度

Ⅰ度	单纯颈部瘢痕或颈胸瘢痕。仅限于颏颈角以下，颈部活动不受限或后仰轻度受限，吞咽不受影响
Ⅱ度	颏、颈瘢痕粘连或颏、颈、胸瘢痕粘连。瘢痕侵及颈部、颏部甚至胸部。颏颈粘连，颏颈角消失。下唇可有轻度外翻，颈后仰及旋转受限，饮食、吞咽有轻度影响，不流涎，下唇前庭沟尚存在，能闭口
Ⅲ度	下唇、颏、颈粘连。自下唇至颈前区均为瘢痕，挛缩后下唇、颏部和颈前区粘连在一起，处于强迫低头位，下唇严重外翻，口角、鼻翼甚至下睑均被牵拉向下移位，不能闭口，发音不清，流涎不止、饮食困难
Ⅳ度	下唇、颏、颈、胸粘连。瘢痕上起下唇下缘、下至胸部，挛缩后四个部位粘连在一起，颈部极度屈曲，颈、胸椎后突，出现驼背，不能仰卧，不能平视，不能闭口，流涎不止。饮食、呼吸困难。儿童可继发下颌骨发育受限导致下颌畸形，或颏部前突、下前牙外翻

（2）躯干及会阴部烧伤后瘢痕畸形：躯干为人体衣着部位，单独烧伤者少见，多是由大面积深度烧伤引起，多见于小儿，尤以胸腹部多见。成年妇女妊娠后会因躯干瘢痕挛缩和腹部瘢痕影响到胎儿的生长。

会阴部位置隐蔽，烧伤后创面易感染，愈合后瘢痕挛缩畸形包括周围型和中央型。周围型瘢痕挛缩畸形，主要发生在外生殖器和肛门周围，累及大腿内侧、腹股沟区、耻骨上和臀部，特点是会阴与两大腿之间形成蹼状瘢痕，而会阴中央的皮肤则较正常或受周围瘢痕的牵拉，如会阴前部挛缩瘢痕、会阴中段横蹼挛缩、臀间沟挛缩。中央型瘢痕挛缩畸形，多由于电烧伤、放射烧伤或直接接触热源的毁损伤所致。一般会阴烧伤后畸形中央型常为肛门或生殖器开口的闭锁或缺损，多合并有外生殖器畸形或肛周的畸形。

（3）四肢：四肢瘢痕挛缩畸形包括上肢和下肢各个部位形成的瘢痕挛缩畸形，包括手部、腋窝、肘部、腹股沟、腘窝、小腿等。如拳状粘连、手指残缺畸形；腋窝条索状或蹼状瘢痕；腹股沟条索状、广泛片状或蹼状瘢痕；腘窝条索状、肥厚性瘢痕、膝关节屈曲畸形；跟腱挛缩足下垂、仰趾畸形等。

7. 感觉功能评估　见本章第一节。

8. 心理功能评定　常用量表包括抑郁自评量表、焦虑自评量表。

9. ADL 能力评定　评定量表常用的有 PULSES 量表、Barthel 指数、Katz 指数分级、功能活动问卷、我国的 IADL 量表及功能独立性评定等。

10. 职业能力评定 烧伤患者职业评定的内容主要为工作分析、功能性能力评定、工作模拟评定、就业前评定等内容。

(1)工作分析:评估方法包括 GULHEMP 工作分析系统、国家职业分类大典、O＊NET(occupational information network)在线工作分析系统、现场工作分析等。

(2)功能性能力评定:包括体能评定、智能评定、社会心理评定、工作行为评定。

(3)工作模拟评定:器械模拟评定、Valpar 工作模拟样本评定、模拟工作场所评定。

(4)就业前评定:详细参照功能性能力评定内容。

二、作业活动分析

(一) 颈部作业活动分析

颈部是人体头与躯干的连接部位,在人们的生活活动中头部的控制及位置能够影响个体的粗大运动、认知及体耐力。颈部的基本动作包括前屈、后伸、侧屈、旋转,以达到低头、抬头等动作。当人进食、洗头、穿衣、如厕、喝水、学习、工作时头及躯体需要进行大量的位置转换,烧伤患者可因瘢痕畸形导致其颈部运动受限,以上活动的完成质量将会受到影响。

(二) 躯干、会阴的作业活动分析

躯干的基本动作包括前屈、后伸、侧屈、旋转,躯干是人体的核心,核心的有效控制,有助于体位转移、姿势控制,为人体高效高质完成生活活动、工作活动及娱乐活动提供基础。如胸、腹部烧伤的女性患者瘢痕增生,导致乳房、上肢与腹壁粘连,躯干前屈畸形,患者穿衣、步行及取高于患者肩部的物品均受到影响等。会阴部的瘢痕畸形常影响大便、小便排泄及下肢髋关节的外展、屈曲、后伸、内旋、外旋等运动。

(三) 上肢的作业活动分析

上肢的基本动作包括屈、伸、内收、外展、旋转、抓握等,以实现举、拖、提、拉、拽、翻等。作业活动的完成需要上肢重复操作,如精细运动、中线及跨中线运动、双手协调、手眼协调运动等。上肢烧伤后可造成肩关节、肘关节、腕关节、手背、掌心、手指出现畸形或缺损,导致上肢活动受限,从而影响日常生活、工作和休闲活动。

(四) 下肢的作业活动分析

下肢的基本动作与上肢类似,但是功能不同。下肢在人体中主要用于负重、步行、上下楼梯,下肢烧伤会导致患者出现一定程度转移功能障碍。

三、作业治疗方法

(一) 躯体烧伤患者不同临床分期的康复

1. 抢救期的康复 一般持续 3 天,进行受损部位的被动关节活动,邻近关节的主动运动训练,减轻水肿,预防可预见的挛缩;体位保持预防已经获得的关节活动度退步。

2. 急性期(住院期间)的康复 伤情不同,急性期可以从几天延续到几个月。此时期临床治疗包括切痂与植皮、更换敷料、抗感染等,作业治疗包括以下几个方面:

(1)体位摆放(表 13-5):患者疼痛难忍会蜷缩身体来舒缓疼痛,姿势纠正就包括功能位摆放、抗挛缩体位、减轻水肿等。

表 13-5 烧伤患者的体位摆放

部位		正确的体位摆放
头部		休克期,可适当抬高头部以便于抗休克及减轻头面部肿胀
口周		口周深度烧伤患者在创面治疗中即可应用小口扩张器或矫形器,预防畸形发生
颈部	颈前	去枕头后仰位,肩胛骨下可垫一长枕头使颈部充分后伸
	颈后	调整枕头,使颈略前屈防止颈后挛缩
	颈两侧	颈部中立位(气管插管的患者可保持颈部中立位或轻度后伸以保持气道通畅)
腋窝		外展 90°,上肢水平内收 15°~20°,轻微外旋
肘部	屈侧	伸直
	伸侧	肘关节屈曲 70°~90°
	环形	伸直为主,伸直与屈曲位交替摆放
前臂		中立位或旋后位,仰卧位时掌心向上
腕部	腕背侧	掌屈位
	手掌或全腕	背伸为主;有肌腱和关节外露时,须采用矫形器进行体位保护
手		手功能位或抗挛缩位:拇指外展对掌,腕部微背伸,掌指关节屈曲 70°~90°,指间关节伸直,指间防止指蹼粘连
臀部及会阴		髋伸直,外展 10°~15°
膝	伸侧	膝部垫纱垫,屈曲 10°~20°
	屈侧	伸直,必要时矫形器辅助
踝		中立位,预防足下垂、跟腱挛缩、踝关节跖屈畸形

(2)支具的使用:伤后 24~48 小时胶原合成和挛缩开始,一般累及关节的浅Ⅱ度烧伤必须使用夹板,并正确摆放体位。支具的使用可协助普通姿势摆放的不足、植皮术后的保护固定、矫正挛缩畸形。

(3)运动训练:通过被动运动、主动运动、主动助力运动等方式进行(表 13-6)。

(4)合理营养:高蛋白饮食利于组织修复,足够的碳水化合物是能量的保证。特定的营养在急性期中创面的愈合发挥重要的作用,如维生素 C、维生素 E 和锌是组织恢复过程中重要的抗氧化剂。

3. 创面愈合期(住院病房内)的康复

(1)创面护理和运动治疗:这一时期的康复训练须在康复训练区域内进行,避免被重症患者影响。通过开展系统地运动治疗和作业治疗,恢复患者的运动能力、行走能力、生活活动能力,同时减轻肢体肿胀、挛缩和血栓等的形成。

(2)心理康复:心理健康教育,让患者了解伤后的愈合过程、瘢痕的生长过程和感觉特征,建立患者康复的信心,在不同的心理阶段及时调整,积极参与到治疗中。

(3)疼痛治疗:通过药物、物理因子治疗、分散注意力、放松技术、芳香疗法等治疗。

表 13-6　烧伤部位的运动方法

部位	运动方法
肩部	上举、外展、外旋、耸肩
胸部	扩胸、深呼吸、顶胸后仰
背部	抱胸、躯干前屈、侧屈、旋转
肘部	伸直、屈曲、旋前、旋后
手部	腕部掌屈和背屈,尺偏、桡偏
指关节	指关节伸直、握拳、对指
虎口	对掌、对指
髋部	伸直、屈曲、外展、蹲马步
膝部	伸直、屈曲、蹲站、交替马步
踝足	背屈、跖屈、踮脚尖、蹲坐、交替马步

（二）压力治疗

压力治疗又称加压疗法,是指利用弹性织物对人体体表施加适当的压力,以预防或抑制皮肤瘢痕增生、防治肢体肿胀的治疗方法。常用于控制瘢痕增生、防治水肿和促进截肢残端塑形、预防下肢静脉曲张及深静脉血栓等。

烧伤患者损伤深度不同瘢痕增生的情况也会不同,压力治疗的需求如Ⅰ度烧伤,因生发层健在,可脱屑痊愈不留瘢痕,不需压力治疗;浅Ⅱ度烧伤,若无感染或受压,不会形成瘢痕,不需压力治疗;深Ⅱ度烧伤,因部分真皮残留,若无感染或受压,创面愈合可形成一定肉芽组织,留痕、需常规进行压力究;Ⅲ度烧伤,需要植皮和周围皮肤长入,出现肉芽组织,愈合后可能出现瘢痕增生或挛缩畸形,需要压力治疗。

1. 种类　压力治疗大致分为绷带加压法和压力衣加压法。在治疗过程中,由于人体形状的不规则性,常需要配合压力垫(由海绵、泡沫、塑性胶、合成树脂、合成橡胶等制成)和支架(由低温板材制成)等附件以保证加压效果。

绷带加压法指通过绷带进行加压的方法,根据使用的材料和方法不同,可分为弹力绷带加压法、自黏绷带加压法、筒状绷带加压法、硅酮弹力绷带法等(表 13-7)。

压力衣加压法是指通过服饰进行加压的方法,包括成品压力衣加压法、量身定做压力衣加压法、智能压力衣加压法。

表 13-7　绷带加压法的种类

种类	弹力绷带加压法	自黏绷带加压法	筒状绷带加压法
适应证	早期存在创面时,组织比较脆弱,不适合或不方便穿压力衣	主要用于手部或脚部早期伤口愈合过程中	应用于弹力绷带和压力衣之间的过渡时期,尤其适于3岁以下生长发育迅速的儿童

续表

种类	弹力绷带加压法	自黏绷带加压法	筒状绷带加压法
使用方法	对肢体包扎时,由远端向近端缠绕,均匀地做螺旋形或8字形包扎,近端压力不应超过远端压力;每圈间相互重叠1/3~1/2,末端避免环状缠绕。压力以绷带下刚好能放入两指为合适(图13-1)	以手为例,先从指尖分别向指根缠绕,然后再缠手掌部及腕部,中间不留裸区以免造成局部肿胀,指尖部露出以便观察血运情况(图13-2)	图13-3
特点	价格低廉,清洗方便,易于使用	对于2岁以下儿童的手部和脚部能够提供安全有效的压力	尺寸易于选择。单层或双层绷带配合压力垫使用对相对独立的小面积瘢痕组织提供较好的压力
注意事项	4~6小时更换1次。开始压力不要过大,待患者适应后,至患者可耐受的最大限度。治疗初愈创面时,内层敷1~2层纱布,以减轻对皮肤的损伤	—	—

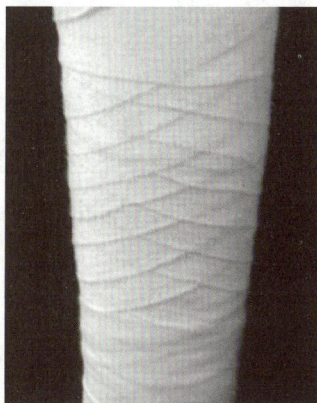

图 13-1　弹力绷带加压法

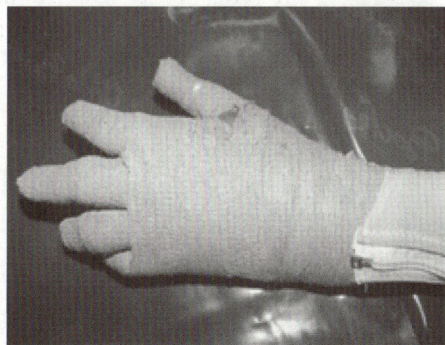

图 13-2　自黏绷带加压法

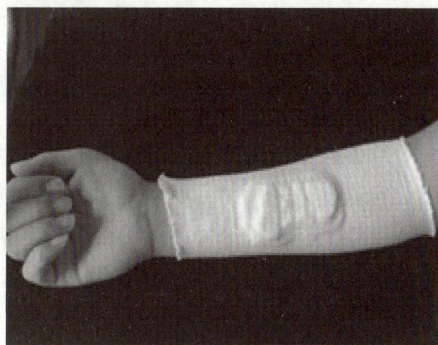

图 13-3　筒状绷带加压法

2. 压力治疗的作用及不良反应的处理

（1）压力治疗的作用

1）控制瘢痕增生：压力治疗可有效预防和治疗增生性瘢痕。

2）预防关节挛缩与畸形：通过控制瘢痕增生可预防因增生性瘢痕所致的挛缩与畸形。

3）控制水肿：压力治疗可产生局部的机械压力，促进血液和淋巴的回流，减轻水肿。

4）预防深静脉血栓的形成：预防长期卧床者的下肢深静脉血栓的形成。

5）预防下肢静脉曲张的发生：可预防从事久坐或久站工作人群下肢静脉曲张的发生。

6）促进肢体塑性：促进截肢残端的塑性，利于假肢的装配与试用。

（2）压力治疗的不良反应及处理：见表13-8。

表13-8　压力治疗的不良反应及处理

不良反应	处理方法
皮肤损伤	1. 可在压力衣下加一层纱垫，四肢可用尼龙袜作衬，减少压力衣和皮肤之间的摩擦 2. 出现水疱后，抽出液体，涂以甲紫 3. 破损严重或创面感染时解除压力
过敏	1. 加一层棉纱布进行预防 2. 过敏严重者需考虑其他方法加压
瘙痒加重	一般无需特殊处理，瘙痒可在压力作用下减轻
肢端水肿	如近端压力较大，远端也应加压治疗，如穿戴压力手套或压力袜子
发育障碍	预防为主，使用压力垫和支架保护易损坏部位，如鼻部、耳部、手部等

3. 适应证及禁忌证

（1）压力治疗的适应证

1）增生性瘢痕：各种原因所致的增生性瘢痕，如外科手术或烧伤后的增生性瘢痕。

2）肢体水肿：各种原因所致的肢体水肿，如偏瘫患者肢体的肿胀、下肢静脉曲张性水肿、淋巴回流障碍的肢体肿胀、手术后的肢体肿胀等。

3）截肢：适用于截肢患者残端塑性，便于假肢安装。

4）预防性治疗：预防烧伤患者21天以上愈合的创面；预防下肢深静脉血栓形成；预防下肢静脉曲张的发生。

（2）压力治疗的禁忌证

1）感染性创面或破损严重：不利于创面愈合，甚至引起感染扩散。

2）脉管炎急性发作：会加重局部缺血，甚至引起肢体坏死。

3）下肢深静脉血栓：加压有可能导致栓子脱落，引起肺栓塞或脑栓塞。

4. 应用原则

（1）早期应用：压力疗法应在烧伤创面愈合后尚未形成瘢痕之前就开始。一般10天内愈合的烧伤不用压力疗法，10~21天愈合的烧伤应预防性加压包扎，21天以上愈合的烧伤必须预防性加压包扎，已削痂植皮的深Ⅱ度、Ⅲ度烧伤应预防性加压包扎。

（2）长期使用：一般情况下每天应保证穿戴压力衣23小时以上，也就是说每次脱下压力衣的时间不超过30分钟，只有洗澡的时候才能解除压力。对于可能增生性的瘢痕，从创面基本愈合开始，持续加压至瘢痕成熟，一般需1~2年甚至3~4年。

（3）有效的压力：在不同的体位或姿势下，压力始终保持在有效范围，理想的压力在24~25mmHg，有效的压力范围是10~40mmHg。

（三）压力垫

人体可划分为球体（头部、臀部、乳房）与柱体（四肢、躯干）两种，但人体表面并非标准的几何体，为了保持人体凹面或平面瘢痕均匀受压或增加局部压力，需要在使用压力疗法时，在压力衣（或绷带）和皮肤表面之间配置一些辅助加压装置，即压力垫，以增加或减小局部压力。常用海绵、塑胶海绵、弱力胶、硅酮凝胶等材料根据肢体形状制作而成。

1. 压力垫原理　压力垫的设计原则按Laplace原理，压力与曲率有关，压力＝张力/曲率半径。压力与曲率半径成反比，当张力一定的情况下，曲率半径越小，压力越大（图13-4）。根据凹凸原则，适当使用压力垫，通过改变局部曲率半径来改变对局部瘢痕的压力。

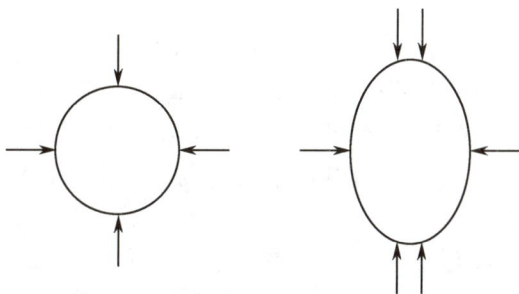

图 13-4　Laplace 原理

2. 压力垫制作材料及特性　见表13-9。

表 13-9　制作压力垫的材料及特性

材料类型	质地	压力	追踪	贴身	效果	应用
泡沫	不硬	软	经常	++ 平滑	-	填充间隙 新鲜皮肤
塑氮	半硬	中	1个月	-	+	广泛、较小的瘢痕
弹性组织	水状	软	经常	+++	-	面部复杂的部位
热塑材料	硬	硬	间常	+		形状保护

3. 压力垫制作

（1）制作步骤

1）依据加压的部位和形状，选择所需压力垫的材料。

2）使用透明塑料描出瘢痕的形状，确定压力垫的大小和形状。

3）将确定好的形状画在压力垫材料上。

4）通过加热塑形或打磨，压力垫成形。

5)用于关节部位时,需在压力垫表面留出缺口以保证关节的正常活动。

(2)使用注意事项:压力垫制作方法比较简单,选择合适的材料,制成不同的形状。在制作过程中,需要注意以下几个问题。

1)压力垫必须完整地覆盖整个瘢痕:大瘢痕区需要使用整块垫,相隔较远的散在瘢痕,可使用碎片;增生性瘢痕要盖住边缘外 3~4mm,瘢痕疙瘩应盖住边缘 5~6mm 避免向外生长。

2)身体凸、凹面问题:应考虑皮肤下面的骨头支持。对于曲率半径很小的骨性突起如尺、桡骨茎突,应避免太多的压力。对于凹面如胸骨、耳腔隙,应充填凹陷并确保压力与瘢痕完全接触,通常在顶部放置压力垫。

3)适合度与韧度:适合度是指压力垫与体表维持完整接触的能力,而韧度是指维持形状与抵抗疲劳的能力,后者是压力垫的重要特点,是能否对瘢痕产生足够压力的标志。两者是对立统一体,不同材料在此方面各有所长,应综合应用。柔软的材料有较好的适合度,多用于快速反应、位于关节附近、活动较多部位的增生性瘢痕。质韧的材料对于远离运动区的瘢痕疙瘩效果较好。

4)动力因素:对于跨过活动关节的压力垫应考虑不妨碍关节活动。单轴运动的关节,如在肘关节屈曲时放置压力垫,应剪一个"V"字形切口或凹陷,以便屈曲时不受阻(图 13-5A),在肘关节伸展时应垂直剪开,以便牵拉伸肘时活动不受限(图 13-5B)。

5)边缘斜度:采用斜度不同的边缘对瘢痕压迫的效果不同。斜度小的边缘处压力最大,适用于放置压力衣开口处,因为在该处压力衣产生的压力较弱,衣、垫有互补作用。边缘斜度大的垫下压力是均匀的,由于边缘处压力衣接触不到皮肤,避免了正常皮肤组织受压。

6)固定:背部用尼龙搭扣,需要活动的关节周围用扣带或弹性绷带,其次亦可根据患者的喜好及接受水平选用固定方法。常用的固定方法有尼龙搭扣、扣带、外用弹力带等。

4.常用压力垫 压力垫的作用主要是增加局部瘢痕的压力,全身任一部位均可使用压力垫,按使用部位可分为头面部压力垫、躯干部压力垫和上下肢压力垫。

(1)头面部压力垫:常用的头面部压力垫包括面部压力垫、鼻部压力垫、下颌部压力垫、耳部压力垫(图 13-6)和颈部压力垫。

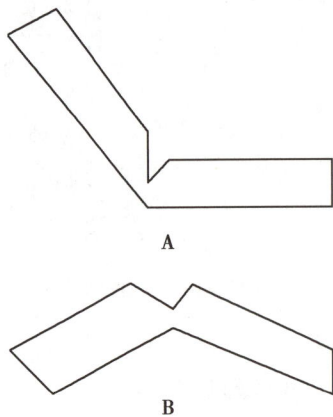

图 13-5 跨关节压力垫制作示意图

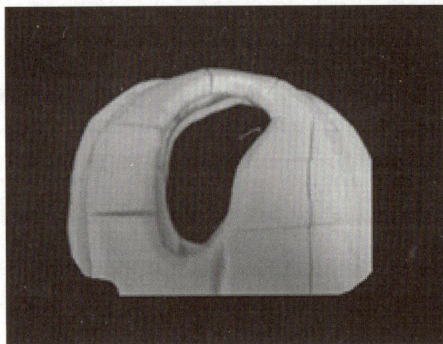

图 13-6 耳部压力垫

（2）躯干部压力垫：常用的躯干部压力垫包括胸部压力垫、腹部压力垫、背部压力垫、腋部压力垫（图 13-7）、臀部压力垫和会阴部压力垫。

（3）上下肢压力垫：上下肢压力垫根据使用部位命名，如手部压力垫（图 13-8）、膝部压力垫。任何部位均可制作，并根据需要进行调整。

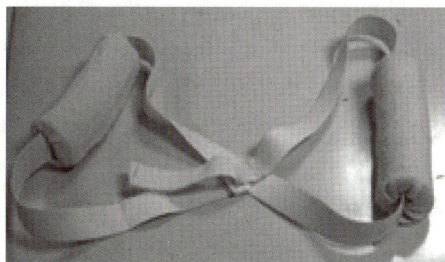

图 13-7　腋部压力垫（"8"字带）

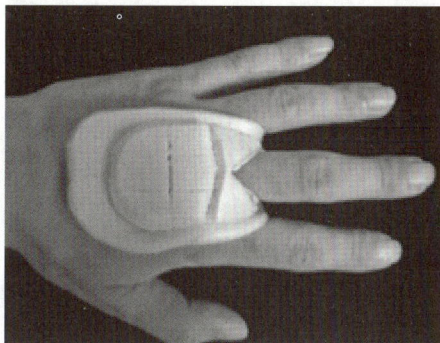

图 13-8　手部压力垫

5. 支架　支架常用较硬的热塑材料制成，置于压力衣下面或外面，用于保持肢体的正常形态以预防使用压力衣引起的畸形。制作方法和过程同矫形器一致。

常用的支架有：

（1）鼻部支架：用于保护鼻部，避免局部压力过大导致鼻部塌陷。

（2）耳部支架：用于预防耳部变形或耳部粘连于头部。

（3）下颌部支架：用于保护下颌部。

（4）口部支架：用于预防和治疗小口畸形。

（5）手部支架：用于保护手弓，避免压力治疗影响手的功能活动（图 13-9）。

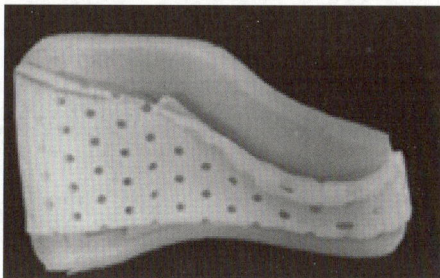

图 13-9　手部支架

（四）压力衣制作

1. 压力衣原理　正常情况下，皮肤对于下层组织存在一个恒定的压力，可以使受损的皮肤恢复到原有状态而不留瘢痕。当损伤破坏了表皮与真皮时，作用在皮肤下层组织的压力消失，尽管灼伤患者刚出院时，伤口的外观常令人满意，但 3~4 周后，伤口处会出现瘢痕组织过度增生，严重的造成畸形。一旦过度增生的瘢痕成熟，只有外科手术才能改善受伤部位的外观和功能。然而，在瘢痕组织成熟之前，临床上可以使用弹力绷带、压力衣或压力垫来预防和控制瘢痕组织的过度增生。

不成熟的增生性瘢痕质韧、隆起、发红，由于瘢痕区呈多血管状态，胶原蛋白合成增多，分解减少，排列极不规则，呈旋涡状和结节状。压力衣、压力垫可对瘢痕产生一个持续的适度的压力，造成局部缺氧，降低局部血供，造成受压区相对缺血，促使胶原纤维不过度生长，并以平整的条纹状平行重排，从而延缓瘢痕增生，促进瘢痕软化、变扁平，呈苍白色。

2. 压力衣制作　制作压力衣常用的工具及设备：缝纫机、加热炉、剪刀、裁纸刀、直尺、软尺、记号笔、恒温水箱、热风枪等。常用材料：特殊的压力布、拉链、魔术贴、线等。

制作步骤通常包括测量、计算、制图、裁剪、缝制、试穿、测压及调整、交付使用、随访。

(1)测量:用皮尺准确测量肢体周径和压力衣覆盖部位的长、宽等。在测量时两手握住皮尺两端将皮尺拉直即可,不能太松或者太紧,并用标记笔在皮肤表面做记号。以长轴肢体前臂为例,需要测量两种数据:即前臂的长度和围度。从腕横纹开始测量,腕横纹纵坐标为0,通常情况下从腕横纹往肘关节方向每隔5cm测量一个围度直至所需长度。特定部位不一定相隔5cm,但要记录下纵轴的距离。儿童压力衣测量时,相隔的距离可以在3cm左右。如果想把压力控制得较均匀,测量间隔越密越好,但制作比较麻烦。一般标志性或特殊部位如关节处、肌肉丰满处均需测量和记录。需要注意瘢痕都应被压力衣覆盖,至少在上下5cm范围内;如果设计的压力衣长度刚好到达关节位,一般要超过关节10cm左右。

(2)计算:压力衣的尺寸通常通过控制缩率来实现。

$$缩率=(实测尺寸-所需尺寸)/所需尺寸$$

以L_1代表实际测得的长度,L代表裁剪时所采用的长度,n%代表缩率,三者之间的关系式为:

$$n\%=(L_1-L)/L \quad 或 \quad L=L_1/(1+n\%)$$

一般我们采取的缩率范围是0~20%。常用缩率的选择见表13-10。在计算需要的布料尺寸时,应考虑边距的尺寸,初学者因缝制技术欠佳应多留些余地,边距大概需3~5mm,而技术熟练的治疗师可以控制在2~3mm。

表 13-10　缩率的选择与临床应用

采用的缩率	产生的实际压力	适用范围
0~5%	非常低的压力	适用于婴儿
5%~10%	低压力	适用于儿童
15%~20%	中等压力	适用于成人
15%(双层)	高压力	适用于活跃、增生的瘢痕

(3)制图:以压力臂套为例,如图13-10,先画一条直线AB,在AB上由上至下每隔5cm确定一点(C,D,E,F……),每一点做与AB垂直的线段,使得LC=CM=1/4该点处压缩后的围度,ND=DO=1/4该点处压缩后的围度。画好并剪裁出纸样。

(4)裁剪:将纸样固定于压力衣布料上,按纸样尺寸描绘后进行裁剪。在裁剪时应注意,避免牵拉布料以免影响尺寸的准确性,或者可以用胶布把纸样固定于压力布上。另外,压力布分横轴与纵轴,且横轴弹性大于纵轴,所以在描到布上时纸样纵坐标要与压力布的横轴垂直,即布料弹力的方向应与所加压部位长轴垂直。

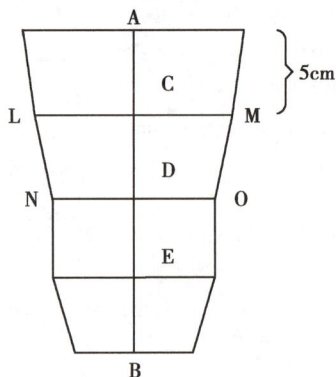

前臂压力套制作

图 13-10　压力臂套制图

（5）缝制：压力布分光滑和粗糙两面，一般光滑面贴皮肤。如制作前臂袖套，裁出相同大小的两块布料，把布料滑面相对沿线缝制即可。根据技术熟练程度和单位条件，可选择使用家用缝纫机、电动缝纫机或工业用电动缝纫机、锁边机等。缝制时应注意针距、边距均匀合理，尤其是转角处和转弯处。

（6）试穿、测压及调整：压力衣做好后应让患者试穿，检查是否合身及压力是否足够。如果没有精确的测压仪器，应询问受试者有无受压感，观察压力衣穿上后是否贴身、是否影响关节活动及局部皮肤组织的血运情况。若刚好贴紧皮肤，说明达到了理想压力。若用手轻捏容易把布料抓起，提示压力过小需要进行修改调整。如需精确压力（如科研）则使用专门仪器进行测量，再根据测量结果进行调整，如加用压力垫、收紧或放松。调整好后应教会患者正确的穿戴方法，并交代患者缝边需要穿在外边。

（7）交付使用及随访：患者学会自行穿戴后可将压力衣交付患者使用，并教会患者使用、清洁及保养方法和注意事项，最好配以使用说明的小册子，以便患者真正了解正确的应用方法。为了保持良好的压力，避免布料弹性疲劳，应每日清洗，特别注意的是压力衣不可用洗衣机进行一般清洗、不可用有机溶剂清洗、大件压力衣不可悬挂晒干等。一般压力衣可以 24 小时穿戴，清洁时脱下。同一规格的压力衣应至少做 2 套，供交替使用。

压力衣交给患者后应定期随访，时间应根据患者情况而定，如开始使用应至少每 2 周随访 1 次，瘢痕稳定后可以每个月随访 1 次，对于静脉曲张和淋巴回流障碍者可 1~3 个月回访并重新制作压力衣。

3. 常用压力衣　常用的压力衣包括压力头套、压力上衣、压力臂套、压力手套、压力裤、压力腿套、压力袜等。常用压力衣的适应证、特点及注意事项见表 13-11。

表 13-11　常用压力衣的适应证、特点及注意事项

常用压力衣	适应证	特点	使用注意事项
压力头套	头面部及下颌部烧伤或其他原因所致的瘢痕	①由左右两片缝合而成②可对头面部提供有效的压力③测量及画纸样比较复杂，但缝制较容易	①开始穿戴时间不宜过长，可以从每天 8 小时开始，逐渐增至 12 小时，直至 24 小时②如需留出眼、口鼻位置，可在相应部位裁出，注意开口尺寸应小于实际尺寸③需配合压力垫及支架使用以增加加压效果并预防面部畸形
压力上衣（图 13-11）	①躯干烧伤或其他原因所致瘢痕②腋部或前臂近端靠近肩部瘢痕	①压力上衣由前后两片和袖子组成②测量及画纸样相对复杂但缝制容易③压力较难控制到理想范围	因肩关节活动时影响腋部压力的大小，为了控制腋部瘢痕需同时使用"8"字带

常用压力衣	适应证	特点	使用注意事项
压力臂套 （图13-12）	①上肢烧伤、手术或其他原因所致瘢痕 ②上肢肿胀 ③上肢截肢或残端塑形	①由两片组成，制作容易 ②穿戴方便，压力易于控制	如需大压力，应与压力手套同时应用以预防手部肿胀
压力手套 （图13-13）	各种原因所致手部瘢痕，手部肿胀	①由手背、手掌、拇指及手指侧面的"贴"组成 ②易于测量及画纸样，但缝制困难 ③是最为常用的压力衣	①为方便穿戴，可加拉链，且拉链宜放于手掌尺侧以便减少对手部活动的影响 ②露出指尖部位以便观察血运情况 ③尤其注意指蹼及虎口等易发生瘢痕增生和挛缩部位的加压 ④配合压力垫和外部橡皮筋使用
压力裤	①用于臀部、会阴部、下肢瘢痕加压 ②控制下肢肿胀	由2个前片和2个后片缝合而成，制作相对简单	①会阴部需配合压力垫使用，且外加橡皮筋以保证有效的压力 ②臀部应根据体型进行恰当调整，尤其是女性，应避免压力导致臀部下垂
压力腿套	压力腿套包括大腿套、小腿套和全腿套，用于： ①烧伤、外伤或手术所致的下肢瘢痕 ②下肢截肢残端塑形 ③下肢深静脉血栓的预防	①由2片组成，制作容易，使用方便 ②压力易于控制，加压效果好	①膝关节处应使用压力垫和外部橡皮筋以保证有效的压力 ②如压力较大，远处亦应加压
压力袜 （图13-14）	①烧伤、外伤或手术所致小腿下部、足踝部瘢痕，足部肿胀 ②下肢静脉曲张的预防和治疗 ③下肢深静脉血栓的预防	①由左右2片或足底部、前部和后部3片组成 ②测量及缝制容易，但画纸样较为复杂	

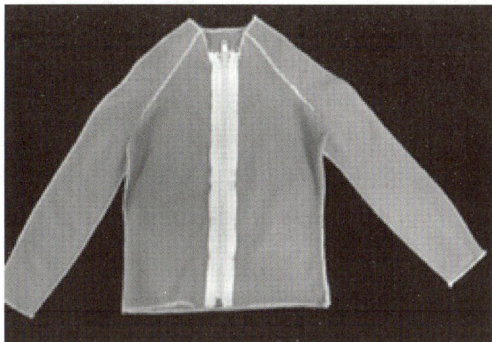

图 13-11　压力上衣

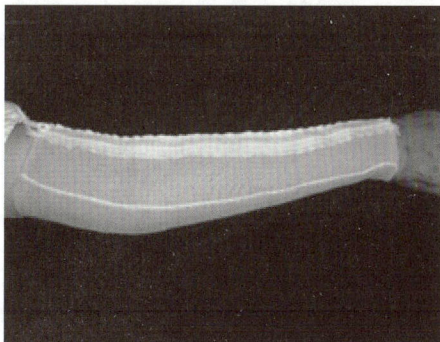

图 13-12　压力臂套

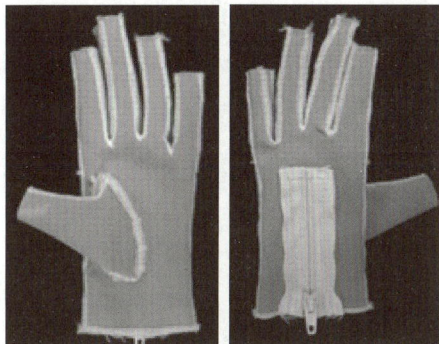

图 13-13　压力手套

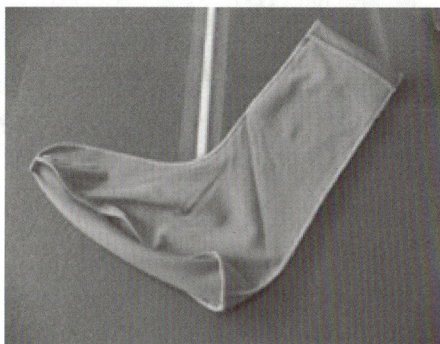

图 13-14　压力袜

4. 压力衣治疗注意事项

（1）设计制作

1）压力衣应覆盖所有瘢痕，并至少超出瘢痕边缘外 5cm 的范围。

2）关节附近或跨关节处的瘢痕，压力衣应超过关节至足够的长度，以免影响关节活动，防止压力衣滑脱。

3）在缝制过程中，应避免太多的接缝。

4）为避免减少压力衣的牵拉能力，可在特定区域加双层及使用尼龙搭扣固定等方法。

5）注意皮肤对纯合成的弹力纤维材料是否过敏。若过敏，应考虑换用其他方法。

（2）穿戴

1）若存在未愈合的伤口，皮肤破损有渗出者，先用敷料覆盖后再穿压力衣，以免弄脏压力衣。

2）对于瘢痕瘙痒和搔抓后引起皮肤破损等问题，在穿压力衣之前，可先用油膏或止痒霜剂、洗剂擦洗。对于大多数人而言，适当的压力可以明显减轻瘢痕处瘙痒。

3）若在穿戴压力衣期间发生水疱，特别是新愈合的伤口或跨关节区域，可通过放置衬垫材料进行预防。水疱发生后，应保持干净并用非黏性无菌垫盖住。若水疱破损伤口感染，需停止使用压力衣，否则应持续穿戴压力衣。

4）在洗澡和涂润肤油时，可除去压力衣，但应在半小时内穿回。

5）一般相同规格的压力衣应准备 2~3 套，供患者每日替换、清洗。

6)穿脱时注意避免过度牵拉压力衣。

（3）保养

1)清洗:①压力衣应每日清洗以保证足够的压力,清洗前最好浸泡 1 小时;②采用中性肥皂液于温水中洗涤、漂净,轻轻挤去水分,忌过分拧绞或使用洗衣机洗涤;③若必须使用洗衣机洗涤时,应将压力衣装于洗衣袋内,避免损坏压力衣。

2)晾干:①压力衣应于室温下自然风干,忌用熨斗熨干或直接暴晒于日光下;②晾干时应平放压力衣,不要挂起。

3)定期复诊:检查压力衣的压力与治疗效果,当压力衣变松时,应及时进行压力衣收紧处理或更换新的压力衣。

（五）矫形器的使用

1. 躯干矫形器

（1）颈部:颈托、Watusi 颈托、防止斜颈的支具等。

（2）肩关节/腋窝:肩部"8"字带、外展支具。

（3）胸/背部:适当部位在压力衣上增加压力垫。

2. 上肢　伸肘支具、伸腕支具、手功能位支具、配合指蹼压力垫的压力手套、拳式屈指套、分指屈指套、虎口位支具等。

3. 下肢　伸膝支具、踝足支具(踝中立位)、伸髋支具、防止马蹄足畸形的支具、普通压力袜、分趾压力袜等。

（六）作业活动训练

1. ADL 活动训练　包括步行训练、穿脱衣物训练、进食用餐训练、大小便处理训练、个人卫生训练、日常家务劳动训练、家用电器的使用训练、书写训练、通话工具使用训练、非言语交流训练、计算机的使用训练、上下楼梯训练、轮椅上下坡训练、购物训练等。

2. 功能性活动训练

（1）减轻疼痛的作业活动:加热黏土作业、温热箱内下棋游戏。

（2）增强关节活动度的作业活动:挂线作业、捶打作业、串珠帘作业等。

（3）增强肌力的作业活动:粉碎黏土作业、一定高度下悬挂物品作业。

（4）改善协调功能的作业活动:组装、镶嵌、磨砂、拉锯、拧螺丝、黏土塑形、套圈、滚球作业等。

（5）增强耐力的作业活动:跑步、散步、爬山、球类运动。

（七）居家康复

居家康复包括两方面的内容,第一是进行家庭护理人员的知识宣教、操作培训;第二是患者自身的作业技能训练。

（八）环境改造

1. 家庭环境评估与改造　家居环境中家具的摆放、常用物品的摆放、浴室、卧室、厨房等特殊环境的改造等。

2. 社区环境评估与改造　如盲道、坡道、无障碍卫生间、楼道、台阶、电梯、通道、停车位等。

3. 工作环境评估与改造　工作场所人际、工作场景的物理环境等。

4. 娱乐环境评估与改造　娱乐活动的开展环境,包括物理环境、条件、工具等。

（九）职业康复

职业能力评估、工作能力强化训练、职业培训、就业安置训练等。

（十）心理康复

支持疗法、合理情绪疗法、系统脱敏法、松弛疗法、绘画疗法、集体治疗等。

案例分析

案例分析
答案

患者,女,19岁,右手烧伤后第2~5指瘢痕挛缩屈曲畸形7年。行瘢痕松解全厚植皮皮片存活良好,但患手掌指关节屈曲障碍,关节僵硬。

根据这个病案,请分析:

1. 该患者需要进行哪些作业评估?

2. 该患者应该使用何种矫形器?

3. 该患者治疗性作业活动应该有哪些?

（杨和艳）

复习思考题

扫一扫
测一测

1. 简述烧伤的作业评估内容。

2. 简述烧伤患者的作业治疗内容。

3. 简述常用压力衣的适应证、特点及注意事项。

PPT 课件

14章PPT

第十四章

精神疾患的作业治疗

扫一扫
知重点

学习要点

精神分裂症、情绪障碍患者的功能评估、作业活动分析及作业治疗方法。

精神疾病(或称精神障碍,mental disorders)是指在内、外各种致病因素的影响下,如遗传因素、个性特征、身体因素、重大刺激、环境因素等,人体的大脑功能活动发生紊乱,导致患者认知、情感、意志、行为等精神活动出现异常的疾病。

知识链接

精神障碍分类

我国《中国精神障碍分类与诊断标准》(第 3 版)中将精神障碍分为 10 类:①器质性精神障碍;②精神活性物质或非成瘾物质所致精神障碍;③精神分裂症和其他精神病性障碍;④心境障碍(情感性精神障碍);⑤癔症、应激相关障碍、神经症;⑥心理因素相关生理障碍;⑦人格障碍、习惯与冲动控制障碍、性心理障碍;⑧精神发育迟滞、童年和少年期心理发育障碍;⑨童年和少年期的多动障碍、品行障碍、情绪障碍;⑩其他精神障碍和心理卫生障碍。

精神障碍康复指康复人员针对患者障碍情况所开展的系列训练,主要目标是为患者缓解精神症状,对特定社会角色的职责及重要性进行分析、训练,让患者能够过上有意义的生活。本章主要介绍精神分裂症及情绪障碍的作业治疗。

第一节　精神分裂症的作业治疗

精神分裂症(schizophrenia)是所有精神疾病中最严重、最影响功能的病症,多起病于青壮年,常有感知、思维、情感、行为等多方面的障碍和精神活动的不协调。精神分裂症主要分为青春型、紧张型、妄想型 3 种,临床表现为思维散漫、情感淡漠、言行怪异、脱离现实。此疾病一般无意识障碍和明显的智能障碍,病程缓慢,患者的精神活动和社会功能受到严重损害,给患者、家庭及社会带来沉重负担。但随着精神疾病药物的发展及应用,康复治疗的普及,一些严重的慢性病患者也能够在社区环境中独立生活,针对本疾病的特殊性,作业治疗被广泛选用。

一、作业评估

精神分裂症具有特征性感知觉障碍、思维内容障碍、思维联想障碍、行为障碍、社会功能障碍、注意障碍、自知力障碍等。作业评估者针对以上功能障碍选择合适的评估方法和评估量表,找出患者存在的问题。

(一) 病史评估

查阅病历资料及疾病相关知识,详细询问患者病史,了解患者目前病情和功能障碍情况,包括疾病的临床诊断、用药;个人既往史、现病史;是否接受过康复治疗、治疗时间、治疗方式、疗效;目前遇到的主要问题包括身体、心理、职业、社会等。

(二) 作业需求评定

作业需求主要是患者在医疗、康复、心理服务、转介服务等方面的知识以及技术指导需求,有计划和针对性的评估,找出患者迫切需要解决的问题,评估功能障碍类别,促进患者康复。

(三) 作业技能的评定

1. 认知功能评定　精神分裂症患者一般无认知功能障碍,但认知功能评定量表中部分评定项可评估患者执行能力、注意力、定向力、思维及理解、表达能力。精神分裂症患者需根据精神症状,适当选择认知评估量表进行智能的评定。

2. 精神症状评定　临床上精神症状常用评定量表包括简明精神病评定量表(BPRS)、阳性症状评估量表(SAPS)、阴性症状评估量表(SANS)、阴性阳性症状评估量表(PANSS)。

(1)简明精神病评定量表(表 14-1):包括 18 个症状条目,7 级评分,主要用于评定精神障碍患者尤其是精神分裂症患者的临床症状和治疗前后的变化。

表 14-1　简明精神病评定量表

评估项目	无	很轻	轻度	中度	偏重	重度	极重
1. 关心身体健康							
2. 焦虑							
3. 感情交流障碍							
4. 概念紊乱							
5. 罪恶观念							
6. 紧张							
7. 装相和作态							
8. 夸大							
9. 心境抑郁							
10. 敌对性							
11. 猜疑							
12. 幻觉							
13. 动作迟缓							
14. 不合作							
15. 不寻常思维内容							
16. 情感平淡							
17. 兴奋							
18. 定向障碍							

（2）阳性症状评估量表（表14-2）：是阴性症状评估量表的补充工具，主要用来评定精神分裂症的阳性症状，包括幻觉、妄想、怪异行为和阳性思维形式障碍。

表 14-2　阳性症状评估量表

幻觉

1. 听幻觉

2. 评论性幻觉

3. 对话性幻觉

4. 躯体或触幻觉

5. 嗅幻觉

6. 视幻觉

7. 幻觉总评

妄想

8. 被害妄想

9. 嫉妒妄想

10. 罪恶或过失妄想

11. 夸大妄想

12. 宗教妄想

13. 躯体妄想

14. 关系妄想

15. 被控制妄想

16. 读心妄想

17. 思想被广播

18. 思想被插入

19. 思维被夺

20. 妄想总评

怪异行为

21. 衣着和外表

22. 社交行为和性行为

23. 攻击和激越行为

24. 重复或刻意行为

25. 怪异行为总评

阳性思维形式障碍

26. 出轨（联想散漫）

27. 语言不切题

28. 言语不连贯

29. 逻辑障碍

30. 赘诉

31. 言语云集

32. 言语随境转移

33. 音联

34. 阳性思维形式障碍总评

综合评价总分：

注:0=无 1=可疑 2=轻度 3=中度 4=显著 5=严重

（3）阴性症状评估量表（表14-3）：表中24条项目被分为5个分量表：情感平淡或迟钝、思维贫乏、意志缺乏、兴趣社交缺乏、注意障碍。评分为6级评分：(0)无，正常或增加；(1)可疑；(2)轻度，程度虽轻但肯定存在；(3)中度；(4)显著；(5)严重。

表14-3 阴性症状评估量表

情感平淡或迟钝

1. 面部表情很少变化

2. 自发动作减少

3. 姿势表情贫乏

4. 眼神接触差

5. 无情感反应

6. 语调缺乏波动

7. 情感平淡总评

思维贫乏

8. 语量贫乏

9. 言语内容贫乏

10. 言语中断

11. 应答迟缓

12. 言语障碍总评

意志缺乏

13. 衣着及个人卫生差

14. 工作或学习不能持久

15. 躯体少动

16. 意志缺乏总评

兴趣/社交缺乏

17. 娱乐的兴致和活动减少

18. 性活动减少

19. 亲密感缺乏

20. 交友兴趣下降

21. 兴趣/社交缺乏总评

注意障碍

22. 不注意社交

23. 心理测试时注意力不集中

24. 注意障碍总评

　　(4)阴性阳性症状评估量表(表14-4):评定不同类型精神分裂症症状的严重程度,由简明精神病量表和精神病理评定量表合并改编而成。本表由阳性量表7项、阴性量表7项和一般精神病理量表16项及3个补充项目评定攻击危险性组成。主要适用于成年人,综合临床检查和知情人提供的有关信息进行评定。评定的时间范围通常指定为评定前一周内的全部信息,整个评定需时30~50分钟。具体评分标准为:①无;②很轻;③轻度;④中度;⑤偏重;⑥重度;⑦极重度。

表 14-4　阴性阳性症状评估量表

阳性量表分

P1. 妄想

P2. 联想散漫

P3. 幻觉行为

P4. 兴奋

P5. 夸大

P6. 猜疑/被害

P7. 敌对性

阴性量表分

N1. 情感迟钝

N2. 情绪退化

N3. 情感交流障碍

N4. 被动/淡漠社交退缩

N5. 抽象思维困难

N6. 交谈缺乏自发性和流畅性

N7. 刻板思维

一般精神病理量表分

G1. 关注身体健康

G2. 焦虑

G3. 自罪感

G4. 紧张

G5. 装相和作态

G6. 抑郁

G7. 动作迟缓

G8. 不合作

G9. 不寻常思维内容

G10. 定向障碍

G11. 注意障碍

G12. 判断和自知力缺乏

G13. 意志障碍

G14. 冲动控制缺乏

G15. 先占观念

G16. 主动回避社交

补充项目

S1. 愤怒

S2. 延迟满足困难

S3. 情感不稳

总分(前30项):

3. 心理卫生评价量表　SCL-90 症状自评量表:包括 90 个项目,9 个因子。包括躯体化、强迫症状、人际关系敏感、抑郁、焦虑、敌对、偏执、精神病性因子,评定患者的精神状态如思维、情感、行为、人际关系、生活习惯及精神病性症状等。

4. 社会适应能力及社会功能评定　社会适应行为又称社会生活能力,是指人适应外界环境赖以生存的能力,也就是说个体对其周围的自然环境和社会需要的应对和适应能力。

社会适应能力评定内容包括:感知觉、动作水平,如视觉、听觉、四肢使用、双手控制能力、走、跑、跳、身体平衡;生活自理能力,如吃饭(餐具使用技巧)、喝水、大小便控制及卫生管理、穿脱衣物、梳洗(洗手、洗脸、洗澡、刷牙、洗头);语言能力,如发音清晰度、说的能力和理解能力;社会能力(与人相处交往的能力),如与他人交往中的行为(主动交往、相处融洽、交换玩具、建立同伴关系、发展友谊)、自我表达、自我控制、社会成熟度(掌握相关安全知识)、了解他人(了解亲人和熟悉人的基本情况);个人取向(注意力、生活习惯、学习习惯)等。

社会功能的评定选用社会功能缺陷筛选量表(表 14-5)、社交恐惧自评量表(表 14-6)来进行。

表 14-5　社会功能缺陷筛选量表

项目	内容	1	2
职业和工作	指工作和职业活动的能力、质量和效率,遵守劳动纪律和规章制度,完成生产任务,在工作中与他人合作等	水平明显下降,出现问题,或需减轻工作	无法工作,或工作中发生严重问题。可能或已经被处分
婚姻职能	仅评已婚者。指夫妻间相互交流,共同处理家务,对对方负责,相互间的爱、支持和鼓励	有争吵,不交流,不支持,避免责任	经常争吵,完全不理对方,或夫妻关系濒于破裂
父母职能	仅评有子女者,指对子女的生活照顾,情感交流,共同活动,以及关心子女的健康和成长	对子女不关心或缺乏兴趣	根本不负责任,或不得不由别人替他(她)照顾孩子
社会性退缩	指主动回避和他人交往	确有回避他人的情况,经说服仍可克服	严重退缩,说服无效
家庭外的社会活动	指和其他家庭及社会的接触和活动,以及参加集体活动的情况	不参加某些应该且可能参加的社会活动	不参加任何社会活动
家庭内活动过少	指在家庭中不干事也不与人说话的情况	多数日子至少每天 2 小时什么都不干	几乎整天什么都不干
家庭职能	指日常家庭活动中应起的作用,如分担家务,参加家庭娱乐,讨论家务事等	不履行家庭义务,较少参加家庭活动	几乎不参加家庭活动,不理家人
个人生活自理	指保持个人身体、衣饰、住处的整洁,大小便习惯,进食等	生活自理差	生活不能自理,影响自己和他人

续表

项目	内容	1	2
对外界的兴趣和关心	了解和关心单位、周围、当地和全国的重要消息和新闻	不太关心	完全不闻不问
责任心和计划性	关心本人及家庭成员的进步,努力完成任务,发展新的兴趣或计划	对进步和未来不关心	完全不关心进步和未来,没有主动性,对未来不考虑

表 14-6　社交恐惧自评量表

问题	1	2	3	4
1. 我怕在重要人物面前讲话				
2. 在人面前脸红我很难受				
3. 聚会及一些社交活动让我害怕				
4. 我常回避和我不认识的人进行交谈				
5. 让别人议论是我不愿的事情				
6. 我回避任何以我为中心的事情				
7. 我害怕当众讲话				
8. 我不能在别人的注目下做事				
9. 看见陌生人我就不由自主地发抖、心慌				
10. 我梦见和别人交谈时出丑的窘样				

5. 感知觉评定　精神分裂症患者感知觉功能障碍,如幻触、幻嗅、幻视、幻听、幻味、空间知觉、时间知觉、方位知觉、距离知觉等。具体评定参照本套教材《康复评定》的相关内容。评定中还可观察患者的动作及处理技巧评定、自我照顾技能,判定患者的感觉功能异常对日常活动的影响程度。

6. 功能活动评估　功能活动问卷(表 14-7)进行评估。

表 14-7　功能活动问卷(问家属)

项目	正常或从未做过,但能做(0分)	困难但可单独完成或未做(1分)	需帮助(2分)	完全依赖(3分)
1. 每月平衡收支能力,算账能力				
2. 工作能力				
3. 能否到商店买衣服、杂货和家庭用品				
4. 有无爱好,会不会下棋、打扑克				
5. 会不会做简单事,如点炉子、泡茶等				
6. 会不会准备饭菜				
7. 能否了解最近发生的事件(时事)				
8. 能否参加讨论和了解电视、书或杂志内容				
9. 能否记住约会事件、家庭节目和吃药				
10. 能否拜访邻居,自己乘公共汽车				

7. 人格评定　选用明尼苏达多面人格目录量表。

8. 应对技巧的评定　主要是评定患者的应激能力与压力的管理能力,评估量表包括社会再适应量表、生活事件调查表、压力管理问卷、应对方式问卷、应对策略量表等。

9. 动机评估　行为动机及意志力评估选用休闲动机量表、目标实现量表、意志问卷等。

（四）生存质量评定

生活质量综合评定问卷,共有 74 项,评估患者躯体、心理、社会功能、物质生活状态四个维度来评定受评者与健康相关的生活质量。

（五）环境评定

主要评估文化环境、社会环境、物理环境,精神环境(信仰)、时间环境(季节、人生阶段)、个人环境(年龄)、虚拟环境(通信环境)等。

二、作业活动分析

精神分裂症患者患病早期出现工作的积极性和工作能力下降、学生学习成绩下降,对人冷淡,与人疏远,对外界事物不感兴趣,对家人不知关心照顾,生活懒散,敏感多疑,性格改变等。部分患者可有失眠、头痛、头晕、无力、情绪不稳、突然兴奋、冲动,言语凌乱,行为紊乱,片断幻觉和妄想,引起患者的自身照顾活动、生活管理活动、工作活动、娱乐活动能力低下。

三、作业治疗方法

（一）一般性作业治疗

分为早期、恢复前期、恢复后期、维持期 4 个阶段的康复训练使患者与现实生活联系起来,开始自我认识,提高他们生活的安全感、安定感、安心感。

1. 早期的作业治疗

（1）安心、安全的保障:急性期的患者需要长时间保持安静状态,一点点刺激都会引起患者情绪的变化和混乱,引起活动能力低下。此时期的治疗要点是保持安静状态,治疗过程中环境需要安静,保证患者不被打扰。

作业治疗在患者病情基本稳定后可选择一些闲暇的作业活动进行训练,例如患者听自己喜欢听的音乐;医患之间保持一对一的关系,可到病房短时间看望患者,解除患者的不安感,提供一个安心、安全的环境。

（2）身体感觉的恢复:患者为了不受到伤害往往会把自己封闭起来,使身体各种感知退化、忽视自己身体。这个时候非常有必要让患者通过作业活动一点点地、自觉地感受身体各种感觉的恢复过程。

治疗师选择的治疗活动可以是让患者参观其他人完成活动的过程,又或是让其自己完成较简单的日常生活活动中的简单部分。通过治疗让患者正确意识、接纳自己的身体和自己是一体的感觉。治疗中要让患者有意识地感受到在使用自己的身体,同时要有意地感受他人和自己以外的事物,慢慢地了解、认识身体是自己的一部分。

2. 恢复前期的作业治疗　主要为接纳、接受的体验。恢复前期的治疗通过训练使患者恢复基本的生活规律、归属感。患者通过自己正在做的或已经做过的事情,体会被他人接纳、接受的各种感觉。在自己感觉无能为力的时候可以从他人那体会到对自己的理解、接纳的情感。作业治疗从个人作业过渡到小组作业，也可以鼓励患者尝试为他人做些简单的事，逐渐产生和他人之间相互信任、依赖的感觉。

3. 恢复后期的作业治疗　这个时期对患者情绪的整理和准备非常重要。

（1）开始自我认识：是个不断探索的阶段。这个时期患者处于情绪相对稳定的状态，要通过具体的活动来使患者了解自己的能力，使患者自信心不断地恢复，同时给予适当的挫折体验。让患者注意到自己的病情和功能障碍的存在，积极主动地寻找解决办法。

作业治疗师在训练后与患者共同讨论和评价患者完成作业的能力；让患者明确"自我"概念；与患者共同分析活动中遇到不喜欢或不能完成的问题时应如何应对。

（2）针对自立的准备：为了使患者回归社会，需要让他们掌握一些适合的技术，作业治疗师要设法使患者通过作业活动来体验学习生活技能，特别要关注以下几点：①在日常生活中的交流能力；②自己的健康管理；③重要物品的管理；④有效利用社会资源；⑤合理膳食；⑥遇到困难懂得如何寻求帮助。

（3）自律生活：真正开始社会生活，要能够保持良好的心态；遇到挫折不紧张、不恐惧。学会沟通，学会使用正确的途径缓解自己的压力。

4. 维持期的作业治疗　预防疾病的复发，努力维持和提高生活质量。对于那些生活在医疗机构、没有明显症状，但活动性非常匮乏的患者来说，作业治疗师要给他们提供一些非语言性、关怀关心较多并能联系现实的作业活动。

（二）针对性作业治疗

1. 认知行为治疗（cognitive behavioral therapy，CBT）　是一类结构化、短程、认知取向的心理治疗方法，对治疗抑郁症、焦虑症、强迫症等精神障碍有显著疗效，对进食障碍和精神分裂症也有一定的效果。

认知行为疗法关注生活中的五个层面：行为、思维、情绪、生理反应和环境。在环境的大框架下其他四个层面相互影响相互制约，改变其中任何一个层面都会导致其他因素的改变。

精神分裂症伴发的某些行为问题，可以借助行为疗法给予治疗。比如用"代币疗法""奖惩疗法"来提高慢性精神分裂症患者的行为能力，以增强患者对生活的主动性和自觉性，延缓精神衰退。慢性精神分裂症患者常有情感退缩和意志行为退缩，甚至有不良行为，如骂人、自伤、攻击他人及毁物等。这类患者通常用奖励性行为治疗，禁止使用惩罚性行为治疗。其中代币疗法借助奖励的手段，是推动或建立患者良好行为的治疗方法，是行为阳性强化治疗手段之一，主要用于慢性精神分裂症患者的治疗。

2. 娱乐活动治疗　娱乐活动根据生活环境、兴趣爱好分为动态的音乐疗法、舞蹈治疗、体育疗法及静态的阅读和影视治疗等。

3. 家庭治疗　治疗以家庭为服务对象，主要包括心理教育、问题解决、危机管理、危机干预等。

4. 社交技巧训练　主要内容包括两方面，第一是患者主动的表达其正面、负面的感受，提出自己的诉求等；第二是完成主动倾听训练、协商训练等。

5. 支持性就业　此方法具体实施包括引荐患者、与患者建立关系、职业能力评测、制订个体求职计划、患者获得工作及就业跟踪支持等。

第二节 情绪障碍的作业治疗

情绪障碍是指由各种原因引起的、以显著而持久的心境或情感改变为主要特征的一组疾病，临床表现为情感高涨或低落，伴有认知及行为改变，如抑郁发作和躁狂发作。抑郁症以显著而持久的心境低落、悲痛为主要临床特征，严重者可出现自杀念头或行为。躁狂症以情感高涨、思维奔逸，以及言语动作增多为典型症状，伴随精力旺盛、言语增多、活动增多，严重时伴有幻觉、妄想、紧张症状等精神病性症状。情绪障碍程度轻时无精神病性症状，对社会功能影响较轻，严重时有明显的精神病性症状，如幻觉、妄想等，对社会功能影响较重。

一、作业评估

（一）病史评估

查阅病历资料及疾病相关知识，详细询问患者病史，了解患者目前病情和功能障碍情况，包括疾病的临床检查及治疗，如临床诊断、分期、药物使用等；个人既往史、现病史；是否接受过康复治疗、治疗时间、治疗方式、疗效；目前遇到的主要问题包括身体、心理、职业、社会等方面等。

（二）作业需求评定

主要是患者在医疗、康复、功能训练、心理服务、知识普及等方面的知识以及技术指导需求。

（三）精神状态评定

1. 心境障碍问卷（表 14-8） 此问卷是世界范围内最常用的抑郁、躁狂症的筛查量表之一。

表 14-8 心境障碍问卷

您是否曾经有一段时间与平时不一样，并且在那段时间里有下列表现	是	否
1. 您感到非常好或非常开心，但其他人认为与您平时的状态不一样，或者还由于这种特别开心、兴奋而带来麻烦？		
2. 您容易发脾气，经常大声指责别人或与别人争吵或打架？		
3. 您比平时更自信？		
4. 您睡觉比平时少，而且也不想睡？		
5. 您话比平时多，或说话速度比平时快？		
6. 您觉得脑子灵活、反应比平时快，或难以减慢您的思维？		
7. 您很容易被周围的事物干扰，以致不能集中注意力？		
8. 您的精力比平时好？		
9. 您比平时积极主动，或比平时做了更多的事情？		
10. 您比平时喜欢社交或外出，如在半夜仍给朋友打电话？		
11. 您的性欲比平时强？		
12. 您做了一些平时不会做的事情，别人认为那些事情有些过分、愚蠢或冒险？		
13. 您花钱太多，使自己或家庭陷入困境？		

2. 简明国际神经精神访谈　简明国际神经精神访谈是针对精神疾病的简短的结构式访谈,一般在 15 分钟内即可完成。

3. 90 项症状自评量表　检查 10 个心理症状因子,如躯体化、强迫症状、人际关系敏感、抑郁、焦虑、敌意、恐怖、偏执和精神质,以及附加因子。评定结果分析,找出突出的因子,以此了解患者的问题范围、表现及严重程度等。

4. 抑郁症状的评估　抑郁的评估包括抑郁自评量表和汉密尔顿抑郁量表。量表使用简单,直观地反映患者抑郁的主观感受及严重程度。

5. 躁狂症状的评估　躁狂症状的评估可用 32 项轻躁狂症状清单和杨氏躁狂评定量表进行评定。

（四）生存质量评定

生活质量综合评定问卷,共有 74 项,评估患者躯体、心理、社会功能、物质生活状态等。

（五）环境评定

主要评估文化环境、社会环境、物理环境,精神环境(信仰)、时间环境(季节、人生阶段)、个人环境(年龄)、虚拟环境(通信环境)等。

二、作业活动分析

（一）抑郁症

主要有心境低落、消沉沮丧、寡言少语、兴趣下降乃至丧失、思维和注意困难、精神不振、疲乏、自卑、自责等;躯体症状包括不明原因的头痛、背痛、四肢痛等;慢性疼痛症状,胃部不适、腹泻、便秘、失眠等自主神经功能紊乱症状,且大部分症状呈现出晨重暮轻的特点。

（二）躁狂症

主要是情感高涨,如自我感觉良好、心境轻松、愉快、生活快乐、幸福、整天兴高采烈,部分患者表现为易激惹、愤怒、敌意、暴跳如雷、破坏或攻击性行为等;思维奔逸,如语量大、语速快、联想丰富、眉飞色舞、手舞足蹈等;活动增多,如忙碌不停、多虎头蛇尾、有始无终、爱管闲事、自控力差;夸大观念和夸大妄想,如自命不凡,盛气凌人;其他,食欲增加、交感神经兴奋等。

三、作业治疗方法

（一）抑郁症的作业治疗

1. 认知行为治疗　通过认知行为疗法发现或改变消极的认知偏见,恢复患者参与活动的积极性,提高患者活动参与度及解决问题的能力。具体步骤包括:建立良好的医患关系,掌握患者的基本信息;与患者讨论,确定问题、目标内容;记录、讨论、例证识别和矫正患者不合理的认知观念和应对方法;鼓励和行为强化巩固治疗效果等。

2. 娱乐活动治疗　常用的包括动态的音乐疗法、舞蹈治疗、体育疗法及静态的阅读和影视治疗等。

3. 支持性就业　治疗内容包括引荐患者、与患者建立关系、职业能力评测、制订个体求职计划、患者获得工作及就业跟踪支持等。

4. 家庭治疗　抑郁症诱发因素有很多,研究表明和谐的夫妻关系及家庭关系可以促进抑郁症患者的康复,抑郁症的康复治疗可以选择家庭治疗来改善抑郁症状及家庭关系。

5. 治疗性作业活动训练　治疗性作业活动训练包括缠线、拆毛衣、撕碎旧报纸、简单的编织活动和串珠活动等。

6. 注意事项　治疗过程中除了必须话语外,治疗人员尽量减少说话;根据患者反应及时调整治疗活动;防止患者自杀;治疗中切忌过度表扬。

（二）躁狂症的作业治疗

躁狂症患者情绪不稳定,对刺激多呈现过度反应、多动或是好争辩。躁狂症患者的康复除了可以选择心理学中的一些特殊治疗方法外,还可以选择作业治疗进行训练。但是需要注意以下内容:

1. 治疗活动选择原则　尽量将患者多余的、无目的的动作集中到一个作业中;通过完成作业的质量与数量让患者认识自己,建立自信心并保持;根据患者病情及症状的不同,治疗师可在任何时候重新开始简单的作业任务。

2. 治疗性作业活动　园艺活动中给花草浇水、陶艺活动中简单的捏黏土、室内物品的摆设及阅读、练字等。

3. 注意事项　治疗过程中时刻检查,防止患者自杀,不要过度表扬,活动结束时认真清点工具及材料等。

案例分析

患者,男,15 岁,1 年前无明显诱因出现郁闷、话少、自觉能力低下,不想出门,任何事都不感兴趣、不想做、平时的小伙伴都不来往。经常觉得心悸、口干,家属未引起重视,现在上述症状更加明显,学习能力明显下降,尤其怕到人多人乱的地方、显得更加难受心急,坐立不安,独自一人时反复思考,对既往事情表现后悔,有时担心害怕,担心自身情况及学习问题,有时自觉活着痛苦、累、不想活,但未采取任何措施,整日在家中不出门,夜间难以入睡。患者否认感冒、发热、头痛、腹泻等病史。

请根据这个案例,分析:

1. 该患者需要进行哪些作业评估?

2. 该患者的作业活动分析内容有哪些?

3. 该患者的作业治疗方法包括哪些?

（杨和艳）

案例分析答案

复习思考题

1. 简述精神分裂症患者的功能障碍。

2. 简述精神症状评定量表及内容。

3. 简述精神分裂症患者的特殊作业疗法。

4. 简述情绪障碍的作业活动分析内容。

扫一扫
测一测

主要参考书目

1. 吴淑娥.作业治疗技术[M].2 版.北京:人民卫生出版社,2014.

2. 窦祖林.作业治疗学[M].3 版.北京:人民卫生出版社,2018.

3. 王玉龙.康复功能评定学[M].2 版.北京:人民卫生出版社,2016.

4. 闵水平,孙晓莉.作业治疗技术[M].2 版.北京:人民卫生出版社,2015.

5. 李静,宋为群.康复心理学[M].2 版.北京:人民卫生出版社,2018.

6. 李晓捷.人体发育学[M].3 版.北京:人民卫生出版社,2018.

7. 于兑生,恽晓平.运动疗法与作业疗法[M].北京:华夏出版社,2002.

8. 梁娟.作业治疗技术[M].北京:中国中医药出版社,2018.

9. 胡大海,易南,朱雄翔.实用烧伤康复治疗学[M].北京:人民卫生出版社,2015.

10. 吴宗耀.烧伤康复学[M].北京:人民卫生出版社,2015.

11. 大卫·贝林,张冰,王纬.阿尔茨海默病离你有多远[M].2 版.北京:东方出版社,2016.

12. 董碧蓉,吴红梅.老年病学[M].四川:四川大学出版社,2009.

13. 陈小梅.临床作业疗法学[M].北京:华夏出版社,2013.

14. 胡军.作业治疗学[M].北京:人民卫生出版社,2012.

15. 皮绍文,由广旭.作业治疗:康复治疗技术理论与实践[M].北京:人民卫生出版社,2006.

16. 张长杰.肌肉骨骼康复学[M].2 版.北京:人民卫生出版社,2013.

17. 何成奇.作业治疗技能操作手册[M].北京:人民卫生出版社,2017.

18. 闵水平.作业治疗学[M].2 版.北京:人民卫生出版社,2013.

19. 赵辉三.假肢与矫形器学[M].2 版.北京:人民卫生出版社,2013.

20. 何成奇.假肢矫形技能操作手册[M].北京:人民卫生出版社,2017.

21. 武继祥.假肢与矫形器的临床应用[M].北京:人民卫生出版社,2012.

22. 孙晓莉.作业疗法[M].北京:人民卫生出版社,2016.

23. 全国卫生专业技术资格考试专家委员会.康复医学与治疗技术[M].北京:人民卫生出版社,2013.

24. 姜永梅,孙晓莉.康复治疗技术[M].2 版.北京:中国中医药出版社,2015.

25. 燕铁斌.物理治疗学[M].北京:人民卫生出版社,2013.

复习思考题答案要点和模拟试卷

《作业治疗技术》教学大纲

29枚